Michael H. Schoenberg
Aktiv leben gegen Krebs

Zu diesem Buch

Insbesondere nach der Therapie fühlen sich viele Krebspatienten von der Medizin allein gelassen. Zu den sehr häufigen Folgeerscheinungen der Krebserkrankung gehört u. a. das Fatigue-Syndrom, ein quälendes, andauerndes Gefühl der Erschöpfung. Doch neueste wissenschaftliche Studien belegen, wie durch körperliche Aktivität, eine gesunde Ernährung und Wege, mit seelischen Problemen besser zurechtzukommen, die Therapie maßgeblich positiv beeinflusst werden kann und sich die Lebensqualität stark verbessert. Anschaulich und anhand vieler Beispiele aus seiner ärztlichen Praxis erklärt Michael H. Schoenberg, wie der Patient selbst aktiv werden kann: Welcher Sport eignet sich, wann soll man sich schonen? Was muss man bei einer Nahrungsumstellung beachten, gibt es eine Krebsdiät? Wann braucht man seelische Unterstützung und sollte sich Hilfe suchen? – Eine ermutigende Anleitung zur Aktivierung der Selbstheilungskräfte.

Prof. Dr. med. Michael H. Schoenberg, Jahrgang 1951, studierte in München Humanmedizin. Nach seiner klinischen Ausbildung zum Chirurgen, u. a. mit dem Schwerpunkt Onkologie, war er von 1998 bis 2015 Chefarzt der Chirurgischen Abteilung und Ärztlicher Direktor am Rotkreuzklinikum München und ist u. a. Mitglied des Beirates der Bayerischen Krebsgesellschaft.

Michael H. Schoenberg

Aktiv *leben* *gegen* Krebs

Heilungschancen und Lebensqualität verbessern durch Bewegung, Ernährung und eine stabile Psyche

Mit einem Beitrag von Franziska Neufeld, Diplom-Psychologin und Psychoonkologin, und unter Mitwirkung von Nicole Erickson, M.Sc., Diätassistentin und Ernährungswissenschaftlerin

PIPER

Mehr über unsere Autoren und Bücher:
www.piper.de

FSC
www.fsc.org
MIX
Papier aus verantwortungsvollen Quellen
FSC® C083411

Ungekürzte Taschenbuchausgabe
ISBN 978-3-492-31265-3
August 2018

Umschlaggestaltung: Rothfos & Gabler
Umschlagabbildung: Aliaksandra/Fotolia
Satz: Kösel Media GmbH, Krugzell
Gesetzt aus der Adobe Garamond Pro
Druck und Bindung: CPI books GmbH, Leck
Printed in the EU

Meiner Mutter gewidmet, die sieben Jahre lang gegen einen bösartigen Tumor gekämpft, drei Operationen, mehrfache Chemotherapien und große Schmerzen erlitten hat und doch verlor. Heute hätte man sie wahrscheinlich heilen können.

Inhalt

Ein Vorwort, das Sie unbedingt lesen sollten

Frau H. ist eine kluge, aktive, mitten im Leben stehende 55-Jährige, die ein Antiquitätengeschäft führt. Vor einiger Zeit wurde bei ihr ein Darmtumor festgestellt. Nach der entsprechenden Diagnostik habe ich sie minimalinvasiv – also mit der sogenannten Schlüssellochtechnik – operiert. Alles ist gut gegangen, und der Tumor konnte ganz entfernt werden. Die Lymphknoten waren nicht befallen, eine weitere Chemotherapie war vorerst nicht notwendig. Die Prognose für Frau H. ist sehr gut, die Wahrscheinlichkeit, diese zweifelsohne gefährliche Erkrankung zu überleben, liegt bei 80 bis 90 Prozent. Einerseits ist Frau H. natürlich erleichtert darüber, dass bei diesem Krebs die Heilungschancen insgesamt sehr gut sind. Was sie allerdings beschäftigt, ist die Tatsache, dass die Sache statistisch gesehen für etwa 20 Prozent der Betroffenen eben nicht gut ausgeht. Wie soll sie mit ihrer Angst und Unsicherheit umgehen? Sie fragt mich ganz direkt: »Soll ich gottergeben und still hoffen, dass ich schon zu den 80 bis 90 Prozent gehören werde? Oder gibt es etwas, das ich aktiv tun kann, damit ich wirklich zu denjenigen gehöre, die diese Krankheit besiegen?«

Wie Frau H. stellen sich viele Betroffene und Angehörige diese und ähnliche Fragen: Was kann ich als Krebspatient tun, um diese Krankheit zu überwinden? Wie kann ich als Partner helfen, die Lebensfreude des Erkrankten trotz teils belastender Therapien zu erhalten und ihn/sie auf dem Weg zu einer Heilung zu unterstützen?

Als behandelnder Chirurg habe ich diese Fragen unzählige Male gehört. Ich kenne die Sorgen und Ängste, die mit einer

Krebsdiagnose verbunden sind, seit beinahe fünf Jahrzehnten. Als ich vor 45 Jahren mit meinem Medizinstudium begann, kam die Diagnose Krebs einem Todesurteil gleich. Das hat sich inzwischen bei vielen Krebserkrankungen glücklicherweise entscheidend geändert. Seit einigen Jahren gibt es auf die Frage, ob man *aktiv* etwas gegen Krebs tun kann, tatsächlich zunehmend positive und Mut machende Antworten. Nichtsdestotrotz ist die Diagnose Krebs für fast alle Patienten und ihre Angehörigen ein Schock; alle Lebenspläne werden von einem Tag auf den anderen über den Haufen geworfen, und man wird mit seiner Endlichkeit konfrontiert.

Wie einschneidend ein solches Erlebnis ist, habe ich selbst ganz unmittelbar erlebt. Ich war noch ein junger Medizinstudent, als meine Mutter an Krebs erkrankte. Sieben Jahre lang kämpfte sie tapfer dagegen an. Sie unterzog sich vielen schweren Operationen, durchlitt alle möglichen Chemotherapien – und erlag letztendlich doch ihrer Krebserkrankung. Ihre Schmerzen, Ängste, Zweifel und ihre Hoffnungslosigkeit am Ende ihres Lebens sind mir immer noch in wacher Erinnerung. Mit dem Wissen und den medizinischen Methoden von heute hätte sie wahrscheinlich geheilt werden können.

Dass Patienten heute vielfach geheilt werden können – der Krebs also nicht wiederkommt –, liegt im Wesentlichen an den medizinischen Fortschritten allgemein, aber auch an einer besseren Früherkennung durch Vorsorgeuntersuchungen. Hilfreich ist ebenfalls, dass Krebserkrankungen mittlerweile meist interdisziplinär behandelt werden. Das bedeutet, dass Fachleute aus verschiedenen medizinischen Disziplinen zusammenkommen – etwa in einer Tumorkonferenz – und für den/die Patienten/in eine »maßgeschneiderte Therapie« festlegen. Mit neuen Medikamenten können Tumore außerdem noch gezielter behandelt werden (man spricht hier von der »targeted therapy«, der »zielgerichteten Therapie«). All diese therapeutischen Erfolge der letzten Jahre wurden in zahlreichen wissenschaftlichen Studien im Rahmen der häufig gescholtenen »Schulmedizin« nachgewiesen.

Auch ich bin ein klassischer »Schulmediziner vom Scheitel bis zur Sohle« und habe nach meinem Studium nahezu 20 Jahre in Forschungsinstituten und an chirurgischen Universitätskliniken zugebracht. Als Assistenz- und später als Oberarzt habe ich die Fortschritte in der Tumortherapie, die sich meist in kleinen Schritten vollzogen, miterlebt und Gelerntes und Erfahrenes 18 Jahre lang als Chefarzt und Ärztlicher Direktor einer großen chirurgischen Abteilung in der Praxis umgesetzt.

Als Chirurg aber – insbesondere, wenn ein Eingriff gut und komplikationslos verlaufen ist – sieht man seine Patienten selten wieder. Seine Aufgabe endet zumeist nach Entlassung der Betroffenen aus der stationären Behandlung. Die Weiterbehandlung übernehmen andere, etwa Hausärzte und Onkologen. Für mich änderte sich diese »Aufgabenteilung« erst, als ich vor elf Jahren zur Jahrestagung des »Arbeitskreises der Pankreatektomierten« eingeladen wurde. Diese sehr aktive Laienorganisation kümmert sich um Menschen mit Bauchspeicheldrüsenerkrankungen, speziell um solche, die an der Bauchspeicheldrüse operiert wurden. Auf jener Jahrestagung informierten Ärzte Patienten und ihre Angehörigen über postoperative Nachsorgemöglichkeiten. Die Referenten, allesamt Experten auf ihrem Gebiet, kamen nüchtern zu dem Schluss, dass eine Nachsorge nicht sinnvoll sei und Patienten nur bei erneutem Auftreten von Symptomen bei einem Arzt vorstellig werden sollten.

Unter den Zuhörern brach ein Sturm der Entrüstung los; die Betroffenen fühlten sich von den Ärzten unverstanden und vor allem allein gelassen.

In den nachfolgenden Gesprächen wurde mir klar, dass viele Patienten auch *nach* einer (erfolgreichen) Krebstherapie weiter an anhaltenden Beschwerden leiden. Es war mir zwar bekannt, dass Patienten abhängig von der Tumorerkrankung beispielsweise Probleme haben, sich richtig und ausreichend zu ernähren. Auch dass ihre körperliche Leistungsfähigkeit nach wie vor deutlich eingeschränkt ist, wusste ich. Viele können der beruflichen Belastung nicht mehr wie früher standhalten und haben

Konzentrationsschwächen. Sie geraten in eine Negativspirale, die Angstzustände und Depressionen nach sich zieht, wodurch die Lebensqualität zusätzlich gemindert wird. Hinzu kommt häufig ein Gefühl der Müdigkeit oder Mattigkeit, das sich auch durch ausreichend Ruhe und Schlaf nicht bessert.

Dennoch war diese Tagung für mich gleichsam die Initialzündung, mich eingehender mit den Beschwerden von Patienten *nach* einer Krebstherapie zu beschäftigen. Denn auch wenn eine Tumorerkrankung überstanden ist, sind die Betroffenen noch lange nicht gesund. Um dies zu erreichen, bedarf es nicht nur gut informierter, einfühlsamer Ärzte und Therapeuten, sondern auch der tätigen Mithilfe der Patienten selbst und ihrer Angehörigen.

In den vergangenen Jahren habe ich mich intensiv mit der Frage beschäftigt, was Patienten tun können, um den Teufelskreis von Mattigkeit, Depression und körperlicher Inaktivität zu durchbrechen, in den viele nach Diagnosestellung geraten. Aus dieser Beschäftigung entstand mit der Zeit der Wunsch, dieses Buch zu schreiben.

Wenn man mit einer Krebsdiagnose konfrontiert wird, sieht man eine Welle von Fragen auf sich zurollen. Es ist nicht einfach, sich in der Fülle an Informationen zurechtzufinden und Antworten auf relevante Fragen und spezielle Aspekte der Erkrankung zu finden. Das Internet mit seiner übergroßen Informationsflut ist nicht immer hilfreich, und der Laie kann sich selten schnell einen wissenschaftlich fundierten Überblick verschaffen. Die Ergebnisse wissenschaftlicher Studien sind wiederum nicht allen zugängig bzw. für den Patienten nicht wirklich verständlich und zielführend. Daher will ich Ihnen mit diesem Buch zunächst einen Überblick über die Vielzahl der klinischen Studien verschaffen, deren Ergebnisse ich entsprechend analysiere und einordne. Es sind Studien, die sich zum Beispiel mit Fragen zu körperlicher Aktivität, Ernährung und seelischem Gleichgewicht beschäftigen. Darüber hinaus werde ich auch auf Patientenstudien eingehen, bei denen der Krankheitsverlauf nachträglich untersucht wurde (retrospektive Beobachtungsstudien). Sie haben zwar nicht die gleiche Beweiskraft, ihre Ergebnisse erscheinen mir aber bemerkenswert (hier werde ich jeweils auf die notwendigen Vorbehalte eingehen).

Häufig werden in Büchern und Publikationen zum Thema Krebs wissenschaftliche Studien mit Zellkulturen und Labormäusen beschrieben; sie dienen als Grundlage, um daraus Empfehlungen für Patienten abzuleiten. Da die Ergebnisse solcher Studien aber häufig nicht auf den Menschen oder eine spezielle klinische Situation übertragbar sind, werde ich diese Studien nur selten und unter Vorbehalt erwähnen. Mit einfließen werden dagegen natürlich meine langjährigen Erfahrungen als Chirurg und Arzt; die Fallbeispiele in diesem Buch sind allesamt reale, erlebte Fälle aus meiner ärztlichen Praxis.

Das Programm »Aktiv leben gegen den Krebs«, das ich Ihnen auf den folgenden Seiten vorstellen werde, soll Ihnen aufzeigen, welche mannigfaltigen Möglichkeiten Sie haben, aktiv gegen bzw. mit dem Krebs zu leben: Wie Sie körperlich aktiv sein, sich gesund ernähren und mit seelischen Problemen besser zurechtkommen können. Die sogenannte *optimierte Krebstherapie* umfasst daher auch drei Säulen – Bewegung, Ernährung und psychoonkologische Begleitung. Diesen Säulen entsprechend ist das Buch in drei große Teile gegliedert, in Teil IV gehe ich noch einmal konkret auf die optimierte Krebstherapie bei verschiedenen Tumorarten ein.

Ich möchte anhand der wissenschaftlichen Daten mit Mythen, Gerüchten, falschen Behauptungen oder »allein seligmachenden« Versprechungen aufräumen – und Ihnen zeigen, wie Sie wieder das »Heft in die Hand nehmen« können. Wie Sie auch nach der Diagnose Krebs Ihre Autonomie und Selbstständigkeit wiedererlangen, und wie Sie sich, natürlich mit Unterstützung Ihrer behandelnden Ärzte, ein Stück weit selbst helfen können.

Dieses Buch ersetzt *nicht* eine normale, wissenschaftlich anerkannte (schulmedizinische) Therapie gegen Ihre Krebserkrankung. Aber es zeigt Ihnen, wie Sie ohne größeren Aufwand die notwendigen Behandlungen besser überstehen und wie Sie

Ihre Lebensqualität erhalten oder wieder steigern können. Kurz: Wie Sie Ihre Prognose insgesamt deutlich verbessern können, indem Sie durch aktives Zutun Ihre Krebstherapie *optimieren* und so dazu beitragen können, den Krebs zu »besiegen«. Zweifelsohne ist Krebs nach wie vor eine bedrohliche Erkrankung – aber aufgrund der medizinischen und therapeutischen Fortschritte muss er kein unabwendbares Schicksal mehr sein. Was Sie brauchen, ist ein bisschen Mut, Selbstvertrauen und die Motivation, alle Möglichkeiten auszuschöpfen!

1 Todesurteil auf Raten

Viele Patienten empfinden die Diagnose Krebs als »Todesurteil auf Raten«. Das Leben steht plötzlich still, alle Pläne müssen neu überdacht werden, die Zukunft ist völlig ungewiss, man rutscht in einen regelrechten Schockzustand.

Auf den ersten Blick erscheint die Angst vor dem vermeintlich sicheren Tod in naher Zukunft berechtigt. Aktuell sind Krebserkrankungen nach Herz-Kreislauf-Erkrankungen die zweithäufigste Todesursache in Deutschland. Bei Frauen liegt dabei der Brustkrebs an der Spitze, bei Männern ist es der Prostatakrebs. Bei Frauen wie Männern rangiert Darmkrebs an zweiter Stelle. Weitere häufige Krebserkrankungen sind Lungen-, Harnblasen-, Magen- und Nierenkrebs bei Männern sowie Gebärmutter- und Eierstockkrebs bei Frauen. Diese Krebsarten sind für drei Viertel aller Tumorerkrankungen bei Männern und für über zwei Drittel der Tumorerkrankungen bei Frauen verantwortlich.

Die Überlebensraten der verschiedenen Krebserkrankungen unterscheiden sich erheblich – je nachdem, wo und an welchem Tumor man erkrankt ist. Insgesamt aber hat sich die Prognose für Krebspatientinnen und -patienten in Deutschland erheblich verbessert. In den 1980er-Jahren lag sie bei Frauen bei etwa 50 Prozent, bei Männern bei unter 40 Prozent. Seitdem haben die Fortschritte bei der Früherkennung und der Therapie von bösartigen Tumoren zu einem Anstieg der Fünf-Jahres-Überlebensraten bei Frauen auf 64 Prozent und bei Männern auf 59 Prozent geführt. Neueste Statistiken gehen sogar von einer Gesamtüberlebensrate von 68 Prozent für Krebspatienten aus.[1] Von »Fünf-Jahres-Überlebensrate« spricht man deshalb, weil

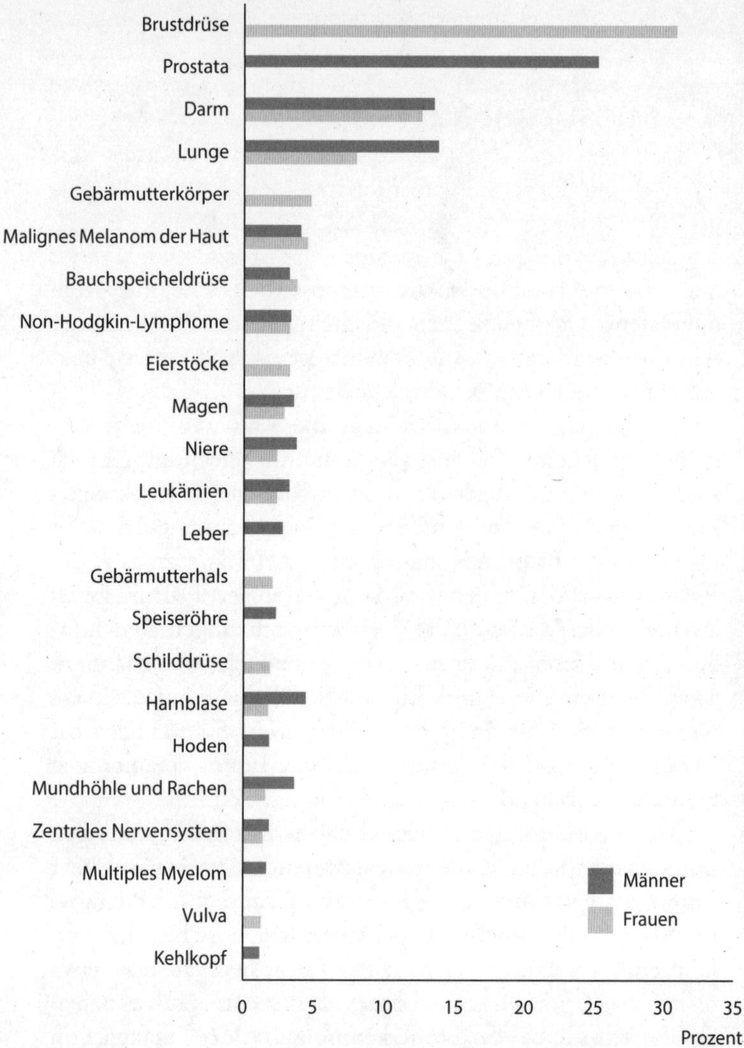

Abb. 1: Organbezogene Verteilung der Krebsneuerkrankungen in Deutschland 2012. Quelle: Robert Koch-Institut und die Gesellschaft der epidemiologischen Krebsregister in Deutschland e.V. (Hrsg.). Berlin 2015.

epidemiologische Langzeituntersuchungen belegen, dass *nach* diesem Zeitraum die Wahrscheinlichkeit groß ist, dass ein Krebspatient beschwerdefrei ist und sich kein Nachweis eines neuerlichen Tumors finden lässt. Damit gilt er als »geheilt«.

Die Prognosen zu den unterschiedlichen Krebsarten weisen allerdings nach wie vor erhebliche Unterschiede auf. Die positive Entwicklung zeigt sich am deutlichsten bei Tumoren der Brustdrüse, des Darms und der Prostata. Die Zahl der Sterbefälle bei Brustkrebs etwa sank seit Mitte der 1990er-Jahre deutlich; das heißt, immer weniger Frauen, die an Brustkrebs erkranken, sterben daran. Bei ihnen liegt die Fünf-Jahres-Überlebensrate derzeit bei 86 bis 90 Prozent.[2] Fünf Jahre nach Diagnosestellung leben demnach noch mehr als vier Fünftel der erkrankten Frauen. Bei frühen Formen der bösartigen Melanome der Haut, bei Hodenkrebs und mittlerweile auch bei Prostatakrebs liegt die Wahrscheinlichkeit, die Krankheit zu überstehen, sogar bei über 90 Prozent.

Diese positive Entwicklung ist leider nicht bei allen Krebsarten zu verzeichnen. Die Überlebensraten bei Lungen- und Speiseröhrenkrebs liegen bei unter 20 Prozent. Bei bösartigen Tumoren der Bauchspeicheldrüse und beim sogenannten *Mesotheliom,* einer Erkrankung des Rippen- und Bauchfells, die häufig durch Asbest ausgelöst wird, liegen sie insgesamt sogar bei unter 10 Prozent. Was auch damit zusammenhängen mag, dass diese Tumorerkrankungen häufig zu spät erkannt werden.

Als Folge der allgemein verbesserten Prognose bösartiger Erkrankungen steigt konsequenterweise die Zahl der Patienten, die eine Krebserkrankung überleben, kontinuierlich an. Und das ist eine gute Nachricht.[3] In der angelsächsischen Literatur nimmt man an, dass etwa 4 Prozent der Gesamtbevölkerung sogenannte *cancer survivors,* also Überlebende einer Tumorerkrankung, sind.[4] In den USA etwa lebten im Jahr 2012 13,7 Millionen Krebsüberlebende. Übertragen auf Deutschland mit einer Bevölkerungszahl von 81 Millionen Menschen hieße dies, dass etwa 3,24 Millionen Patienten hierzulande eine Krebserkrankung überlebt haben. Möglicherweise ist diese Pa-

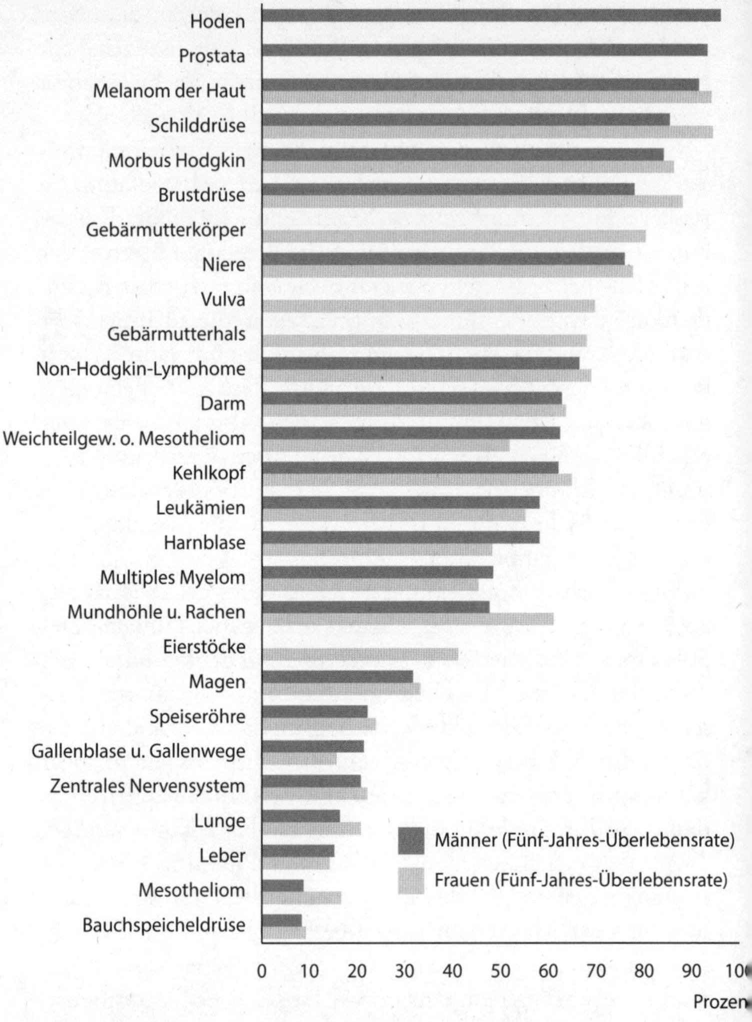

Abb. 2: Vergleich der relativen Fünf-Jahres-Überlebensraten, nach Lokalisation und Geschlecht, Deutschland 2011/2012 (Periodenanalyse).
Quelle: Krebs in Deutschland 2011/2012. 10. Ausgabe. Robert Koch-Institut und die Gesellschaft der epidemiologischen Krebsregister in Deutschland e.V. (Hrsg.). Berlin 2015.

tientengruppe in Deutschland sogar prozentual größer, da die gesundheitliche Versorgung und die soziale Unterstützung für alle Bevölkerungsschichten besser organisiert ist als in den USA.

Auch wenn bei einigen Krebserkrankungen und Tumorarten noch viel Forschungsbedarf besteht, um auch hier die Prognose zu verbessen, ist es insgesamt eine sehr gute Nachricht, dass die Zahl der Patienten, die eine Krebserkrankung überleben, kontinuierlich wächst. Diese positive Entwicklung bei der Krebstherapie ist einerseits Anlass zur Ermutigung, konfrontiert uns Ärzte und andere Therapeuten andererseits aber mit einem neuen »Krankheitsbild«. Häufig leiden Krebspatienten nicht nur durch die Erkrankung, sondern auch durch die notwendigen Therapien (Chemotherapie, Bestrahlung, Operation etc.) an erheblichen Einschränkungen ihrer Lebensqualität.[5] Das liegt zum einen an den Nebenwirkungen der zum Teil sehr belastenden Therapien. Zum anderen bringt die Konfrontation mit einer schwerwiegenden, lebensbedrohlichen Erkrankung eine große psychische Belastung mit sich. Angststörungen, Depressionen, aber auch Wut und sozialer Rückzug können die Folge sein.[6] Vielen Betroffenen fallen aufgrund dieser seelischen und körperlichen Beeinträchtigungen nicht nur ganz alltägliche Aufgaben schwer, auch eine Rückkehr in den Beruf ist vielfach mit enormen Belastungen verbunden, manchmal gar unmöglich.[7]

Diese verdammte Mattigkeit

Frau A. kam in meine Sprechstunde, um die Ursache eines hartnäckigen Durchfalls abklären zu lassen. Sie war vor etlichen Jahren an Gebärmutterkrebs erkrankt und hatte die Therapiephase mit Operation und Bestrahlung gut überstanden. Inzwischen arbeitete die alleinstehende und kinderlose Frau wieder als Bankangestellte.

Ihr Hausarzt hatte sie an mich verwiesen, da er den Verdacht hegte, Verwachsungen könnten der Grund für ihre Beschwerden sein. Nach einer eingehenden Befragung zu Symptomen und zeitlicher Dauer der Beschwerden folgte eine körperliche Untersuchung. Die OP-Narben waren unauffällig, insgesamt sah ich keinen Zusammenhang zu irgendwelchen Folgeerscheinungen der Krebsoperation. Ich fragte die Patientin nach seelischen Belastungen und nach beruflichem Stress. Von einer Sekunde auf die nächste brach Frau A. in Tränen aus. Sie verspürte gar keine Lebensfreude mehr, sie hatte Angst, sich mit ihren Freunden zu treffen, weil sie die ständigen Fragen nach ihrem Befinden belasten würden. Die Kollegen in der Bank seien zwar verständnisvoll und übten auch keinerlei Druck aus, aber sie selbst würde ihrem Anspruch an Leistung und Genauigkeit nicht mehr gerecht. Alles falle ihr schwer, sie schlafe schlecht und leide chronisch an Müdigkeit.

Diese Symptome sind leider sehr typisch, werden von uns Ärzten aber erst seit Kurzem in ihrer ganzen Breite wahrgenommen – als häufige Beschwerden von Krebspatienten und -überlebenden. Abhängig von der Erkrankung, der Art der begleitenden Therapie und der Offenheit der Patienten kann man davon ausgehen, dass 60 bis 80 Prozent an Symptomen wie Müdigkeit, Erschöpfung, Schlafstörungen, Gewichtsabnahme oder -zunahme und Durchfall leiden. Diese körperlichen Beschwerden führen zu oder werden begleitet von psychologischen Symptomen wie Depressionen, Angststörungen und Niedergeschlagenheit.

Häufig sind diese Beschwerden sogar Ausdruck einer eigenständigen Erkrankung, die als *Fatigue* bezeichnet wird. Fatigue ist ein Begriff aus dem Französischen und bedeutet Müdigkeit, Mattigkeit und ein andauerndes Gefühl der Erschöpfung. Ist dieser Zustand durch eine Krebserkrankung ausgelöst, spricht man von einer »krebsinduzierten Fatigue«.

David Cella, ein amerikanischer klinischer Psychologe, definierte diesen Zustand bereits im Jahr 1995 wie folgt: »Die Tumorerschöpfung, auch ›Fatigue‹ genannt, bedeutet eine außerordentliche Müdigkeit, mangelnde Energiereserven oder ein massiv erhöhtes Ruhebedürfnis, das absolut unverhältnismäßig zu vorangegangenen Aktivitäten ist.«[8]

Die Fatigue hat zunächst eine körperliche Dimension. Sie ist geprägt durch ein vermehrtes Bedürfnis nach Ruhe trotz ausreichender Erholungs- und Schlafphasen. Zu diesen körperlichen Beschwerden kommt noch eine seelische Komponente hinzu. Patienten mit Fatigue sind häufig antriebslos, schlecht zu motivieren und erscheinen depressiv. Eine Negativspirale setzt sich in Gang, die Probleme verstärken sich gegenseitig. Wer müde ist, bewegt sich naturgemäß weniger. Bewegungsmangel wiederum verschlechtert die Leistungsfähigkeit, (Muskel-)Schwäche und Mattigkeit nehmen zu, und der Betroffene wird immer inaktiver und verharrt in einer Art »Schonhaltung«.[9] Auf mentaler Ebene sind die Patienten häufig unkonzentriert und haben sogenannte Wortfindungsstörungen, also Schwierigkeiten, den passenden Ausdruck zu finden. Solche »Aussetzer« können den Betroffen verunsichern und zu einem sozialen Rückzug führen.

Die krebsinduzierte Fatigue tritt nicht nur während der primären Therapiephase auf, sondern noch Monate und selbst Jahre danach. Abhängig von der Krebsdiagnose und der nachfolgenden Therapie können diese Beschwerden bei nahezu allen Patienten auftreten. Bei jenen, die eine besonders belastende Chemo- und/oder Strahlentherapie bekommen, ist dieses Gefühl der Mattigkeit allerdings besonders häufig und ausgeprägt.[10]

Wie sehr die Auswirkungen der Fatigue selbst von Therapeuten unterschätzt werden, zeigen einige Zahlen: Zum Zeitpunkt der Diagnose klagten laut einer holländischen Untersuchung 40 Prozent der Patienten über Fatigue-Symptome. Unter Chemotherapie waren es sogar 80 Prozent, unter Strahlentherapie 90 Prozent der Patienten. 52 Prozent der Betroffenen empfanden die krebsinduzierte Fatigue quälender und belastender als Schmerzen.[11] Für die behandelnden Ärzte war das eine Überraschung: Sie waren der Meinung, dass Schmerzen im Vordergrund stehen würden und höchstens 5 Prozent ihrer

Patienten die Fatigue als besonders einschränkend empfinden würden.

Auch nach Therapieende – wie gesagt, oft Jahre später und obwohl die Krankheit längst überwunden ist – leiden verschiedenen Studien zufolge zwischen 33 und 53 Prozent der Patienten an diesen oder ähnlichen Symptomen. Vermutlich müssen wir sogar von einem noch höheren Prozentsatz ausgehen, da der Zusammenhang zwischen überwundener Tumorerkrankung und Fatigue von vielen Patienten und ihren Angehörigen nicht verstanden und von Ärzten vielfach nicht erkannt wird. Die Betroffenen vermuten in der Regel, dass die rasche Ermüdbarkeit mit ihrer Verunsicherung, ihren Ängsten und der gefühlten Perspektivlosigkeit zu erklären ist, und wollen weder ihren Partner noch ihren Therapeuten damit belästigen.

Ehepaar K. bittet um einen Termin. Vor einem Jahr musste bei Herrn K. wegen eines Tumors der gesamte Magen entfernt werden. Das Ehepaar erscheint gemeinsam in der Sprechstunde, und Herr K. sitzt wie ein Häufchen Elend vor mir, es geht ihm sichtlich nicht gut. Frau K., eine tüchtige schwäbische Hausfrau, ist verzweifelt. Sie kocht ihrem Mann die schönsten Mahlzeiten, sein Lieblingsessen in kleinen Portionen, wie ihr das empfohlen wurde, natürlich mit »Spätzle«, die er vor seiner Erkrankung und der Operation immer so gern gegessen hatte – aber er hat einfach keinen Appetit! Er nimmt nicht zu, »wird immer weniger«, wie sie sagt.

Während Frau K. unablässig redet, sitzt er einfach nur stumm und starr da. Gleichwohl habe ich das diffuse Gefühl, dass Herr K. reden will. Und zwar mit mir alleine. Unter einem Vorwand lotse ich seine Frau aus dem Sprechzimmer. Kaum hat sie die Tür hinter sich geschlossen, bricht es aus ihm heraus. Die ständigen Ermahnungen, mehr zu essen, und die tägliche Gewichtskontrolle seien für ihn eine Tortur – wieder ein Pfund verloren. Schuldgefühle auf beiden Seiten belasten inzwischen die sonst völlig intakte Ehe. Herr K. fühlt sich müde und matt, er ist lustlos, befürchtet aber, seine Frau noch mehr in Verzweiflung zu stürzen, wenn er ihr seine täglichen Beschwerden oder seine Ängste mitteilen würde.

Also hält er lieber den Mund und hofft, sich damit etwas Ruhe erkaufen zu können.

Als Frau K. zurückkommt, will sie von mir wissen, was sie besser machen kann, damit ihr Mann nicht noch weiter an Gewicht verliert. Ich frage sie, wann sie das letzte Mal mit ihrem Mann über den Magenkrebs, seine Beschwerden, Ängste und Wünsche geredet hat. Es stellt sich heraus, dass sie das Thema so gut es geht meidet, weil sie Angst hat, ihn mit solchen Gesprächen zu belasten und ihm die Hoffnung zu nehmen. Und über all dem schwebt die schreckliche Angst, ihn zu verlieren. Trotz einer über 37-jährigen glücklichen Ehe mit Kindern und auch schon Enkelkindern verharren beide schweigend nebeneinander, jeder von eigenen Ängsten und Sorgen um den anderen belastet. Dabei wäre ein gutes Gespräch so wichtig und hilfreich für beide – und vielleicht würden die Spätzle danach auch wieder besser schmecken.

Solche Situationen habe ich Dutzende Male erlebt. Man möchte den Betroffenen/den Partner nicht belasten, man möchte ihn/sie schützen – und schweigt. Das Schweigen führt zu weiterer Verunsicherung, zu weiteren Ängsten. Ich bin überzeugt, dass ein offenes Gespräch nicht nur befreiend sein kann, sondern auch ein initialer Schritt dahingehend, der Fatigue insgesamt entgegenzutreten. Denn wer über seine Symptome spricht, sie vor allem auch vor den behandelnden Ärzten nicht verbirgt, kann auf Unterstützung zählen.

Die Gründe dieser Fatigue-Erkrankung sind derzeit noch unklar. Neben einfach messbaren Veränderungen wie Blutarmut *(Anämie)* oder einer Entgleisung von Spurenelementen und Elektrolyten werden die Auswirkungen der Chemo- und Strahlentherapie (etwa hormonelle Veränderungen), aber auch Entzündungsreaktionen und bereits bestehende Erkrankungen, die zunächst nicht mit der Krebserkrankung im Zusammenhang stehen, aber die Beschwerden verstärken, dafür verantwortlich gemacht. Sicherlich spielen auch psychologische Faktoren eine gewichtige Rolle.

Bei so vielen potenziellen »Auslösern« für eine Erkrankung verwenden wir Mediziner gerne den Ausdruck »die Krankheit ist multifaktoriell«. Wann immer eine Krankheitsursache als *multifaktoriell* bezeichnet wird, gilt der schöne bayerische Satz: »Nichts Genaues weiß man nicht.« Mit anderen Worten: Man tappt ein wenig im Dunkeln, weitere Forschung ist dringend erforderlich, um das Krankheitsbild aufzuklären und es besser, also zielgerichteter, behandeln zu können.

Zu dieser Vielgestaltigkeit kommt zu allem Überfluss, dass sich die Fatigue nur schwer von anderen Veränderungen und Krankheiten abgrenzen lässt. So ist häufig nur schwer auszumachen, ob bei einem Patienten Fatigue, eine Depression oder eine seelische Veränderung vorliegt, die *Chemobrain* genannt wird. So wird eine Beeinträchtigung der geistigen und intellektuellen Fähigkeiten eines Patienten während einer Chemotherapie bezeichnet. Zu den Symptomen, mit denen Betroffene mit einem Chemobrain zu kämpfen haben, zählen: Gedächtnislücken, verringerte Merkfähigkeit, was sich beispielsweise durch das Verlegen und Verlieren von Geldbörsen oder Schlüsseln äußert, die extrem reduzierte Fähigkeit, mehr als eine Aufgabe gleichzeitig zu bewältigen, Schwierigkeiten, mit neuen Situationen und unvorhergesehen auftretenden Belastungen umzugehen, sowie ganz allgemein Konzentrationsschwäche, Desorganisation und verlangsamtes Denken und Entscheiden.

All diese Symptome sind auch bei Fatigue feststellbar, ebenso bei verschiedenen Formen der Depression. Darüber hinaus beeinflussen sich die einzelnen Krankheitszustände gegenseitig. So ist mehrfach festgestellt worden, dass Fatigue sehr viel intensiver und auch häufiger bei Patienten auftritt, die bereits vor der Krebserkrankung depressiv waren.[12]

Fatigue ist nicht nur für den Patienten, sondern auch für das soziale Umfeld, für den Partner und Freunde eine große Belastung – so wie für das Ehepaar K. Wie in ihrem Fall wird es besonders schwierig, wenn der Patient die Therapiephase mit all ihren Schwierigkeiten hinter sich gelassen, also überstanden hat. Der Patient und seine Angehörigen wollen nun wieder zu einem weitgehend »normalen« Leben zurückkehren. Doch das ist in vielen Fällen nicht so einfach.

Die Partnerschaft war bereits in der Phase der Erkrankung stark belastet und muss jetzt wieder neu definiert werden. Freunde haben sich hoffentlich als solche erwiesen, manche werden sich aber (vielleicht aus eigener Überforderung) auch zurückgezogen haben. Da sind Enttäuschungen vorprogrammiert, das ganze soziale Umfeld muss neu geordnet werden. Auch beruflich kann, abhängig von der Ausprägung der Fatigue, das Wieder-Tritt-Fassen sehr erschwert werden. Neben der körperlichen Einschränkung durch rasche Ermüdbarkeit ist, wie bereits erwähnt, häufig auch die Konzentrations-, Merk- und Denkfähigkeit deutlich schlechter als vor der Erkrankung.

Es gibt zwar die Möglichkeit der stufenweise Eingliederung, aber gerade beruflich erfolgreiche Menschen, die vor der Diagnose in verantwortungsvollen Positionen tätig waren, neigen dazu, ihre Fähigkeiten zu überschätzen und sind schnell überfordert, eine Tatsache, die sie als außerordentlich schmerzhaft empfinden und in ein Gefühl der Hoffnungslosigkeit fallen lässt.

Nicht nur die Symptome, auch die Ursachen der Fatigue-Erkrankungen sind vielgestaltig. Dementsprechend kann die Therapie nur sehr individuell erfolgen.

Gegenwärtig wird mit unterschiedlichen Maßnahmen und nach dem »Ausschlussprinzip« behandelt. Das heißt, Veränderungen, die durch die Therapie entstanden sind, werden wieder ausgeglichen, Nebenwirkungen der Krebstherapie behandelt und Ängste und Schlafstörungen verhaltenstherapeutisch behoben. Eine verhaltenstherapeutische Behandlung bedarf der Beratung und Begleitung durch Ärzte und Psychoonkologen. Gelegentlich können auch Medikamente hilfreich sein. Bei Blutarmut *(Anämie)* werden Eisenpräparate verabreicht oder eine Blutübertragung *(Transfusion)* wird angeordnet. Sind die Spurenelemente nicht im Normalbereich, kann mit Medikamenten oder Infusionen gegengesteuert werden. Bei Fatigue, die mit dem sogenannten Strahlenkater oder Übelkeit nach einer Chemotherapie einhergeht, kommt das bereits erwähnte Ausschlussprinzip zur Anwendung. Man probiert verschiedene Arzneien und Therapien aus, in der Hoffnung, dass eine von ihnen wirkt. Das bedeutet, dass man hier unter Umständen kein »durchgängiges« Konzept verfolgen kann, immer wieder die Therapieausrichtung ändern muss, was für die Betroffenen wiederum eine erneute Belastung mit sich bringen kann.

Ganz wesentlich jedoch scheinen nach neuesten Forschungen ein durchstrukturierter Tagesablauf und körperliche Aktivität zu sein, um das Fatigue-Syndrom bereits von Anfang an in den Griff zu bekommen.[13]

Damit Sie feststellen können, ob ein Fatigue-Syndrom vorliegt oder droht, ist nachfolgend ein Bewertungsbogen mit einfach formulierten Fragen zur Selbsteinschätzung beigefügt. Sollten Sie das Gefühl haben, an einem Fatigue-Syndrom zu leiden, oder sollte die Auswertung des Fragebogens diesen Verdacht erhärten, teilen Sie dies unbedingt Ihrem behandelnden Arzt mit.[14]

Der Verdacht auf eine krebsinduzierte Fatigue ergibt sich, wenn sechs (oder mehr) der folgenden Symptome (Antworten 1 bis 11) in den vergangenen zwei Wochen täglich bzw. fast täglich vorlagen und mindestens einmal das Symptom »deutliche Müdigkeit« (Antworten 1 bis 4) angeben wurde.

Sprechstundentermin mit Ehepaar B. Herr B. war von mir zwei Jahre zuvor an einem Lebertumor operiert worden, und auch die gesamte weitere Behandlung hatte er gut überstanden. Nun hatte er einen Narbenbruch in der rechten oberen Bauchhälfte erlitten. Der Narbenbruch war gut tastbar, die Diagnose eindeutig.

Ich wollte den Patienten zu seinen Beschwerden befragen. Mir war bereits aufgefallen, dass er ziemlich teilnahmslos dasaß und

Im Laufe unseres Lebens haben die meisten von uns Zeiten, in denen sie sich sehr müde oder matt fühlen. Haben Sie sich in der letzten Woche ungewöhnlich müde oder matt gefühlt? ☐ ja ☐ nein

Kreisen Sie die eine Zahl ein, die aussagt, welche Ermüdung (Müdigkeit, Mattigkeit) Sie GERADE JETZT fühlen:

0 1 2 3 4 5 6 7 8 9 10

keine Müdigkeit — stärkste vorstellbare Müdigkeit

Kreisen Sie die eine Zahl ein, die Ihre ÜBLICHE Ermüdung (Müdigkeit, Mattigkeit) in den letzten 24 Stunden beschreibt:

0 1 2 3 4 5 6 7 8 9 10

keine Müdigkeit — stärkste vorstellbare Müdigkeit

Bitte kreisen Sie die eine Zahl ein, die Ihre STÄRKSTE Ermüdung (Müdigkeit, Mattigkeit) in den letzten 24 Stunden beschreibt:

0 1 2 3 4 5 6 7 8 9 10

keine Müdigkeit — stärkste vorstellbare Müdigkeit

Bitte kreisen Sie die eine Zahl ein, die angibt, wie stark Ihre Ermüdung (Müdigkeit, Mattigkeit) Sie in den vergangenen 24 Stunden BEEINTRÄCHTIGT hat:

Allgemeine Aktivität

0 1 2 3 4 5 6 7 8 9 10

keine Beeinträchtigung — vollständige Beeinträchtigung

Stimmung

0 1 2 3 4 5 6 7 8 9 10

keine Beeinträchtigung — vollständige Beeinträchtigung

Gehvermögen

0 1 2 3 4 5 6 7 8 9 10

keine Beeinträchtigung — vollständige Beeinträchtigung

Normale Arbeit (sowohl außerhalb des Hauses als auch Hausarbeit)

0 1 2 3 4 5 6 7 8 9 10

keine Beeinträchtigung — vollständige Beeinträchtigung

Beziehung zu anderen Menschen

0 1 2 3 4 5 6 7 8 9 10

keine Beeinträchtigung — vollständige Beeinträchtigung

Abb. 3: Evaluationsbogen zur Feststellung, ob ein Patient an Fatigue leidet. Quelle: nach Mendoza et al. 1999.

nur wenig sprach. Im Wesentlichen redete seine Frau, und wenn sie sich dabei an ihn wandte, hatte ich den Eindruck, sie spreche mit einem Teenager.

Bevor Herr B. auf meine Frage, wie es ihm ganz allgemein gehe, antworten konnte, platzte es aus seiner Gattin förmlich heraus. Ihr Mann sei früher, vor der Erkrankung, lebenslustig und voller Ideen gewesen. Ein »Hansdampf in allen Gassen«, witzig und ein gern gesehener Gast bei seinen vielen Freunden. Seit der Diagnose und der Chemotherapie würde er nur zu Hause »rumhängen« und hätte zu nichts Lust. Dabei sei doch die Krankheit »längst im Griff« und es gebe keinen Grund mehr, das Leben, das sie bis dahin geführt hatten, nicht wiederaufzunehmen. »Er hat sich so verändert, ist zerstreut und hört überhaupt nicht mehr zu!« Frau B. wirkte regelrecht empört.

Während ihrer Tirade hatte Herr B. traurig aus dem Fenster gesehen und in einem kurzen Moment, als seine Frau kurz Luft holte, auf gut Bayerisch gemurmelt: »Lass ma doch mei Ruah!« Ich war mir nicht sicher, ob sie das überhaupt mitbekommen hatte …

Wir vereinbarten schließlich einen Operationstermin, denn der Narbenbruch musste beseitigt werden. Im Vorfeld des Eingriffs kam er nochmals zu mir in die Sprechstunde. Neben der Aufklärung über die OP füllte ich mit ihm den besagten Evaluationsbogen aus (siehe oben). Nach wenigen Minuten war klar, dass Herr B. an einem Fatigue-Syndrom litt.

Es ist mir sehr wichtig, hier noch einmal ausdrücklich zu betonen: Patienten mit Fatigue sind nicht »schuldig«, ihre Beschwerden sind nicht Ausdruck von Schwäche oder mangelnder Disziplin. Es ist der Preis, den sie zahlen, durch Chemo- und/oder Strahlentherapie ihre Erkrankung zu besiegen. Fatigue ist leider eine normale Begleiterscheinung, von der die Mehrzahl der Krebspatienten betroffen ist. Gleichwohl müssen Sie sich weder als Patient noch als Angehöriger in dieses »Schicksal« fügen. Sie können (sich) helfen bzw. aktiv etwas dagegen tun.

Es gilt, den Teufelskreis zu durchbrechen, und ich will im Folgenden zeigen, wie das gelingen kann. Mithilfe der optimierten Krebstherapie: Von den drei Säulen sind bei Fatigue körperliche Aktivität und Psychoonkologie die wichtigsten, denn es gibt noch keinen wissenschaftlichen Hinweis darauf, dass sich die Symptome durch eine Ernährungsumstellung bessern. Detaillierte Informationen zu den möglichen Hilfestellungen durch Sport bzw. Psychoonkologie finden Sie in den Teilen III und IV dieses Buchs.

Schicksal oder lohnt sich der Kampf?

Andere Länder, andere Sitten. Im Jahr 2015 besuchte ich auf einer USA-Reise Prof. Wendy Demark-Wahnefried an der Medizinischen Universität Birmingham (Alabama). Die Professorin gilt als eine der führenden Experten, wenn es um die Versorgung von Krebspatienten/innen nach Diagnosestellung und Therapiephase geht.

Nach dem offiziellen wissenschaftlichen Programm war ich zu einer Cocktailparty eingeladen und bemerkte, dass etliche Damen eine rosa Schleife an ihrem Kleid oder Revers trugen. Diese Frauen bekundeten damit ihre Solidarität mit Brustkrebspatientinnen.

Initiator war die »Komen-Stiftung« gewesen; die Amerikanerin Nancy Goodman Brinker hatte sie in den 1990er-Jahren gegründet, nachdem ihre Schwester mit 36 Jahren an Brustkrebs verstorben war. Viele der Frauen, die auf dieser Gesellschaft die Schleife trugen, waren selbst an Brustkrebs erkrankt, bezeichneten sich inzwischen aber als »cancer survivors«, als Überlebende, die den Krebs besiegt hatten. Wendy erzählte mir, dass viele ihrer Patientinnen »stolz« seien und das auch nach außen zeigen wollten, denn sie seien überzeugt, durch Eigeninitiative ihren Heilungsprozess aktiv und letztlich positiv unterstützt zu haben.

Als ich am Abend im Hotel saß, musste ich an eine Sendereihe denken, die ich einmal im schwedischen Fernsehen gesehen hatte. Seit Jahren bemüht sich das staatliche Gesundheitswesen in Schweden, die Bevölkerung des Landes zu mehr sportlicher Aktivität zu ermuntern. Besonders häufig wird die Bedeutung einer »Lifestyle-

Änderung« nach einer Krebsdiagnose thematisiert. In der Sendung »Kropp & Själ« (»Körper und Seele«) des staatlichen Rundfunks berichten Ärzte und Fachleute regelmäßig über Patienten, bei denen die Krebserkrankung wieder aufgetreten ist. Wer es nicht geschafft hat, »gesund« zu bleiben, wird beinahe als Versager dargestellt. Sich als Versager fühlen zu müssen, wenn die Erkrankung (noch) nicht beherrscht ist, erscheint mir definitiv übertrieben. Krebs ist immer eine schwere Erkrankung, und keiner sollte sich »schuldig« fühlen, wenn es einem nicht gelingt, aktiv dagegen anzukämpfen oder den Krebs zu besiegen. Gleichwohl setzt sich immer mehr die Auffassung durch, dass es sich lohnen kann, dem Krebs »den Stinkefinger« zu zeigen. In Schweden haben sich junge Krebspatienten inzwischen zu Gruppen zusammengeschlossen; es wird geredet, Erfahrungen werden ausgetauscht, Ängste geteilt, Therapieerfolge gefeiert. Das Motto vieler dieser Gruppen lautet schlicht und ergreifend: »Fuck Cancer!«

Ich möchte diesem »Fuck« gerne noch ein »Fight« hinzufügen. Denn man/frau sollte, wenn einen die Krankheit auch in gewisser Weise schicksalshaft trifft, nicht in Lethargie verfallen, sondern sich, gemeinsam mit den behandelnden Ärzten und Therapeuten, aktiv gegen die Erkrankung »wehren«. Dabei geht es nicht darum, den verständlichen »Leidensdruck« durch »Leistungsdruck« zu kompensieren. Vielmehr sollten die Aktivitäten bewusst, ohne falschen Ehrgeiz, umsichtig und moderat begonnen, dann aber konsequent weitergeführt werden. Eine Krebserkrankung zu überwinden ist immer ein »Gemeinschaftsprojekt«: Beteiligt sind natürlich die medizinischen Experten, aber auch die Angehörigen und vor allem der Patient selbst. Als Betroffener können Sie mehr tun, als Sie sich vielleicht vorstellen können.

Frau M., 67 Jahre alt, hatte sich in meiner Sprechstunde angemeldet und bereits am Telefon mit mir gesprochen. Bei einer Darmspiegelung war ein Tumor im Mastdarm festgestellt worden. Sie war sehr aufgewühlt und hatte am Telefon geweint. In der Sprech-

stunde stellte sich heraus, dass bei Frau M. bereits vor neun Jahren ein Brustkrebs diagnostiziert worden war und sie diese Erkrankung gut und ohne Hinweis auf ein neuerliches Auftreten des Tumors überstanden hatte. Dennoch wollte ich sichergehen, dass der Tumor im Darm nicht doch eine plötzlich aufgetretene Tochtergeschwulst des Brusttumors war.

Die Untersuchung lieferte ein anderes Ergebnis: Alles deutete auf einen neu aufgetretenen Darmkrebs hin. Nach der Operation des Tumors bestätigte die feingewebliche Aufarbeitung (Histologie) im Labor die Diagnose. Wie konnte das sein?

Die Erklärung war nicht einfach; möglicherweise gehört Frau M. schlicht zu den 16 bis 17 Prozent der Menschen, die etwa zehn Jahre nach einem Tumorleiden erneut an einem Krebs erkranken.

Eine genetische Ursache konnten wir ausschließen, was nicht nur für sie, sondern vor allem für ihre beiden Kinder sehr wichtig war.

Frau M. hatte seit ihrer Brustkrebserkrankung deutlich an Gewicht zugelegt und war noch nie an Sport interessiert gewesen. Ich riet ihr nach dieser zweiten Schockdiagnose zu einer grundlegenden Veränderung ihrer Lebensführung. Sie sollte ihr Gewicht reduzieren und sich moderat sportlich betätigen, denn Übergewicht und körperliche Inaktivität sind erhebliche Risikofaktoren für die Entstehung von Brust- wie auch Dickdarmkrebs.

Es ist ein Szenario, das sich keiner gerne vorstellen mag, aber auch wenn Sie *eine* Krebskrankheit gut überstanden haben, kann an anderer Stelle erneut ein bösartiger Tumor auftreten. Das Institut für Biomathematik und Epidemiologie an der LMU München hat in einer nahezu lückenlosen Nachbeobachtung von Patienten in Bayern festgestellt, dass ein Teil der »geheilten« Krebspatienten nach rund zehn Jahren wieder an Krebs erkrankt. Abbildung 4 zeigt, dass Patienten mit zunehmendem Alter zehn Jahre nach der ersten Tumorerkrankung ein höheres Risiko haben, eine neue – und zwar eine gänzlich andere – Krebserkrankung zu erleiden (man spricht hier von einem sogenannten Zweitmalignom). Das heißt: 17 Prozent der Patienten, die zwischen 50 und 60 an einem Tumor erkranken und diese Erkrankung überlebt haben, sind statistisch gesehen nach zehn Jahren wieder mit einem Krebsleiden konfrontiert.

Ist eine solche unheilvolle Entwicklung aufzuhalten, oder muss das nochmalige Auftreten einer Tumorerkrankung tatsächlich als »schicksalshaft« angesehen werden? Ich bin der Meinung: keineswegs. Denn ein erheblicher Anteil der Krebserkrankungen geht auf allgemein bekannte Risikofaktoren zurück, darunter Rauchen, Übergewicht und Inaktivität. Ziel der nachfolgenden Behandlung muss es daher sein, neben der normalen schulmedizinischen Therapie beim ersten Auftreten der Krebserkrankung solche Risikofaktoren auszuschalten und sei-

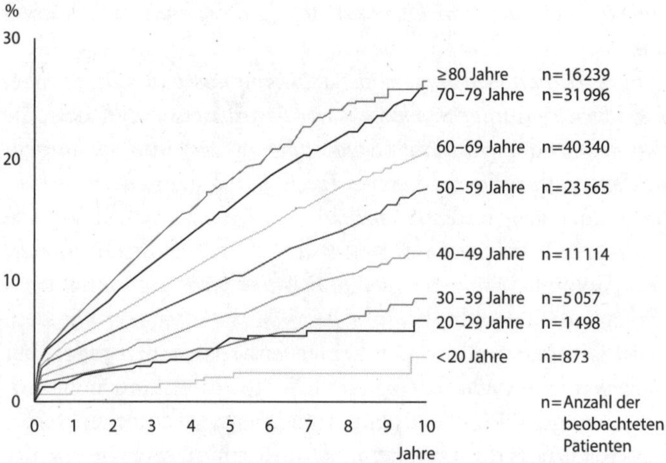

Abb. 4: Anteil der Patienten, die nach einer bereits überwundenen Krebskrankheit innerhalb von 10 Jahren nochmals an einem weiteren Tumorleiden erkranken; ebenfalls ersichtlich ist der Zeitpunkt dieses neuerlichen Krebsleidens.
Quelle: LMU Institut für Medizinische Informationsverarbeitung, Biometrie und Epidemiologie.

nen Lebensstil nachhaltig zu verändern. Wenn ich aktiv versuche, meine Lebensqualität, meine Lebensfreude zu erhalten und zu verbessern, »optimiere« ich selbst meine Krebstherapie durch diesen Prozess des Umdenkens und der persönlichen Weichenstellung.

»Optimierte Krebstherapie« ist ein neuer Begriff, der über die sonst gängige, rein symptombezogene Versorgung der Patienten hinausgeht und eine Umstellung des Lebensstils und damit sinnvollerweise eine konsequente Vermeidung von »Risikofaktoren« bedeutet.

Sicherlich spielt die *genetische Disposition* (also die erbliche Veranlagung) auch eine gewisse Rolle bei der Entstehung von Krebs, und es ist für alle Menschen ein wichtige »Hausaufgabe«, sich bei Eltern und Verwandten zu erkundigen, wer in der Familie von Krebs betroffen war oder sogar daran verstorben ist. Diese sogenannte Familienanamnese wird heute immer wichtiger, um rechtzeitig Krankheiten und Risiken zu erkennen. Natürlich können wir unsere Gene nicht verändern, aber wir können durch unseren Lebensstil genetische Abschnitte aktivieren oder hemmen (dazu später mehr) und so indirekt Einfluss auf unsere genetische Veranlagung nehmen.

Da auch viele Krebsneuerkrankungen ganz wesentlich durch ungesundes Leben, durch Rauchen, übermäßigen Genuss von Alkohol, Übergewicht, eine körperliche »Schonhaltung« (Stichwort »Bewegungsmuffel«) sowie durch andere Umwelteinflüsse entstehen, können wir alle – aber insbesondere die Krebspatienten – das Risiko deutlich vermindern, nochmals oder neu zu erkranken.[15] Doch wie heißt es so schön: »Der Geist ist willig, das Fleisch ist schwach.« Es gilt am besten vor, aber vor allem nach einer Tumordiagnose aktiv zu werden und konsequent das Schicksal in die eigenen Hände zu nehmen, um die Krebstherapie zu »optimieren« und damit die Prognose zu verbessern.

Ausruhen war gestern, heute können wir dem Krebs ein Stück weit »davonlaufen«. Der folgende Teil dieses Buchs zeigt Ihnen, wie!

Teil I

Die erste Säule der optimierten Krebstherapie – Sport gegen Krebs

2 Ausruhen war gestern

Sport ist heutzutage ein positiv besetzter Begriff: Wir verbinden damit Dynamik, Kraft, auch Schönheit und Leistungsbereitschaft. Wir bewundern erfolgreiche Sportler, erfreuen uns an ihren Siegen und eifern – zumindest als Kinder und Jugendliche – Sportlern nach. Manchmal gezielt, manchmal auch nur, weil wir unserem natürlichen Bewegungsdrang nachgeben wollen. Wer sein Leben lang Sport treibt, erhofft sich damit Gesundheit und Aktivität nach Möglichkeit bis ins hohe Alter.

»Sport« und »Krebs« sind zwei Begriffe, die auf den ersten Blick nicht recht zusammenpassen wollen. Denn Krebs wird gleichgesetzt mit einer schweren Erkrankung, einer Einschränkung der körperlichen Leistungsfähigkeit und einer Verkürzung der Lebenszeit. Gleichwohl konnte trotz dieses scheinbaren Widerspruchs in den letzten Jahren sehr überzeugend gezeigt werden, dass Krebs und Sport eng zusammenhängen. Tatsächlich wirkt körperliche Bewegung, in Maßen durchgeführt, nicht nur vorbeugend gegen Krebs. Auch nach einer Krebsdiagnose kann Sport die Lebensqualität und den Verlauf der Erkrankung positiv beeinflussen und die Heilungstendenz stärken.

Nichtsdestotrotz wird Patienten zumindest während der primären Therapie von Ärzten häufig »Schonung« verordnet. Die klassische symptomorientierte Herangehensweise der meisten Mediziner beschränkt sich oft auf die zumeist medikamentöse Behandlung von Nebenwirkungen der Krebstherapie (Schmerzen, Übelkeit, Erbrechen etc.). Insofern ist es nicht überraschend, dass verschiedene Studien festgestellt haben, dass das Aktivitätsniveau der Tumorpatienten nach der Diagnose deutlich absinkt. Nur noch 20 bis 40 Prozent der Betroffenen sind ausreichend körperlich aktiv und versuchen, sich im Rahmen ihrer individuellen Möglichkeiten fit zu halten.[1]

Immerhin hat in den letzten Jahren auch bei uns Ärzten ein Umdenken stattgefunden: Sport und Physiotherapie sollten nicht nur zur Vorbeugung eingesetzt werden, sondern auch während der Krebsbehandlung und der nachfolgenden Rehabilitation eine wichtige Therapiesäule darstellen. Wie ich später noch detaillierter darlegen werde, ist körperliche Aktivität gleichsam ein »Medikament« – ein sehr empfehlenswertes, nicht rezeptpflichtiges und günstiges –, das leider sehr häufig »unterdosiert« wird. Wenn wir als Ärzte dieses »Medikament« verschreiben, müssen wir uns darüber im Klaren sein, dass es nicht ausreicht, Patienten einmalig über die Bedeutung von Bewegung aufzuklären. Wir müssen sie auf ihrem Weg begleiten und immer wieder zu körperlicher Aktivität und Sport motivieren.

Das ist nicht leicht, jeder von uns kennt die Schwierigkeiten, die es an manchen Tagen zu überwinden gilt, die Kraft, die es kostet, sich aufzuraffen. Wie schwer mag es erst einem Krebspatienten fallen, nach einer Tumordiagnose körperlich (wieder) aktiv zu werden? Als behandelnder Arzt kann man hier frühzeitig entscheidende Weichen stellen: In der ersten Phase nach der Schockdiagnose Krebs sind Betroffene besonders empfänglich für Ratschläge und Anregungen, ihren Lebensstil zu verändern; im Englischen wird dieser Zeitpunkt daher auch als »teaching moment« bezeichnet.

Gerade unmittelbar nach der Diagnose stellen sich viele Krebspatienten die Frage, inwieweit sie ein Stück weit selbst für ihre Erkrankung verantwortlich sind. Bei einem Raucher mit Lungenkrebs dürfte die Antwort eher naheliegen, bei den meisten anderen Tumorerkrankungen bleibt der Grund meist unklar. Doch wichtiger als die Frage nach dem Woher ist nach Diagnosestellung ohnehin die Frage nach dem Wohin: Und auf dem Weg, der nun vor den Patienten liegt, kann Bewegung ein sehr wichtiger Pfeiler sein. Nutzen Sie als Arzt also diesen

»teaching moment«, um aufzuklären und zu motivieren.[2] Als Betroffener sollten Sie offen sein für Empfehlungen. Es gilt für Sie als Patient, (nicht nur, aber vor allem) nach einer Tumordiagnose aktiv zu werden und konsequent das Schicksal in die eigenen Hände zu nehmen, um die Krebstherapie zu »optimieren« und damit die Prognose zu verbessern.

Wie wichtig selbst ein bescheidenes Maß an körperlicher Aktivität ist, zeigt eine wissenschaftliche Untersuchung aus Taiwan, die in der sehr renommierten englischen Fachzeitschrift *Lancet* veröffentlicht wurde.[3] Hintergrund der Studie war die Beobachtung, dass Menschen im ostasiatischen Raum deutlich seltener Freizeitsport treiben als die US-Amerikaner. Während sich etwa ein Drittel der US-Bürger regelmäßig und etwa 150 Minuten pro Woche körperlich betätigt (so lautet auch die Empfehlung des »Physical Activity Guidelines Advisory Committee«[4]), erreichen in China, Japan und Taiwan weniger als 20 Prozent diesen Aktivitätsgrad. Deutschland, das legen einige Studien nahe, befindet sich bei sportlichen Aktivitäten eher im Bereich von Ostasien …

Mit dieser großen und sorgfältig durchgeführten Studie wollte man nun herausfinden, welchen Einfluss Intensität und Dauer der sportlichen Aktivität auf die Gesundheit allgemein sowie auf die Häufigkeit und die Prognose von Krebserkrankungen hat. 420 000 Männer und Frauen (zu gleichen Teilen) nahmen an der Studie teil, die über zwölf Jahre lief. Zwischen 1996 und 2008 wurden sie regelmäßig untersucht, Krankheitsverläufe und auch Todesursachen wurden genau dokumentiert.

Alle Probanden füllten zu Beginn der Studie und später jeweils einmal pro Jahr einen Fragebogen aus, in dem frühere Erkrankungen und der Lebensstil abgefragt wurden. Darüber hinaus wurde die Häufigkeit und Intensität der sportlichen Aktivität über den gesamten Beobachtungszeitraum erfasst. Es zeigte sich, dass Teilnehmer, die sich nur 15 Minuten (!) am Tag körperlich bewegten, ihre Lebenserwartung um drei Jahre steigern konnten und seltener von Krebs und Herz-Kreislauf-

Erkrankungen betroffen waren. Mit anderen Worten: Diese wenigen Minuten an täglicher moderater Bewegung (oder dreimal eine Stunde pro Woche, wenn man die Einheiten zusammenführen möchte) reichen offenbar aus, um vielen gefährlichen Krankheiten vorzubeugen.

In Abbildung 5 wird der Zusammenhang zwischen Intensität und Dauer der körperlichen Aktivität und der Wahrscheinlichkeit, an verschiedenen Krankheiten zu versterben, dargestellt.

In der Studie wurde zudem festgestellt, dass, bezüglich der Krebsvorbeugung, mehr als 30 Minuten Sport pro Tag und mit höherer Intensität betrieben keine nennenswerten Vorteile brachten. Hier konnten mit moderaten und kontinuierlichen Bewegungseinheiten bessere Ergebnisse erzielt werden als mit einem seltenen aber hochintensiven Training.

Bei anderen häufigen Erkrankungen scheinen Intensität und Häufigkeit der körperlichen Anstrengung dagegen eine wichtigere Rolle zu spielen. So ist die Wahrscheinlichkeit, an *Diabetes mellitus* oder an einer Herz-Kreislauf-Erkrankung zu ver-

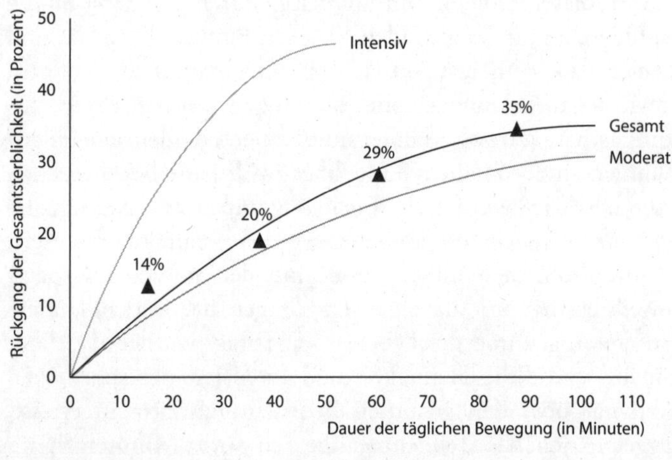

Abb. 5: Verminderung der Gesamtsterblichkeitsrate im Vergleich zur täglichen sportlichen Aktivität. Quelle: Wen et al. 2011.

sterben, indirekt abhängig von der Dauer und der Intensität der sportlichen Aktivität. Das heißt, je aktiver und intensiver man Sport betreibt, um so seltener wird man von diesen Erkrankungen betroffen sein.

Die entscheidende Nachricht für Patienten und solche, die eine Krebserkrankung vermeiden wollen, ist wie folgt: Das Risiko, an Krebs zu sterben, sinkt um etwa 13 bis 22 Prozent, wenn man kontinuierlich, aber moderat, sportlich aktiv ist.

Was ist unter »Sport« zu verstehen, und wie findet man das richtige Maß?

Frau G., 65 Jahre alt, litt an einem Bauchspeicheldrüsenkrebs und wurde in einem mehrstündigen, aber komplikationslosen Eingriff operiert. Glücklicherweise war der Krebs rechtzeitig entdeckt worden, der Tumor konnte ganz, sogar mit einem Sicherheitsabstand zum angrenzenden gesunden Gewebe, entfernt werden. Auch die Lymphknoten waren noch nicht befallen. Obwohl Bauchspeicheldrüsenkrebs insgesamt keine sehr gute Prognose hat, war in diesem Fall vorsichtiger Optimismus angezeigt. Nach zwölf Tagen konnte die Patientin bei gutem Allgemeinzustand in die Reha entlassen werden.

Nach der Reha stellte sich die Patientin erneut bei mir vor. Ich informierte sie über Studien zu den positiven Auswirkungen von Ausdauersport und Krafttraining bei Bauchspeicheldrüsenkrebs. Aber ich spürte gleich, dass Frau G. erhebliche Vorbehalte hatte. Es war für sie undenkbar, in ihrer jetzigen Lebenssituation Sport zu treiben – zumal sie die berechtigte Angst hatte, dass ihre große (längst gut verheilte) Bauchnarbe bei stärkerer Belastung »aufplatzen« würde. Ich konnte leider nicht zu ihr durchdringen und »entließ« sie zur weiteren Betreuung an ihren Hausarzt.

Jahre später wurde Frau G. wegen einer mittelschweren Gallenwegsentzündung erneut stationär bei uns aufgenommen. Die Entzündung wurde mit Antibiotika erfolgreich behandelt. Bei einem unserer Gespräche kamen wir auf unsere Unterhaltung über Sport und Krafttraining zurück. Ich freute mich, dass sie ihre gefährliche Krebserkrankung alles in allem gut überstanden hatte, und wollte wissen, ob sie am Ende doch noch in irgendeiner Form aktiv geworden sei. Sie erzählte mir lachend, dass sie mit einer Freundin einen Schrebergarten gepachtet habe. Die Arbeit auf diesem kleinen Fleckchen Grün sei in ihrer seelisch angespannten Situation und angesichts ihrer körperlichen Einschränkungen geradezu ideal gewesen. Das Gefühl, etwas »wachsen« zu lassen, zu sehen, wie etwas Lebendiges entstand und sich entwickelte, habe sie glücklich und zufrieden gemacht. Abgesehen davon gehe Gartenarbeit so ganz ohne Körpereinsatz schließlich auch nicht vonstatten!

Frau G. hatte für sich genau den richtigen »Sport« gefunden. Und genau darum geht es. Sport bedeutet für jeden etwas anderes. Für die einen, zumeist die Jüngeren, steht Sport für Freizeit, Spaß, Entspannung oder Auspowern, auch für Selbstverwirklichung. Für die anderen, meist die Älteren, steht der gesundheitliche Aspekt im Vordergrund. Viele Krebspatienten wiederum empfinden insbesondere in der Frühphase ihrer Erkrankung den Ratschlag, Sport zu treiben, als Zumutung und folgen den Empfehlungen der Therapeuten in aller Regel nicht.

Der Grund für diese oft kategorische Ablehnung ist vielfach eigentlich banal. Er liegt im Begriff Sport. Im englischen Sprachraum verwendet man daher eher den Ausdruck »physical activity«, also körperliche Betätigung bzw. Aktivität. Sport im klassischen Sinne und mit hoher Intensität betrieben ist für die wenigsten Krebspatienten sinnvoll. Im Gegenteil: Erkrankte, die sich zu früh, zu intensiv und zu häufig (über-) anstrengen, sind nicht zuletzt einem hohen Verletzungsrisiko ausgesetzt.

Wie wir bereits gesehen haben, bringen mehr Sport und mehr Anstrengung gerade bei Krebs nicht notwendigerweise Vorteile. Gleichwohl stehen Krebspatienten jede Menge an körperlichen Aktivitäten offen, die sehr wohl förderlich für den

Krankheitsverlauf und die Lebensqualität sind. Nur: Was genau ist »körperliche Aktivität«?

Immer dann, wenn wir uns bewegen und unsere Muskeln, unser Herz-Kreislauf-System, unseren Körper insgesamt anstrengen, spricht man von körperlicher Aktivität. Es ist dabei grundsätzlich nicht von Bedeutung, *was* wir tun – Hauptsache, wir tun es. In unserer Freizeit, im Haushalt, im Garten, im Rahmen unseres Berufs … Von Bedeutung ist allerdings, *wie* dieses Training durchgeführt wird, also welche körperlichen und psychischen Aspekte beeinflusst werden.

Die Sportmediziner unterscheiden hier zwischen Ausdauer-, allgemeinem Kraft- und Koordinations- sowie Flexibilitätstraining (hier geht es darum, die Beweglichkeit durch gezielte Muskeldehnung zu erhalten oder zu fördern). In aller Regel ist es sinnvoll, alle drei Elemente zu kombinieren. Ich gehe im vierten Teil des Buchs detailliert auf die verschiedenen empfohlenen Trainingsmodalitäten bei häufigen Tumorerkrankungen ein.

Hier soll es zunächst darum gehen, wie die unterschiedlichen sportlichen Aktivitäten einzuordnen sind: Was bedeutet »moderat« oder »intensiv« in diesem Zusammenhang? Wie messen wir »Intensität«? Ist es besser zu schwimmen, zu gehen oder ein Krafttraining zu absolvieren? Wie schlägt meine berufliche Tätigkeit zu Buche, wenn ich den ganzen Tag auf den Beinen bin? Ist es besser, zum Beispiel eine Stunde langsam (8 km/h) oder eine halbe Stunde sehr intensiv zu joggen (12 km/h), was einen deutlich erhöhten Energieumsatz bedeutet? Kurz: Wie können Studienergebnisse auf den Alltag jedes einzelnen Patienten übertragen werden, um speziell für ihn/sie das richtige Maß an körperlicher Aktivität zu bestimmen?

Um die Vergleichbarkeit von verschiedenen körperlichen Aktivitäten zu ermöglichen, wurde im Jahr 2000 die Einheit MET (»metabolic equivalent task«) festgelegt. Ein MET entspricht der Energie und dem Sauerstoffumsatz (4,2 kJ bzw. 3,5 ml Sauerstoff) pro Kilogramm Körpergewicht, die wir benötigen, wenn wir eine Stunde lang ruhig auf einem Stuhl sitzen.[5] (Deshalb wird die Einheit auch mit MET-h für Stunde präzisiert). Wer Sport treibt oder sich allgemein körperlich betätigt, verbraucht natürlich – abhängig von Dauer und Intensität – ein Vielfaches an Sauerstoff, hat einen höheren Energieumsatz und damit einen höheren MET.

MET-Werte sind unabhängig von der Art der Betätigung; die nachfolgende Tabelle zeigt, dass neben Freizeitaktivitäten auch körperlicher Einsatz im Beruf oder im Haushalt zu hohen MET-Werten führen kann. So schlagen sich auch Gartenarbeit oder eine Tätigkeit als Krankenschwester oder Postbote positiv auf die Vorbeugung und Behandlung von Krebserkrankungen nieder.

Ein einfaches Rechenbeispiel:

Sie wollen 9 MET-h pro Woche erreichen. Das entspricht jenem Maß an sportlicher Aktivität, das nach oben erwähnter taiwanesischer Studie das Risiko, an Krebs zu erkranken, um 13 bis 22 Prozent senkt (»moderate körperliche Aktivität«).

Wie ist dieser Wert zu erreichen?

Sehen Sie sich Tabelle 1 noch einmal etwas genauer an und zählen Sie zusammen, welche Aktivitäten Sie ohnehin ausüben und wie viel Ihnen dann noch fehlt. Werden Sie nicht fündig, suchen Sie sich jene Aktivitäten heraus, die Sie gerne und ohne Probleme tun könnten.

Sie erreichen das Ziel beispielsweise durch dreimal eine Stunde engagiertes Gehen pro Woche (»marschieren, nicht flanieren«): 3 h × 3 MET = 9 MET-h pro Woche.

Sie haben die Zeit nicht dazu, oder es ist Ihnen zu anstrengend? Dann variieren Sie! 4 × 30 Minuten Gehen und 1 × 1 Stunde Radfahren pro Woche. Summe der Aktivitäten: 2 h × 3 MET Gehen + 1 h × 6 MET Radfahren (langsam unter 20 km/h) = 12 MET-h pro Woche. Gratuliere, Sie haben Ihr Ziel erreicht!

1 Stunde Gartenarbeit und 3 mal 30 Minuten Gehen pro Woche ergibt: 1 h × 5 MET Gartenarbeit + 1,5 h × 3 MET Gehen = 9,5 MET-h pro Woche.

Und so weiter und so fort. Diese Tabelle ermöglicht es Ihnen,

	MET-Werte/h
Basketball	6
Eislaufen	7
Fußball	7
Gartenarbeit	5
Golf	4,5
Gymnastik	4
Hockey	8
Joggen, niedrige Intensität (ca. 8 km/h)	8
Joggen, moderate Intensität (ca. 10 km/h)	10
Joggen, hohe Intensität (ca. 12 km/h)	12
Klavierspielen	2,5
Radfahren, niedrige Intensität (ca. 19 km/h)	6
Radfahren, moderate Intensität (ca. 22 km/h)	8
Radfahren, hohe Intensität (ca. 32 km/h)	16
Rasen mähen	5,5
Segeln, Hobbie Cat	3
Schwimmen, niedrige Intensität	6
Schwimmen, moderate Intensität	7
Schwimmen, hohe Intensität	10
Skiabfahrt, niedrige Intensität	5
Skilanglaufen, niedrige Intensität	7
Skilanglaufen, moderate Intensität	8
Skilanglaufen, hohe Intensität	9
Stretching	2,5

	MET-Werte/h
Tanzen	4,5
Tennis	7
Walken, niedrige Intensität (ca. 4 km/h)	3
Walken, moderate Intensität (ca. 5 km/h)	4
Walken, hohe Intensität (ca. 6 km/h)	5
Wandern	6
Wassergymnastik	4
Yoga	2,5
Aerobic Gymnastik	8
Jazz Tanz	6

* Kursiv gesetzt sind Bewegungsarten, die gemeinhin nicht als sportliche Aktivitäten gelten.

Tab. 1: MET-Tabelle zu verschiedenen Sportarten und körperlichen Aktivitäten. Quelle: nach Ainsworth et al., 2000.

ärztliche Empfehlungen zu körperlichen Aktivitäten nach Ihren Wünschen und Möglichkeiten zu gestalten. Es ist wichtig, sich eine Bewegungsform auszusuchen, die Ihnen persönlich liegt und die Ihnen Spaß macht. Das erhöht den Durchhaltewillen. Damit keine Langeweile aufkommt, können Sie auch von Woche zu Woche variieren. Denken Sie aber bitte daran, nicht zu schnell und zu ehrgeizig zu beginnen. Wie wir später noch sehen werden, führt Sport »aus dem Stand«, sprich untrainiert, und mit hoher Intensität durchgeführt, häufig zu Verletzungen und damit zu einer nunmehr erzwungenen Inaktivität. Es gilt also: »Start low – go slow!«

3 Sportliche Aktivität zur Krebsvorbeugung

Nach den Erkenntnissen der im vorigen Kapitel genannten Studie[I] scheint ein Zusammenhang zwischen fehlender körperlicher Aktivität und der Wahrscheinlichkeit, an Krebs zu erkranken, zu bestehen. Diese neueren Ergebnisse bestätigen jene früherer Untersuchungen, die überzeugend gezeigt haben, dass jegliche Form der körperlichen Aktivität das Risiko, an einem bösartigen Tumor zu erkranken, deutlich mindert. Durchgeführt wurden diese Studien im Wesentlichen im Zusammenhang mit sehr häufig vorkommenden Krebserkrankungen wie Brust- und Darmkrebs.

Damit Sie verstehen, wie die Forschung solche Studien auswertet, folgt nun ein kleiner, aber wichtiger »Schlenker« in die Wissenschaftstheorie. Das mag etwas langweilig klingen, ist es aber nicht! Denn dieser kurze Exkurs wird Ihnen erstens helfen, die nachfolgenden Seiten besser zu verstehen, und Ihnen zweitens den Beleg dafür liefern, dass meine Empfehlungen tatsächlich auf den Ergebnissen großer Studien mit Patienten basieren. Das habe ich Ihnen ja bereits im Vorwort (das Sie hoffentlich gelesen haben!) angekündigt.

Also: Wenn eine Reihe von Studien – zum Beispiel zum Thema Krebsvorbeugung und körperliche Aktivität – publiziert worden ist, ist es sinnvoll, eine *Meta-Analyse* durchzuführen. Hierbei werden alle veröffentlichten Studien, die bis dato zu einem Themenfeld durchgeführt worden sind, ausgewertet und auf ihre wissenschaftliche Zuverlässigkeit geprüft. Außerdem werden methodische Gemeinsamkeiten und Unterschiede festgehalten.

Zum Thema »Krebsvorbeugung« werden zumeist sogenannte *Beobachtungsstudien* durchgeführt: Stellt man eine Erkrankung fest, geht man der Frage nach, was der Betroffene anders gemacht hat als ein Gesunder. Oder aber man weiß bereits, dass manche der Studienteilnehmer etwa Sport treiben, andere hingegen nicht, und beobachtet über Jahre, wer von ihnen an Krebs erkrankt und wer nicht.

Solche Beobachtungsstudien (und ihre nachfolgenden Meta-Analysen) sind enorm wichtig, haben aber ihre Schwachpunkte. Die Patienten werden über eine gewisse Zeitspanne hinweg in ihrem normalen Umfeld beobachtet, beispielsweise was das Auftreten einer bestimmten Erkrankung anbelangt. Die Auswertung der Ergebnisse erfolgt im Nachhinein, also retrospektiv. Da nicht alle Elemente der Lebensführung lückenlos kontrolliert werden können, führen solche Studien gelegentlich zu subjektiven Ergebnissen, auch können bestimmte Zusammenhänge möglicherweise nicht aufgedeckt werden.

In vieler Hinsicht besser sind die sogenannten *prospektiven Studien,* bei denen die Fragestellung, die Teilnehmergruppe, die Messzeitpunkte sowie die Messmethodik *vor* Beginn der Studie klar definiert sind: Zu Beginn wird eine Hypothese aufgestellt, und nach einer vorab festgelegten Beobachtungszeit wird untersucht, ob die Hypothese sich als richtig oder falsch erwiesen hat. Dabei werden für die Hypothese wichtige Parameter (z. B. der Lebensführung) genau festgelegt und während des Beobachtungszeitraums dokumentiert und analysiert. Die Ergebnisse, die aus diesen besser organisierten Untersuchungen hervorgehen, sind in aller Regel objektiver und glaubwürdiger. Aber diese Studien dauern lange und kosten viel Geld – und Geld regiert nun einmal die Welt. Die medizinische Forschung ist da keine Ausnahme.

So, damit ist mein kleiner, aber wichtiger Ausflug zu den Methoden wissenschaftlicher Studien auch schon zu Ende. Ich hoffe, dass Sie nun die einzelnen Studien besser bewerten und gegebenenfalls meine Vorbehalte dazu nachvollziehen können.

Sehen wir uns nun die Rolle von körperlicher Aktivität bei der Vorbeugung von bestimmten Krebsarten etwas genauer an.

Brustkrebs

Bereits seit Mitte der 1990-Jahre wurden in namhaften Zeitschriften Forschungsergebnisse publiziert, die einen Zusammenhang zwischen sportlicher Aktivität und dem Risiko, an einem Brustkrebs zu erkranken, überzeugend darstellten. Inzwischen gibt es über 100 Studien zu diesem Thema, und es bedurfte einer sinnvollen Bewertung mit zwei Meta-Analysen.

Dieser Mühe unterzogen sich im Jahr 2008 Wissenschaftler aus Alberta (Kanada) und Melbourne (Australien). Christine Friedenreich und Anne Cust bewerteten 62 Beobachtungsstudien: Den meisten Studien zufolge konnten Frauen, die besonders aktiv waren, das Risiko für eine Brustkrebserkrankung um 25 bis 30 Prozent senken. Hier besteht wahrscheinlich eine sogenannte Dosis-Wirkung-Beziehung, das heißt, je sportlicher die Frauen waren, umso seltener erkrankten sie an Brustkrebs.

Frauen, die ihr Leben lang körperlich aktiv waren, hatten den besten Schutz vor Brustkrebs, wobei die Art der körperlichen Aktivität im Grunde unerheblich war. Besonders profitierten Frauen, die die Wechseljahre hinter sich hatten, zwei bis drei Stunden pro Woche »sportelten« und normalgewichtig waren.[2]

2013 publizierten Wissenschaftler erneut eine Meta-Analyse; diesmal auf der Grundlage von 31 prospektiven Studien, an denen insgesamt 64000 Frauen teilgenommen hatten. Wie bereits erwähnt, sind diese prospektiven Studien wissenschaftlich höher zu bewerten, da die wichtigsten Parameter vorab definiert sind. Auch die Autoren dieser Meta-Analyse kamen zu dem Schluss, dass körperliche Aktivität das Brustkrebsrisiko deutlich senkt – und zwar in gleichem Maße wie bei der vorangegangenen Analyse von Friedenreich und Cust. Hier profitierten ebenfalls besonders normalgewichtige und über einen längeren Zeitraum sportlich aktive Frauen.[3]

In der wissenschaftlichen Literatur bestehen heute keine

Zweifel mehr daran, dass kontinuierliche körperliche Aktivität über einen langen Zeitraum sowie ein annäherndes Normalgewicht die beste Prophylaxe gegen Brustkrebs sind. Liegt der Body-Mass-Index (BMI) einer Frau allerdings bei über 30, ist sie also krankhaft übergewichtig, scheint auch körperliche Betätigung keinen positiven Effekt zu haben.

Die folgende Tabelle 2 zeigt noch einmal genau, welche Art der Aktivität das Brustkrebsrisiko um wie viel Prozent absenkt und welchen Einfluss Körpergewicht (BMI) und Wechseljahre haben.

Einflussfaktoren/ Art des Trainings	**Risikominderung in Prozent**
Freizeit	20
Haushalt	14
Arbeit	13
Prämenopause	27
Postmenopause	31
BMI	
< 20	27
20–25	24
25–30	18
> 30	0.4

Tab. 2: Einfluss der Trainingsart, des Hormonstatus und des BMI auf die Verminderung des Brustkrebsrisikos. Quelle: nach Friedenreich C. M. und Cust A. E. 2008.

Gebärmutterschleimhautkrebs (Endometriumkarzinom)

Auch diese Tumoren betreffen Frauen. Im Gegensatz etwa zu Eierstock- und Bauchspeicheldrüsenkrebs besteht heute kein Zweifel, dass das Risiko einer Erkrankung durch Bewegung und Sport deutlich reduziert werden kann. Frauen, die sich intensiv sportlich betätigen, können diese Gefahr im Durchschnitt um 27 Prozent vermindern.[4] Wenn frau aber die ganze Zeit sitzt, sich wenig bewegt und zu Übergewicht neigt, erhöht sich das Risiko eines Endometriumkarzinoms wesentlich.

Eierstockkrebs

Im Gegensatz zu den bereits erwähnten Tumorarten ist bei der Entstehung von Eierstockkrebs der *präventive Effekt* von Bewegung nicht eindeutig. Nach einer genauen Auswertung aller 26 kürzlich erschienenen Studien zeigt sich allerdings, dass bei den meisten Untersuchungen insbesondere »sportliche« Frauen ihr persönliches Risiko, an einem Eierstockkrebs zu erkranken, um 30 bis 60 Prozent senken konnten.[5]

Was aber heißt in diesem Zusammenhang »sportlich«?

Es wurde festgestellt, dass bereits bei ein bis zwei Stunden Freizeitsport pro Woche tatsächlich einen positiven Effekt haben, also eine deutliche Abnahme des Erkrankungsrisikos erreicht werden konnte.[6] Dass ein deutlich intensiveres Training (über fünf Stunden pro Woche) die Prävention gegen Eierstockkrebs zusätzlich fördert, konnte in einer niederländischen Untersuchung nicht sicher festgestellt werden.[7] Einmal abgesehen von der Frage, welche (berufstätige) Frau fünf Stunden Zeit pro Woche hat, um sportlich aktiv zu sein, scheint hier weniger, dafür regelmäßig »mehr« zu sein.

Ich persönlich halte es für sinnvoll, noch einen anderen Ansatz zu verfolgen: nämlich sich schon in jungen Jahren regelmäßig in einer »Dosis« von ein bis zwei Stunden pro Woche körperlich zu betätigen; denn damit lässt sich das Risiko, an einem Eierstockkrebs zu erkranken, um etwa 30 Prozent senken. Sollte frau unglücklicherweise doch erkranken, zeigt eine schwedische Studie, dass die Prognose deutlich besser ist, wenn die Patientinnen im Alter von 18 bis 30 Jahren viel trainiert hatten.[8] Mit anderen Worten: Bei diesem Tumor scheint der *Langzeiteffekt* eine wichtige Rolle zu spielen.

Lungenkrebs

Der Zusammenhang zwischen sportlicher Aktivität und Lungenkrebs wurde ebenfalls mehrfach untersucht. Die meisten Studien zeigen, dass sich das Risiko, an einem bösartigen Lungentumor zu erkranken, deutlich senken lässt. Dabei scheinen besonders Männer von Sport jedweder Form zu profitieren; moderate oder etwas intensivere sportliche Betätigung reduziert ihr Risiko um bis zu 50 Prozent. Frauen können durch regelmäßige Bewegung das Risiko »nur« um 30 Prozent senken.[9]

Interessanterweise scheint hier *intensive* sportliche Aktivität die Gefahr einer Erkrankung deutlicher zu senken als moderate. In Zahlen: 30 Prozent Risikominderung bei intensivem Sport; 13 Prozent bei moderater körperlicher Aktivität.[10] Diese Differenz könnte einen einfachen Grund haben: Rauchen und chronische Lungenerkrankungen sind die Hauptrisikofaktoren bei der Entstehung des Lungenkrebses – und Sportler oder sehr aktive Menschen rauchen seltener und sind generell seltener lungenkrank. Die Rolle von Bewegung und Sport bei der *Prophylaxe* von Lungenerkrankungen, also auch Lungenkrebs, ist nicht sicher beurteilbar.

Daher konnte sich der World Cancer Research Fund (WCRF) auch nur auf eine »wachsweiche« Formulierung einigen: Sportliche Aktivität per se habe möglicherweise einen positiven Effekt bei der Verhinderung von Lungenkrebs. Ich bin der Meinung, dass der Nichtraucher, der sich vernünftig und in guter Luft (also nicht gerade in einer chinesischen Großstadt!) körperlich betätigt, die besten Chancen hat, nicht an chronischen Lungenkrankheiten und/oder -krebs zu erkranken.

Darmkrebs

Bei *Dickdarmkrebs* gilt eine »inaktive Lebensgestaltung« neben Übergewicht, übermäßigem Alkoholkonsum und Rauchen als entscheidender Risikofaktor.

Mehrere Beobachtungs- und prospektive Studien zeigen übereinstimmend, dass bei Männern wie Frauen, die regelmäßig Sport treiben, das Risiko, an Dickdarmkrebs zu erkranken, deutlich niedriger ist als bei »Couchpotatoes«.[11] In einer Meta-Analyse von 52 Studien konnte dieser positive Effekt bestätigt werden.[12] Bei Frauen war das Risiko um 21 Prozent vermindert, bei Männern um 24 Prozent. Da nicht in allen bewerteten Einzelstudien exakt angegeben wurde, wie aktiv die Teilnehmer waren, gingen die Autoren der Meta-Analyse von einem Mittelwert aus: Frauen wie Männer mussten etwa 21 MET-h pro Woche mit Freizeitaktivitäten erreichen, um diesen vorbeugenden Effekt zu erzielen. Wenn Sie ein paar Seiten zurückblättern, können Sie anhand der Aktivitätstabelle selbst errechnen, was Sie tun müssen, um diesen Wert zu erreichen (zum Beispiel sechs Stunden pro Woche Spazierengehen).

Die Ergebnisse dieser Metastudie wurden in einer weiteren Analyse nahezu exakt bestätigt: Die »aktiven« männlichen Studienteilnehmer konnten ihr Krebsrisiko um 20 Prozent vermindern, die weiblichen um 16 Prozent. Das Interessante daran ist, dass dieser Schutz vor einer Tumorerkrankung den gesamten Dickdarm betrifft, obwohl dieser aus verschiedenen Teilen besteht, die nicht nur unterschiedlich aufgebaut sind, sondern auch unterschiedliche Funktionen haben.[13]

In einer anderen (prospektiven) Studie wurden über 150 000 Personen (70 403 Männer und 80 771 Frauen) mittleren Alters, die regelmäßig mehr als sieben Stunden pro Woche körperlich aktiv waren, über sechs Jahre beobachtet. Diese ausgeprägte sportliche Betätigung reduzierte ihr Krebsrisiko sogar um bis zu 40 Prozent. Dabei war es nicht ausschlaggebend, ob und wie intensiv die Personen *vor* dem Beobachtungszeitraum sportlich aktiv waren. Entscheidend für die risikomindernde Wirkung waren die sportlichen Aktivitäten *während* des Beobachtungszeitraums. Was darauf hindeutet, dass körperliche Aktivität einen direkten, schützenden Einfluss auf den Dickdarm hat.[14]

Eine Form dieses schützenden Einflusses hängt möglicherweise damit zusammen, dass Bewegung den Stuhlgang anregt. Warum das vor Krebs schützt? Nun: Wenn die Transitzeit des Stuhls im Darm verkürzt ist, verringert sich auch die Kontaktzeit mit krebserregenden Substanzen. Insbesondere Umweltgifte und entzündungsauslösende Stoffe haben so keine Gelegenheit, ihre schädliche Wirkung zu entfalten. Noch ist diese These wissenschaftlich nur mittelmäßig überzeugend bewiesen[15], aber wir alle fühlen uns in jedem Fall besser, wenn es mit dem Stuhlgang klappt.

Eine weitere Erklärung für die positiven Auswirkungen von sportlicher Aktivität auf Dickdarmkrebs lässt sich möglicherweise aus Untersuchungen an Mäusen ableiten. Vor Kurzem konnte nachgewiesen werden, dass selbst bei kurzfristiger Anstrengung Eiweiße aus Muskeln freigesetzt werden, sogenannte *Myokine*. Ein besonderes Myokin, das mit der Abkürzung SPARC bezeichnet wird, verhindert bei Labormäusen die Krebsentstehung und das -wachstum im Dickdarm. Ob dieser Mechanismus auch beim Menschen eine Bedeutung hat, ist derzeit allerdings noch nicht geklärt.

Eine Vorstufe von Darmkrebs sind häufig große Darmpolypen *(Adenome)*. Man kann sie bei einer Darmspiegelung erkennen und auch entfernen. Darin liegt einer der Hauptgründe, warum Darmspiegelungen helfen, Darmkrebs zu vermeiden.

Die Forschung ging lange davon aus, dass körperliche Aktivität keinen Einfluss auf das wiederholte Auftreten von Darmpolypen hat, sehr wohl aber die Umwandlung vom Polyp zum Krebs verhindern hilft.[16] Doch kürzlich zeigte die Meta-Analyse von 20 gleichartigen Untersuchungen, dass sportliche Aktivität auch die Entstehung von Darmpolypen um etwa 16 Prozent vermindern kann. Bei großen und damit besonders gefährlichen Darmpolypen war sogar eine Abnahme um 35 Prozent festzustellen. Mit hoher Wahrscheinlichkeit ist einer der Schutzmechanismen des Sports gegen Darmkrebs also die Reduktion von Darmpolypen. Je weniger Polypen, umso geringer das Risiko, dass diese sich in Krebs umwandeln.[17]

Wenn Sie regelmäßig Sport treiben, sollte Sie das aber bitte nicht davon abhalten, sich »darmspiegeln« zu lassen. Die Koloskopie ist eine sehr sinnvolle Vorsorgeuntersuchung. Sie verhindert keine Erkrankung, ermöglicht aber eine frühe Diagnostik und die Entfernung von Polypen als Krebsvorstufe, und zwar rechtzeitig und ohne Operation!

Der Zusammenhang zwischen sportlicher Aktivität und *Dickdarmkrebs* ist vielen Gesunden wie auch Betroffenen weitgehend unbekannt. Bei einer Befragung in den Vereinigten Staaten wurde 2008 festgestellt, dass nur 15 Prozent der Befragten um den vorbeugenden Einfluss von Sport auf Dickdarmkrebs wussten. Insbesondere Personen ab 50 Jahren waren nicht ausreichend informiert – gerade diese Altersgruppe stellt eine der Hochrisikogruppen.[18]

Beim *Enddarmkrebs (Rektumkarzinom)* sind die Ergebnisse der verschiedenen Studien nicht so eindeutig. Einzelne Studien beschreiben eine Risikoreduktion durch Sport ähnlich der beim Dickdarmkrebs.[19] In einer Studie mit 150 000 Teilnehmern aus 21 amerikanischen Bundesstaaten fanden Wissenschaftler heraus, dass das Risiko, an einem Enddarmkrebs zu erkranken, wesentlich gemindert werden konnte, wenn insbesondere ältere Frauen und Männer Freizeitsport trieben. Dabei war es unnötig, sich zu sehr zu »schinden«: bereits eine sportliche Aktivität von zwei Stunden pro Woche senkte das Erkrankungsrisiko erheblich.[20] In anderen Untersuchungen hatten Freizeitsportler keine Vorteile, das heißt, sie konnten trotz Bewegung ihr Risiko, an einem Rektumkarzinom zu erkranken, nicht reduzieren.[21]

Wie sind diese unterschiedlichen Ergebnisse zu werten?

Da man sich vor Krebserkrankungen schützen will und sich die Krebserkrankung nicht »aussuchen« kann, sollte man/frau seinen/ihren Lebensstil auch durch Bewegung aktiv gestalten.

Wie wir bereits in unserem theoretischen Abschnitt zur Bewertung von Studien dargestellt haben, sind solche Untersuchungen generell mit »Vorsicht zu genießen«, da auch andere Risikofaktoren wie Ernährung, Gewicht und Lebensstil in die Gesamtbetrachtung miteinbezogen werden müssen. So leben körperlich Aktive zumeist bewusster als Inaktive. Sie rauchen seltener, trinken seltener exzessiv Alkohol, haben zumeist Normalgewicht und achten insgesamt mehr auf ihre Gesundheit. Sie werden sich also fragen, ob die positive Wirkung von Sport in Bezug auf Darm- und Enddarmkrebs im Allgemeinen nicht auf die einfache Tatsache zurückzuführen ist, dass aktivere Menschen einfach generell gesünder leben und somit weniger Risikofaktoren auf sich vereinen. Die von mir erwähnten Studien konnten diese Möglichkeit jedoch »herausrechnen«, das heißt, die angegebenen Prozentzahlen beziehen sich allein auf den positiven Effekt der körperlichen Aktivität.

Speisenröhren- und Magenkrebs

Im oberen Bereich des Magen-Darm-Trakts – also in der Speiseröhre und dem Magen – sind Krebserkrankungen in den letzten Jahren glücklicherweise seltener geworden. Dies hat sicherlich mit unseren Essgewohnheiten zu tun. Insgesamt ist die Qualität der Speisen nicht zuletzt durch moderne Kühl- und Konservierungsmöglichkeiten besser geworden. Dennoch sind Rauchen, chronische Entzündungen in der Speiseröhre und im Magen, sogenannte *Refluxbeschwerden* (saures Aufstoßen), Übergewicht, übermäßiger Alkoholkonsum und das Essen von geräuchertem oder gepökeltem Fleisch Risikofaktoren, die zu einem Krebs in diesen Organen führen können.

Auch hier wurde der Zusammenhang zwischen Sport und Krebsentstehung untersucht: Wenn man alle 24 Studien (mit nahezu 16 000 Teilnehmern) zusammennimmt, zeigt sich, dass körperliche Aktivität das Erkrankungsrisiko um durchschnittlich 18 Prozent verringert. Insbesondere Frauen, die ohnehin seltener an Magen- und Speisenröhrenkrebs erkranken, scheinen besonders gut auf Bewegung und Freizeitaktivitäten anzusprechen.[22]

Der Schutz vor Krebs ist auch hier abhängig von der Intensität der sportlichen Aktivität. Idealerweise sollte man/frau sich fünf Mal pro Woche bewegen, wobei es durchaus sinnvoll ist, moderat zu »sporteln«, also nicht mit hochrotem Kopf und hohem Puls atemlos durch den Park zu joggen. Und einmal mehr gilt die Devise, möglichst früh im Leben mit regelmäßigen sportlichen Aktivitäten zu beginnen.

Bauchspeicheldrüsenkrebs

Bauchspeicheldrüsenkrebs ist mit Recht eine der gefürchtetsten Krebsarten mit einer leider auch heute noch insgesamt schlechten Prognose, da dieser Tumor häufig zu spät erkannt wird. Kann körperliche Aktivität davor schützen?

Es liegen etwa 30 Untersuchungen vor, und zunächst sah es so aus, als sei der Effekt von sportlicher Aktivität auf Bauchspeicheldrüsenkrebs als eher gering einzuschätzen; die Studienergebnisse wiesen keinen eindeutigen Trend auf. Manche zeigten eine Risikoreduktion von 20 bis 30 Prozent, andere konnten keinen Zusammenhang herstellen.[23] 2015 allerdings ergab eine genauere Analyse der Ergebnisse, dass zumindest in Beobachtungsstudien ein deutlicher Effekt von Sport auf die Entwicklung eines Bauchspeicheldrüsenkrebses feststellbar ist. Männer wie Frauen können demnach durch intensive sportliche Betätigung die Gefahr einer Erkrankung um durchschnittlich 20 Prozent mindern, wobei kontinuierliche sportliche Aktivität die positivsten Ergebnisse zeitigt. Den besten Effekt gegen diesen gefährlichen Krebs erzielt man, wenn etwa 20 bis 30 MET-h pro Woche schafft. Das bedeutet dreimal eine Stunde joggen (21 MET-h), dreimal eine Stunde zügig schwimmen (24 MET-h) oder siebenmal eine Stunde stramm marschieren (21 MET-h) pro Woche. Sicherlich keine leichte Aufgabe, denn es bedeutet, sich nahezu täglich körperlich zu betätigen. Aber aus meiner Sicht ist diese Anstrengung in jedem Fall lohnend.[24]

Inwieweit sportliche Betätigung diesen Krebs *direkt* verhindert, bleibt unklar. Vielleicht wirkt Sport auch oder hauptsächlich *indirekt* auf die Krebsentstehung, da er Übergewicht und eine Blutzuckererkrankung – beides bekannte Risikofaktoren für Bauchspeicheldrüsenkrebs – verhindert oder zumindest bessert.

Prostatakrebs

Ähnlich wie für den Bauchspeicheldrüsen- und Eierstockkrebs sind auch die Daten beim Prostatakrebs nicht ganz eindeutig. Hier wurde kürzlich auf der Basis von über 40 Studien mit nahezu 90 000 Patienten eine Meta-Analyse durchgeführt. Demnach ist der Einfluss von Freizeitsport auf Prostatakrebs nicht sonderlich groß und liegt maximal bei 10 Prozent Risikominderung. Bei genauerer Analyse zeigt sich interessanterweise aber, dass bei dieser Erkrankung körperliche Aktivität im Beruf einen besseren Effekt hat als Freizeitsport: Körperlich anstrengende Arbeit vermindert das Risiko, an einem Prostatakrebs zu erkranken, um 19 Prozent, Freizeitsportler können dagegen im Schnitt nur mit einer Risikominderung von 5 Prozent rechnen.

Ein Grund für diesen Unterschied ist möglicherweise die Tatsache, dass körperlich anstrengende Arbeit in aller Regel von Männern im Alter von 20 bis 65 Jahren ausgeführt wird, während Männer nach dem 65. Lebensjahr sehr viel seltener schwer arbeiten. Da aber das Prostatakarzinom ein typischer Tumor des älteren Mannes ist, erklärt sich der deutliche Effekt von berufsbedingter Aktivität im Vergleich zur Freizeitaktivität von Männern nach dem 65. Lebensjahr. Generell gilt, dass eine kontinuierliche körperliche Aktivität bereits ab dem 30. Lebensjahr von Vorteil ist.[25]

Die Informationen, die ich auf den vorangegangenen Seiten zu einigen Krebserkrankungen zusammengestellt habe, belegen Folgendes: Der positive Effekt von Bewegung und Training ist bei einigen Tumorerkrankungen sehr detailliert und sehr gut wissenschaftlich dokumentiert, bei anderen Krebsarten ist die Datenlage dagegen nicht ganz so sicher. Dennoch zeigen alle Meta-Analysen, dass Sport das Risiko, an Krebs zu erkranken, zum Teil sehr deutlich mindert. Ebenso wird deutlich, dass man möglichst früh mit regelmäßiger körperlicher Aktivität beginnen sollte und für die Prävention der meisten Krebsarten ein moderates (also ein angenehmes) Training völlig ausreicht.

Um es noch einmal zu wiederholen: Lieber fünfmal die Woche *etwas aktiv* sein, als sich bis zur Erschöpfung zweimal die Woche »auszupowern«. Und – auch das zeigen die unzähligen Studien mit Zehntausenden von Teilnehmern oder Patienten: »Es ist nie zu früh und selten zu spät.« Also fangen Sie an und machen bitte auch weiter!

In der folgenden Tabelle sehen Sie noch einmal auf einen Blick, dass körperliche Bewegung das Risiko, an den häufigsten Krebsarten zu erkranken, im Durchschnitt etwa 20 bis 30 Prozent reduziert.

Tumorlokalisation	**Evidenz für Risikoreduktion durch körperliche Aktivität**	**Mittlere relative Risikoreduktion**
Dickdarm	Überzeugende Reduktion	20–30 %
Brust	Überzeugende Reduktion	20–30 %
Gebärmutterschleimhaut	Wahrscheinliche bis überzeugende Reduktion	20–30 %
Bauchspeicheldrüse	Mögliche Reduktion	20–30 %
Lunge	Mögliche Reduktion	10–30 %
Rektum	Vermutlich kein Zusammenhang	keine
Andere Tumorarten	Keine ausreichende Studienbasis	unklar

Tab. 3: Risikoreduktion bei verschiedenen Tumorarten durch körperliche Aktivität. Quelle: nach Baumann, Jäger, Bloch: Sport und körperliche Aktivität in der Onkologie. Berlin/Heidelberg 2012.

Da sich nur ein kleiner Bruchteil der deutschen Bevölkerung tatsächlich ausreichend und regelmäßig sportlich betätigt, ergibt sich hier ein enormes Potenzial für die Gesundheitsvorsorge. Wenn sich wirklich alle Menschen an die Empfehlungen etwa des »American College of Sports Medicine« hielten und entsprechend 150 Minuten in der Woche körperlich aktiv wären, könnten 10 bis 30 Prozent der häufigsten Krebserkrankungen vermieden werden.[26]

Kurz vor Erscheinen dieses Buches veröffentlichte die renommierte Zeitschrift der amerikanischen Medizingesellschaft *JAMA* eine Meta-Analyse, die die Auswirkungen von Freizeitsport auf das Krebsrisiko bei 26 verschiedenen Krebserkrankungen untersuchte. Die Autoren führten die Ergebnisse von 12 großen prospektiven Studien mit 1,44 Millionen Teilnehmern zusammen und stellten fest, dass bis auf das Melanom und Prostatakrebs (siehe oben) körperliche Aktivität speziell in der Freizeit das Erkrankungsrisiko aller anderen Tumorerkrankungen deutlich mindert. Eine schöne Bestätigung des bereits Gesagten.[27]

Sie, liebe Leser, könnten nun natürlich kritisch anmerken, dass diese Informationen für Sie leider zu spät kommen, da Sie bereits an Krebs erkrankt sind. Aber: Auf den vorangegangenen Seiten war wiederholt die Rede davon, dass Aktivität nicht nur eine präventive, sondern auch eine enorm wichtige *therapiebegleitende* Wirkung hat (dazu später mehr). Außerdem haben Sie sicher Angehörige und Freunde, die aus diesen wissenschaftlichen Informationen einen Nutzen ziehen könnten. Ermuntern Sie Ihre Angehörigen, Partner und Freunde, sich gemeinsam mit Ihnen zu bewegen, und sprechen Sie auch mit Ihrem Arzt über geeignete »Trainingsformen«.

Sind Sie, lieber Leser persönlich nicht betroffen, sind Sie gesund und lesen vielleicht als Angehöriger eines Patienten dieses Buch, so nehmen Sie sich die Vorschläge und Empfehlungen zu Herzen. Um Ihre/n Liebste/n zu unterstützen und nicht zuletzt, um sich selbst zu schützen. Denn vorbeugen ist immer besser als heilen!

Wie wirkt Sport präventiv gegen Krebs?

Der letzte Abschnitt hat gezeigt, dass körperliche Aktivität durchaus bei einigen Tumorarten eine vorbeugende Wirkung hat bzw. das Erkrankungsrisiko durch Sport reduziert werden kann.

Wenn aber Sport und körperliche Aktivität in ihrer Vielfalt auf ganz verschiedene Krebsarten positive Auswirkungen haben, stellt sich die Frage, welche Wirkprinzipien das »Medikament« Sport konkret entfaltet. Wie Sport genau wirkt, ist noch nicht ausreichend geklärt, aber wir beginnen zunehmend, einige Mechanismen, die für den positiven, vorbeugenden oder risikoreduzierenden Effekt verantwortlich sind, zu verstehen.

Für die Entstehung vieler Tumore gelten Risikofaktoren, die wir durch eine Änderung unseres Lebensstils beeinflussen können. Neben Rauchen und übermäßigem Alkoholkonsum, chronischen Entzündungen und Umweltgiften sind Übergewicht und – wie wir im vorangegangenen Abschnitt gesehen haben – Inaktivität, also ein Leben als »Bewegungsmuffel«, wesentliche Risikofaktoren. Auf den folgenden Seiten werde ich Ihnen die wichtigsten Risikofaktoren vorstellen, die Sie durch ausreichende Bewegung zumindest minimieren können.

Risikofaktor Übergewicht

Übergewicht ist bei vielen Tumorerkrankungen ein entscheidender Risikofaktor. In Folgendem sind die wesentlichen Krebserkrankungen aufgelistet, bei deren Entstehung Übergewicht – insbesondere die krankhafte Fettsucht *(Adipositas)* – eine gefährliche Rolle spielt.

Adipositas erhöht das Risiko für:

- Dickdarm- und Enddarmkrebs
- Speiseröhrenkrebs
- Bauchspeicheldrüsenkrebs

- Brustkrebs, insbesondere nach den sogenannten Wechseljahren
- Gebärmutterschleimhautkrebs
- Nierenkrebs

Adipositas erhöht wahrscheinlich das Risiko für:
- Gallenblasenkrebs
- Leberkrebs

Das Gesamtkörpergewicht eines Menschen setzt sich aus verschiedenen Komponenten wie Muskel-, Knochen- und Fettgewebe etc. zusammen. Besonders gefährlich ist es, wenn der Anteil an Fettgewebe sehr hoch ist, insbesondere im Bauchbereich *(Viszeralfett)*. Denn dieses Fettgewebe ist in vieler Hinsicht »stoffwechselaktiv«. Es produziert oder wandelt Hormone um und setzt zum Beispiel das für den Brustkrebs so gefährliche *Östradiol* frei. Außerdem kann das für die Blutzuckerregulierung so wichtige Hormon Insulin nicht richtig wirken, es kommt zur sogenannten Insulinresistenz. Das Fettgewebe reagiert weniger empfindlich auf Insulin, was Auswirkungen auf die Blutzuckerregulierung hat. Die Folge ist ein Teufelskreis: Weil das Gewebe weniger empfindlich reagiert, kommt es zu einer gesteigerten Insulinausschüttung, die wiederum die Insulinrezeptoren an den Zellen herunterreguliert. Als Folge nimmt die Insulinresistenz weiter zu. Darüber hinaus steigert die höhere Insulinkonzentration die Fettspeicherung, der Mensch nimmt weiter an Gewicht zu.

Auch werden über Signalstoffe Entzündungen begünstigt, was das Immunsystem von Übergewichtigen schwächt.

Das bedeutet, dass ein hoher Fettgewebeanteil nicht nur passiv den Körper belastet, sondern aktiv krankmachende Prozesse einleitet und unterhält. Chronische Entzündungen, hormonelle Probleme und *Diabetes mellitus,* die häufige Blutzuckerkrankheit, sind die Folgen.

Was das nun mit Bewegung und Aktivität zu tun hat? Sehr viel: Sport im weitesten Sinne verändert das Verhältnis von

Fett- und Muskelgewebe im Körper; konkret führt es zu einer Verminderung des Fettgewebes und kann dadurch eine Gewichtsreduktion einleiten. Dieser Mechanismus spielt sicherlich eine große Rolle bei der Vermeidung von Krebserkrankungen. Wie bereits dargelegt (siehe auch Tabelle 2), hat bei bestehendem starken Übergewicht körperliche Aktivität keinen positiven Effekt auf das Risiko einer Krebserkrankung. Für eine relevante Risikominderung muss zunächst das Übergewicht reduziert werden. Damit ich nicht falsch verstanden werde: Bewegung ist natürlich auch bei starkem Übergewicht (BMI von über 30) sinnvoll, aber Ziel muss es sein, das Gewicht annähernd in den Normalbereich zu bringen.

Neben den Auswirkungen auf das Körpergewicht und den Anteil an gefährlichem Fettgewebe hat Sport auch einen *direkten* Einfluss auf Faktoren und Mechanismen, die die Tumorentstehung, das Tumorwachstum sowie seine weitere Entwicklung begünstigen.

Risikofaktor Insulin

Wie bereits erwähnt, führt ein zu hoher Anteil an Fettgewebe im Körper zu einer Insulinresistenz; das Insulin wirkt nicht mehr richtig, und der Körper produziert mehr davon, als der Gesundheit zuträglich ist. Unglücklicherweise führt zu viel Insulin nicht nur zu einer vermehrten Fettspeicherung und damit zu einer Gewichtszunahme, sondern es wirkt sich auch auf das Verhalten von Zellen aus. Ein geordneter Zelltod *(Apoptose)*, eine wichtige Voraussetzung für ein gesundes Entstehen und Vergehen von Zellen, findet nicht mehr statt. Normalerweise unterliegt der »gesunde« Zelltod einer strengen Kontrolle, bei der gewährleistet wird, dass Zellen ohne Schädigung des Nachbargewebes zugrunde gehen. Wenn dieser Mechanismus nicht funktioniert, ist eine unkontrollierte »Zellwucherung«, also Krebs, die Folge.

Zu viel Insulin im Blutkreislauf aufgrund einer Insulinresistenz ist ein bekannter Risikofaktor für Brustkrebs, aber auch für Darm- und Bauchspeicheldrüsenkrebs. Beim Prostata- und

Gebärmutterschleimhautkarzinom geht man ebenfalls von einem direkten Zusammenhang aus, wobei hier die letzten Beweise noch fehlen.[28]

Körperliche Aktivität verbessert die Blutzuckerverwertung, sie senkt den Blutzuckerspiegel und reduziert somit die Insulinkonzentration im Blut. Durch Bewegung kann dieser Risikofaktor gemindert werden, sie wirkt somit schützend.

Es gibt darüber hinaus einen sogenannten Insulinwachstumsfaktor, der – ähnlich wie ein erhöhter Insulinspiegel – das kontrollierte Zellwachstum anscheinend negativ beeinflusst und Zellen unkontrolliert wuchern lässt. Verschiedene Untersuchungen haben gezeigt, dass dieser Wachstumsfaktor das Risiko für Brustkrebs und Prostatakrebs deutlich steigert.[29] Offensichtlich wird durch Sport auch die Konzentration des Insulinwachstumsfaktors im Blut gesenkt, ungeordnete Zellwucherungen und damit die Entstehung von Krebs werden verhindert.[30]

Risikofaktor geschwächtes Immunsystem

In vielfacher Hinsicht sind die Abwehrkräfte und das Immunsystem in den Kampf gegen Krebs involviert – sowohl bei der Vorbeugung als auch nach Diagnosestellung. Das Immunsystem kann sogar dabei helfen, die Entstehung von Krebs und das Wachstum von Tumoren zu verhindern. Umgekehrt gilt: Ein etwa durch Entzündungen geschwächtes Immunsystem ist anfällig für alle möglichen Erkrankungen, auch für Krebs.[31]

Sport und Bewegung können solche Entzündungsfaktoren deutlich senken und entweder direkt oder indirekt über eine Reduktion des Körperfettgewebes Entzündungsreaktionen im Körper entgegenwirken. Diese antientzündlichen Faktoren, sogenannte *Adiponektine,* steigen besonders an, wenn sportliche Aktivität mit einer Normalisierung des Körpergewichts einhergeht.

Das körpereigene Immunsystem scheint auch eine wichtige Rolle bei der Verminderung des Krebsrisikos zu spielen. Es erkennt Krebszellen als »abnormal« und tötet sie durch die körpereigenen Abwehrkräfte ab. Ein wichtiges Element dabei sind die »natürlichen Killerzellen« (»natural killer cells« oder »NK-Zellen«). Sie verhindern oder unterdrücken das Tumorwachstum.

Körperliche Aktivität kann die Anzahl dieser Killerzellen erhöhen und ihre Funktion stärken. Aber: Man kann des Guten auch zu viel tun! Kurze und anstrengende Trainingseinheiten führen zunächst zwar zu einem Anstieg der antientzündlichen Zellen und Faktoren, auf den jedoch nach kurzer Zeit ein rascher Abfall folgt. Die Killerzellen verlieren ihre Wirkung gegen Krebszellen.

Das heißt, zu viel Sport kann auch schädlich sein. Personen, die aufgrund der Dauer und Intensität ihrer sportlichen Betätigung »übertrainiert« sind, zeigen eher Anzeichen einer eingeschränkten Abwehrlage, ihr Immunsystem ist geschwächt. Moderates und regelmäßiges Training ist also auch für unser körpereigenes Abwehrsystem sinnvoll. Und je besser dieses System funktioniert, je stabiler es ist, umso effektiver kann es sich gegen die Krebsentstehung zur Wehr setzen.[32]

Eine weitere Rolle spielt auch das *Prostaglandin-System*. Grob zusammengefasst versteht man darunter Eiweiße, die in mannigfacher Weise Durchblutung und Entzündungsreaktionen im Körper mitbestimmen. Positiv wie negativ. Insbesondere das Prostaglandin E2 hält nicht nur Entzündungen am schwelen, sondern begünstigt auch das Entstehen und Wachstum von Krebszellen. In verschiedenen Studien konnte gezeigt werden, dass hier Bewegung und Sport ebenfalls die Entzündungsfaktoren absenken, wodurch das Erkrankungsrisiko für Krebs und für die damit zusammenhängende Fatigue gemindert werden kann.[33]

Wissenschaftler stellten vor Kurzem fest, dass Darmtumore, die in der Lage sind, vermehrt das gefährliche Prostaglandin E2 zu produzieren, in besonderem Maße durch sportliche Aktivität am Wachstum gehindert werden können und ihre Gefährlichkeit zumindest teilweise verlieren.[34]

Risikofaktor Sexualhormone

Sexualhormone können das Wachstum und die Teilung speziell von Tumorzellen der Brustdrüse beeinflussen. Das liegt daran, dass Tumorzellen – wie gesunde Zellen auch – auf ihrer Oberfläche sogenannte Rezeptoren besitzen. Das sind Eiweiße, die das Sexualhormon Östrogen nach dem Schlüsse-Schloss-Prinzip an sich binden können. Die Verbindung des Sexualhormons mit dem Rezeptor löst ein Signal aus, mit der Folge, dass sich speziell die Tumorzellen teilen und schneller vermehren. Diese Zellen sind Östrogenrezeptor-positiv, da auf ihrer Oberfläche vermehrt diese Rezeptoren zu finden sind. Sehr vereinfacht ausgedrückt haben Frauen mit erhöhten Östrogenwerten im Blut auch ein deutlich gestiegenes Risiko, an Brustkrebs und/oder Gebärmutterschleimhautkrebs zu erkranken.[35]

Sportliche Aktivität verringert den Östrogenspiegel im Blut und schützt zumindest teilweise vor Brustkrebs. Inwieweit diese positive Wirkung auf den Hormonspiegel direkt oder indirekt über die Reduktion von Fettgewebe zu erklären ist, kann noch nicht abschließend beantwortet werden. Auf jeden Fall haben Frauen, die sich kaum bewegen und übergewichtig sind, die höchsten Östrogenwerte und entsprechend das höchste Risiko für Brustkrebs.[36]

Auch bei Frauen *vor* den Wechseljahren kann intensive sportliche Betätigung zu einer Senkung des Östrogenspiegels im Blut und zu Veränderungen des weiteren hormonellen Zyklus führen. So kann sportliche Aktivität in der Jugend durch die verminderte Freisetzung von Hormonen aus den Eierstöcken ebenfalls vor Brustkrebs schützen.[37]

Risikofaktor oxidativer Stress

Vielleicht kennen Sie Kosmetika, die versprechen, sie könnten Ihnen die Falten wegzaubern? Und zwar indem sie Ihre Haut vor Schäden durch »freie Radikale« schützen würden. Nun, den Effekt solcher Anti-Aging-Cremes mag jede(r) für sich selbst beurteilen … Richtig ist allerdings, dass zu viele dieser »Radikale« gefährlich sein können. Da es sich dabei zumeist um sogenannte Sauerstoffradikale handelt, spricht man hier von »oxidativem Stress«, dem unser Körper ausgesetzt ist.

Oxidativer Stress kann die Erbinformation der Zellen verändern oder zerstören und so zu einem ungezügelten Wachstum (sprich zu Krebs) führen. Durch Messungen von Abbauprodukten des oxidativen Stresses im Urin konnte indirekt ein deutlicher Zusammenhang zwischen erhöhtem oxidativem Stress und Prostatakrebs bei Männern sowie Brustkrebs insbesondere bei übergewichtigen Frauen festgestellt werden.[38] Ganz allgemein sind zu dicke Menschen »von Haus aus« erhöhtem oxidativem Stress ausgesetzt, da das Fettgewebe eine Entzündungsreaktion auslöst. Eine chronische Entzündung erschöpft aber die Entgiftungsmechanismen gegen oxidativen Stress, sodass bei deutlich übergewichtigen Menschen wie auch bei Prostata- und Brustkrebserkrankten die Abbauprodukte der Sauerstoffradikale deutlich ansteigen.[39] Nicht umsonst gilt Übergewicht als einer der wichtigsten Risikofaktoren.

Um Sie jetzt völlig zu verwirren: Es ist seit Langem bekannt und nachgewiesen, dass Sport zu erhöhten Konzentrationen von Sauerstoffradikalen führt, also auch oxidativen Stress auslöst. Wie geht das zusammen? Wie kann Sport in diesem Zusammenhang trotzdem eine schützende Rolle spielen?

»Sola dosis facit venenum.« Das ist lateinisch und ein altes Prinzip in der Medizin und Pharmakologie. Übersetzt heißt es: »Allein die Dosis macht das Gift!«

Sie ahnen schon, moderater Sport sorgt nur für einen kleinen oxidativen Stress, der Körper kann sich an diese Herausforderung gewöhnen und entsprechende Schutzmechanismen aufbauen – unter anderem durch sogenannte Radikalfänger. Bei zu viel und zu intensiver körperlicher Aktivität werden diese Schutzmechanismen überrannt, und die Radikale können ihre schädigende Wirkung entfalten. So zeigte sich bei einigen kleineren Untersuchungen, dass ausgewogenes Training, moderat und vernünftig durchgeführt, den oxidativen Stress reduzieren konnte, während zu viel und zu intensiver Sport eher den gegenteiligen Effekt hatte.[40]

Auch hier gilt also, dass wohldosierte sportliche Aktivität den Körper schützt, über mehrere Mechanismen die Krebsentstehung verhindert und, falls bereits eine Erkrankung vorliegt, den Körper während der Therapie stärkt.

Risikofaktor Vitamin-D-Mangel

Vitamin D regelt einige Zellstoffwechselvorgänge und hat eine Signalwirkung für das geordnete Absterben der Zellen. Zu wenig Vitamin D kann für die Krebsentstehung möglicherweise von Bedeutung sein. Aber Vorsicht! Wir nehmen mit unserer Nahrung in aller Regel genügend Vitamine – auch Vitamin D – auf. Der Satz »Allein die Dosis macht das Gift« gilt hier ebenfalls, das heißt, man kann Vitamine auch überdosieren, mit den entsprechenden Nebenwirkungen.

Grundsätzlich scheint ein höherer Vitamin-D-Spiegel (speziell das durch Sonneneinstrahlung aktive 25-Hydroxy-D-Vitamin) mit einem verminderten Darm- und Eierstockkrebsrisiko einherzugehen. Für andere hier bereits diskutierte Tumorarten sind die Studienergebnisse nicht so eindeutig.[41] Auch ist derzeit noch ungeklärt, ob das aktive Vitamin selbst vor Krebs schützt oder ob hier andere Schutzmechanismen zum Tragen kommen: Zahlreiche Studien belegen einen Zusammenhang zwischen einem hohen aktiven Vitamin-D-Spiegel im Blut und Bewegung bzw. Sport.[42] Da körperliche Aktivität aber häufig im Freien bei Sonnenlicht stattfindet, stellt sich hier die klassische Frage nach der Henne und dem Ei.

Sport und Epigenetik

Körperliche Aktivität kann also auf verschiedene Weise in die Mechanismen der Tumorentstehung und des Tumorwachstums eingreifen und somit das Risiko einer Erkrankung mindern. Die Wirkweise von körperlichem Training als »Medikament« setzt sich dabei, wie wir gesehen haben, aus verschiedenen Faktoren zusammen.

In den letzten Jahren wurde außerdem festgestellt, dass sportliche Aktivität auch indirekt auf die Erbanlagen der Menschen wirken kann. Mit dem Begriff *Epigenetik* wird der Einfluss beschrieben, den unser Lebensstil auf unsere Erbanlagen (DNA) hat. Diese wiederum beeinflussen die Abwehrlage des Körpers und steuern durch sogenannte Botenstoffe verschiedene Stoffwechselvorgänge.

Aber was geschieht da? Die Gene selbst werden durch Sport natürlich nicht verändert, doch durch chemische Veränderungen *(Methylierung)* an den Grundbausteinen der Erbsubstanz einer Zelle können bestimmte Abschnitte der DNA aktiviert oder gehemmt werden.

In den letzten Jahren haben mehrere Forschergruppen festgestellt, dass selbst kurze sportliche Betätigungen solche chemischen Veränderungen hervorrufen können. So zeigte sich bei sportlich aktiven Brustkrebspatientinnen an 43 Genen eine deutliche Veränderung durch Methylierung. Eines dieser Gene hemmt das Tumorwachstum (Tumorsuppressorgen). Durch das Fehlen der Methylierung wird dieses Gen »angeschaltet«, seine genetische Information tritt stärker in Erscheinung. Die Konsequenz ist unter anderem eine vermehrte Produktion von Eiweißen, die das Tumorwachstum bremsen können.

Bei diesen aktiven Patientinnen sank das Risiko, an Brustkrebs zu sterben, um über 60 Prozent.[43] Ähnliche Untersuchungen konnten zeigen, dass epigenetische Veränderungen durch Sport auch andere Risikofaktoren für die Krebsentstehung beeinflussen können: etwa starkes Übergewicht, chronische Entzündungen und einen veränderten Insulinstoffwechsel.[44] Ebenso können durch epigenetische DNA-Veränderungen NK-Zellen (natürliche »Killerzellen«) aktiviert werden, die, wie bereits beschrieben, das Tumorwachstum unterdrücken.

Auch wenn die Epigenetik noch ein vergleichsweise junges Forschungsfeld ist, zeigen diese ersten Ergebnisse, dass Sport tatsächlich indirekt auf Funktionsweisen der Gene wirkt. Offensichtlich sind wir gar nicht so »hineingeworfen« in unser (genetisches) Schicksal, sondern können die Funktionsweise unserer Gene zumindest in Teilen beeinflussen und mithilfe des Sports »dem Krebs davonlaufen«. Gleichwohl bedarf es noch intensiver Forschungsarbeit, um diese Mechanismen weiter zu klären und zu verstehen.[45]

Im vorangegangenen Abschnitt habe ich versucht, Ihnen einen Überblick über die verschiedenen Wirkungsmöglichkeiten von sportlicher Aktivität auf Tumorentstehung und Wachstum zu verschaffen. Die unterschiedlichen Mechanismen sind noch nicht zur Gänze geklärt, aber wir verlassen zunehmend das Stadium der reinen Beobachtung: Aus Vermutung ist bei vielen Krebsarten die Gewissheit geworden, dass körperliche Aktivität tatsächlich einen schützenden Effekt hat, das Risiko einer Erkrankung mindert oder das Wachstum entarteter Zellen hemmt. Noch hat die Medizin nicht verstanden, welche Einzeleffekte die wichtigsten sind, ob sie einer Hierarchie folgen oder ob das Zusammenspiel vieler Effekte entscheidend ist. Ich vermute, dass die positiven Auswirkungen der körperlichen Bewegung nicht bei jedem Menschen mit den gleichen Mechanismen und in gleicher Weise zum Tragen kommen. Wir alle sind Individuen, jeder pflegt einen eigenen Lebensstil und auch der in seiner Gesamtheit entscheidet darüber, inwieweit Sport das Krebsrisiko reduziert. Doch die gute Nachricht lautet: Es ist möglich!

4 Sportliche Aktivität bei einer Krebserkrankung

Wir alle, nicht nur die Mediziner unter uns, haben schon immer geahnt, dass Bewegung sich positiv auf unsere Gesundheit auswirkt. Regelmäßig ausgeführte und moderate körperliche Aktivitäten verhindern neben Krebs auch viele Stoffwechsel- und Herz-Kreislauf-Erkrankungen. Das alles wissen wir – und dennoch können wir uns oft nicht oder nur zu wenig dazu aufraffen. Als Mensch verstehe ich das und bekenne, dass auch ich mich früher zu wenig bewegt habe, ein leichtes Übergewicht mit mir herumschleppte und bis heute gerne abends Rotwein trinke. Als Arzt hätte ich es eigentlich besser wissen sollen …

»Der Geist ist willig, das Fleisch ist schwach« – ich denke, diesen Satz kann beinahe jeder von uns unterschreiben. Für Menschen, die von einer Tumorerkrankung betroffen sind, hat dieser Satz noch einen besonderen Beigeschmack. Auf den Schock nach der Diagnose fallen viele in ein tiefes emotionales Loch, jeder Schritt fällt schwer, alles ist zu viel. Während der Therapie konzentriert sich die ganze Kraft darauf, diese einigermaßen zu überstehen. Und jetzt auch noch »Sport«?

Ja! Gerade jetzt.

Ging es im letzten Kapitel um die dem Krebs vorbeugenden Wirkungen von Bewegung, soll es nun darum gehen, was Bewegung für Patienten leisten kann, die von einer Tumorerkrankung betroffen sind. Die gute Nachricht ist: Bewegung wirkt auch *nach* der Krebsdiagnose.

Immer mehr Studien zeigen, dass sich körperliche Aktivität positiv auf den Krankheitsverlauf und die Lebensqualität der

Patienten auswirkt. Diese Erkenntnis hat zu einem völligen Umdenken bei der Behandlung von Krebspatienten geführt. Während noch vor Jahren, insbesondere während der Therapiephase, Schonung angesagt war, empfehlen heute Fachgesellschaften und Kommissionen einen körperlich aktiven Lebensstil.[1]

Sport und Bewegung scheinen in ganz unterschiedlicher Weise Symptome, die im Rahmen der Erkrankung und der Therapie entstehen und selbst nach Therapieende über Jahre fortdauern können, zu verringern. Zweifelsohne hat Bewegung generell einen positiven Einfluss auf die Lebensqualität. So verspüren Patienten, die sich bewegen, einen Zuwachs an Kraft, der Körper »funktioniert« wieder besser, und das Zutrauen in die eigenen Fähigkeiten wächst. Der Effekt ist, dass man seinen Körper wieder »mag« und ihn nicht mehr nur als Last empfindet. Die soziale Komponente ist ebenfalls nicht zu unterschätzen. Gemeinsamer Sport – mit Freunden, der Familie, im Verein – schützt vor der häufig zu beobachtenden Isolation der Patienten.

All das führt zu einem positiveren Lebensgefühl, Seele und Körper kommen wieder mehr in Einklang. Das seelische und körperliche Tal, das viele Patienten etwa während einer Chemotherapie oder einer Bestrahlung durchlaufen, kann besser durchschritten werden. Auf viele Aspekte zur Verbesserung der Lebensqualität und des seelischen Befindens werde ich in späteren Kapitel noch ausführlich eingehen.

Das Besondere an den positiven Auswirkungen von Sport und Training *nach einer Tumorerkrankung* ist die Tatsache, dass der Effekt ganz offensichtlich unabhängig vom sportlichen Engagement *vor der Erkrankung* ist. Für einige Tumorarten konnte nachgewiesen werden, dass sich bei Patienten, die vor der Diagnose ausgemachte Bewegungsmuffel waren und sich erst danach zu körperlichen Aktivitäten aufrafften, gute Erfolge einstellten. Mit anderen Worten: Das oft vorgebrachte Argument, »jetzt ist sowieso alles zu spät, jetzt brauche ich auch nicht mehr damit anzufangen«, ist grundfalsch. Denn wie Sie gleich sehen werden, verbessert Sport auch die Prognose bei einer Krebserkrankung.

Sprechen Sie mit Ihrem behandelnden Arzt über den für Sie richtigen Zeitpunkt, aktiv zu werden. Generell gilt: Starten Sie sobald als irgend möglich nach der Diagnose. Machen Sie dann langsam, aber kontinuierlich weiter.

Was Sport bei verschiedenen Krebserkrankungen bewirkt

Verbesserung der Prognose bei Dickdarmkrebs

Der Dickdarmkrebs ist in den westlichen Industrienationen sowohl bei Frauen als auch bei Männern der zweithäufigste Krebs. In etwa 5 Prozent der Fälle gibt es eine genetische Disposition, bei den übrigen 95 Prozent sind Umwelt- und Lifestyle-Faktoren (eine inaktive Lebensgestaltung, Übergewicht, übermäßiger Alkoholkonsum und Rauchen) entscheidende Risikofaktoren. Da sich der Krebs im Dickdarm in aller Regel langsam entwickelt, ist die Erkrankung häufig lange symptomlos. Der Tumor entsteht sehr häufig aus anfangs gutartigen Darmpolypen. Die Heilungschancen hängen entscheidend vom Stadium ab, in dem der Krebs entdeckt wird. Ist der Tumor auf die Schleimhäute begrenzt und hat noch nicht in die nächsten Lymphknoten gestreut, kann durch Operation und in manchen Fällen durch nachfolgende Chemotherapie von einer fast hundertprozentigen Heilung ausgegangen werden. Bei größeren Tumoren und bei solchen, die bereits in die Lymphknoten gestreut haben (man spricht hier vom Stadium UICC 2 und 3), liegt die Fünf-Jahres-Überlebensrate immerhin noch bei über 60 Prozent.

Auf die Bedeutung von körperlicher Aktivität für die *Entwicklung* des Dickdarmkrebses bin ich bereits ausführlich eingegangen. Aber welchen Einfluss hat sportliche Aktivität *nach* der Diagnose Dickdarmkrebs?

Eine Gruppe von Wissenschaftlern aus dem australischen

Melbourne konnte in einer Studie mit 42 000 Patienten Folgendes feststellen[2]: Bei gleicher schulmedizinischer Therapie und einer Nachbeobachtungszeit von 5,5 Jahren nach Diagnosestellung hatten die Patienten der »aktiven« Gruppe eine deutlich bessere Prognose als die »Inaktiven«. »Aktiv« war in dieser Studie durch mehrfache intensive Bewegung pro Woche definiert.

Die Prognose verbesserte sich insbesondere bei Patienten, bei denen bereits die Lymphknoten befallen waren (UICC3), die Erkrankung also nicht im Frühstadium entdeckt worden war. Körperliche Aktivität konnte in dieser Gruppe die Wahrscheinlichkeit, am Dickdarmkrebs zu versterben, um 39 Prozent senken.

Patienten im Frühstadium (UICC1) und solche in späten Phasen der Erkrankung (UICC4), wenn sich bereits Tochtergeschwülste (Metastasen) zum Beispiel in der Leber gebildet hatten, profitieren von der körperlichen Aktivität nicht in vergleichbarem Maße. Für den Laien übersetzt bedeuten diese Ergebnisse Folgendes: Die Prognose in einem frühen Stadium ist ohnehin so gut, dass Sport keine weiteren Effekte hat. Und in einem sehr späten Stadium mit Metastasen kann die Prognose leider auch durch Bewegung nicht mehr nachhaltig verbessert werden.

Die gute Nachricht aber ist, dass die meisten Patienten, bei denen ein Dickdarmkrebs festgestellt wird, zu jener Gruppe zählen, die *maximal* von Bewegung und Sport profitieren würde (Stadium UICC 2 und 3).

Kritisch muss zu dieser australischen Studie angemerkt werden, dass wichtige soziale Faktoren wie Bildungsniveau, berufliche Tätigkeit und Vorerkrankungen nicht berücksichtigt wurden, wobei gerade Vorerkrankungen oder ein Umfeld mit hoher Schadstoffbelastung die Prognose negativ beeinflussen können. Auch das Bildungsniveau ist ein wichtiger Faktor, denn in aller Regel investieren Menschen mit einem höheren Bildungsniveau und/oder einem höheren Einkommen mehr in ihre Gesundheit und ernähren sich ausgewogener als Menschen mit geringerer Bildung bzw. entsprechend niedrigerem Einkommen.

Sehen wir uns nun etwas genauer an, wie hoch die Aktivität pro Woche sein sollte, damit sich die Prognose verbessert. Forscher aus den USA haben hierzu eine prospektive Studie durchgeführt. Sie stellten fest, dass wenn sich Patienten 18 MET-h pro Woche aktiv bewegten, sich die Prognose um erstaunliche 47 Prozent verbesserte. Wie viel Training dazu nötig ist, um diesen positiven Effekt zu erreichen, können Sie selber sich anhand der Tabelle 1 im Kapitel »Was ist unter ›Sport‹ zu verstehen, und wie findet man das richtige Maß?« ausrechnen.[3]

In einer weiteren Studie der gleichen Forschergruppe mit ausschließlich weiblichen Patienten waren die positiven Auswirkungen noch ausgeprägter. Hier verbesserte sich die Prognose durch Sport/Bewegung um über 50 Prozent, wobei vormals unsportliche Patientinnen besonders profitierten.[4]

Entscheidend für die Prognose ist folglich, dass sich Patien-

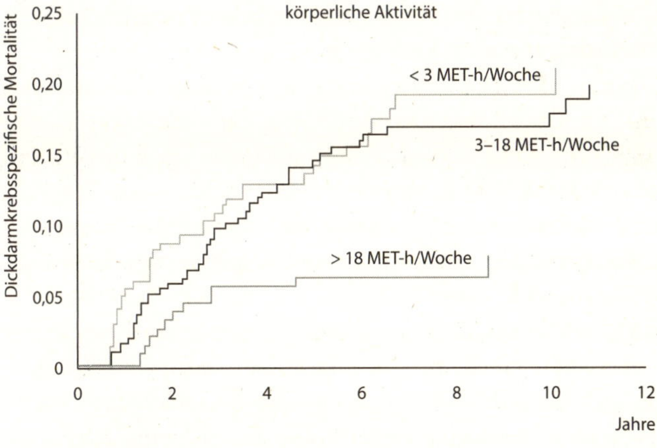

Abb. 6: Zusammenhang zwischen körperlicher Aktivität und Prognose bei Dickdarmkrebs. Quelle: nach Meyerhardt et al., 2006.

ten (Männer wie Frauen) *nach* der Schockdiagnose aufraffen und beginnen, sich zu bewegen!

Meyerhardt und seine Kollegen stellten zudem fest, dass sich die Prognose bei Dickdarmkrebs bei männlichen Patienten noch einmal etwas verbesserte, wenn die sportliche Aktivität bei über 27 MET-h pro Woche lag.[5] Es besteht also, wie wir das schon im Präventionskapitel gesehen haben, ein direkter Zusammenhang zwischen körperlicher Betätigung und Krebs, in diesem Fall hinsichtlich des Krankheitsverlaufs bei Dickdarmkrebs. Je sportlicher die Patienten nach der Diagnose waren, umso positiver war die Prognose.

In einer späteren australischen Studie wurde die körperliche Bewegung nicht mit MET pro Stunde und Woche gemessen; die Patienten bekamen stattdessen einen standardisierten Fragebogen zugeschickt (»The Active Australia Survey«). Dabei wurden die Teilnehmer in drei Gruppen eingeteilt:

Gruppe 1: Patienten, die sich körperlich nicht bewegten

Gruppe 2: unzureichend aktive Patienten, die unter 150 Minuten pro Woche »trainierten«

Gruppe 3: ausreichend sportliche Patienten, die mindestens 150 Minuten pro Woche körperlich aktiv waren und sich in ihrer Freizeit sportlich betätigten.

Das Ergebnis dieser Evaluierung war nicht ganz so eindeutig wie die Untersuchungen der Forschergruppe Meyerhardt. Aber es zeigte ebenfalls, dass unzureichend aktive oder im Wesentlichen inaktive Patienten eine deutlich schlechtere Prognose hatten als ausreichend sportliche Patienten. Bei Letzteren lag die Wahrscheinlichkeit, von ihrem Dickdarmkrebs geheilt zu werden, um 25 Prozent höher.[6]

Kürzlich wurde auch eine Studie aus Holland publiziert, bei der 1339 Frauen mit Dickdarmkrebs nach Diagnosestellung und Therapie über zwölf Jahre nachbeobachtet wurden.[7] 13 Prozent verstarben innerhalb des Beobachtungszeitraums. Patientinnen, die sich bereits vor der Erkrankung viel bewegt hatten, wiesen eine um etwa 35 Prozent bessere Prognose auf als solche, die sich vorher nicht ausreichend bewegt hatten. Entscheidend für die Prognose der Erkrankung war aber auch hier das sportliche Engagement *nach* der Diagnose. Blieben die Patientinnen sportlich engagiert oder fingen sie nach Diagnosestellung an, sich zu bewegen, verstärkte sich dieser positive Trend und führte zu einer 60-prozentigen Verbesserung der Gesamtprognose. Das Risiko, an der Krebserkrankung zu versterben, war sogar um 70 Prozent vermindert. Ganz offensichtlich profitierten Frauen insbesondere dann von sportlicher Betätigung, wenn sie nach Diagnosestellung »in die Gänge kamen«. Es ist also nie zu früh und selten zu spät.

2013 publizierten Wissenschaftler eine prospektive Studie mit 2300 Dickdarmkrebs-Patienten, die sogar 16 Jahre nachbeobachtet wurden.[8] Hier ging es darum, herauszufinden, wie häufig und wie lange Patienten ihre Zeit im Sitzen verbringen. Patienten, die mehr als sechs Stunden pro Tag saßen, hatten eine um 27 Prozent schlechtere Prognose. Auch hier schlossen die Autoren daraus, dass Freizeitsport und körperliche Aktivität vor und insbesondere nach der Diagnose eines Darmkrebses den Krankheitsverlauf deutlich verbessern. Mit anderen Worten: Als Krebspatient seine Freizeit sitzend zu verbringen ist gefährlich. Nicht umsonst heißt das neue Schlagwort inzwischen auch in den Medien: »Sitzen ist das neue Rauchen.«

Im Jahr 2014 wurde eine Meta-Analyse durchgeführt, bei der prospektive Studien zu zwei der häufigsten Krebsarten (Brust- und Dickdarmkrebs) zusammengefasst ausgewertet wurden.[9] Dafür wurden insgesamt fast 50 000 Krebsüberlebende bezüglich ihres Lebensstils und ihrer körperlichen Aktivität *vor und nach* der Diagnose untersucht. Wie nicht anders zu erwarten zeigte sich, dass sportliche Aktivitäten *vor* der Diagnose für beiden Patientengruppen zwar von Vorteil waren, dass aber auch vormals unsportliche Patienten ihre Überlebenschancen durch Training deutlich verbessern konnten – bei Darmkrebs teils um fast 40 Prozent. Jeder Zuwachs an körperlicher Aktivität um 10 MET-h pro Woche war mit einer Prognoseverbesserung um jeweils 28 Prozent verbunden. Auch das ist ein weiterer Beleg dafür, dass auch Patienten, die vor Diagnosestellung nie sportlich aktiv waren, ihre Überlebenschancen (insgesamt und krebsbedingt) durch körperliche Aktivität deutlich positiv beeinflussen können.

Der positive Effekt der sportlichen Aktivität hängt beim Dickdarmkrebs interessanterweise nicht vom Gewicht bzw. vom BMI ab. Meyerhardt und Kollegen stellten in einer prospektiven Studie fest, dass anders als bei der Vorbeugung Übergewicht oder eine Gewichtszunahme nach der Diagnose keinen Einfluss auf den Krankheitsverlauf hatten.[10]

Die Botschaft lautet also: Körperliche Aktivität ist ein wichtiger Schutzfaktor gegen Dickdarmkrebs. Wenn Sie bereits an einem Dickdarmkrebs erkrankt sind und bislang unsportlich waren, können Sie durch Bewegung und Training Ihre Heilungschancen deutlich verbessern und verhindern, dass der Tumor erneut auftritt.

Brustkrebs

In Deutschland ist Brustkrebs mit einem Anteil von 32 Prozent aller Krebsneuerkrankungen die häufigste Krebserkrankung bei Frauen. Er kommt auch – sehr, sehr selten – bei Männern vor, denn auch diese haben Brustdrüsen. Für Frauen liegt das Risiko bei 12,9 Prozent, das heißt, etwa jede achte Frau erkrankt im Lauf ihres Lebens an Brustkrebs. In Deutschland bedeutet dies etwa 71 000 Neuerkrankungen pro Jahr oder 171 Fälle pro 100 000 Einwohner und Jahr. Fast ein Zehntel der erkrankten Frauen ist unter 50, also vergleichsweise jung.

Die Diagnose Brustkrebs erschüttert viele Frauen, denn neben der gefährlichen Erkrankung an sich fürchten sie sich vor entstellenden Operationen an der Brust, vor quälenden Lymphödemen an den Armen der betroffenen Seite, belastender Chemotherapie und Bestrahlung, die Nebenwirkungen wie Haarverlust und Übelkeit mit sich bringen. Obwohl sich wegen der deutlich verbesserten Vorsorge und Diagnostik die Erkrankungszahlen um ein Drittel erhöht haben, ist die Wahrscheinlichkeit, an dieser Krebserkrankung zu versterben, deutlich gesunken. In Deutschland beträgt die durchschnittliche Fünf-Jahres-Überlebensrate derzeit 86 bis 90 Prozent.[11]

Der Einfluss von sportlicher Aktivität auf Brustkrebs ist vergleichbar mit dem bei Darmkrebs. In mittlerweile acht Beobachtungsstudien wurde festgestellt, dass körperliche Aktivität auch bei bereits erkrankten Frauen vor einem neuerlichen Auftreten des gefährlichen Tumors schützt. In einer großen prospektiven Studie wurden 3000 amerikanische Krankenschwestern, die an Brustkrebs erkrankt waren, bis zu 18 Jahre nachbeobachtet. Sportliche Betätigung wie schnelles Gehen drei bis fünf Stunden pro Woche senkte das Rezidivrisiko – also die Gefahr, dass der bereits behandelte Tumor wieder auftritt – um 40 bis 50 Prozent (siehe Abbildung 7).[12]

Weitere Untersuchungen mit insgesamt 25 000 Patientinnen führten im Wesentlichen zum gleichen Ergebnis.[13] Frauen, die nach der Diagnose etwa 8 bis 9 MET-h Einheiten pro Woche schafften, konnten den Krankheitsverlauf günstig beeinflussen und die Prognose zwischen 20 und 50 Prozent verbessern (siehe Tabelle 4). Wenige Medikamente sind in der Lage, für solche Erfolge zu sorgen!

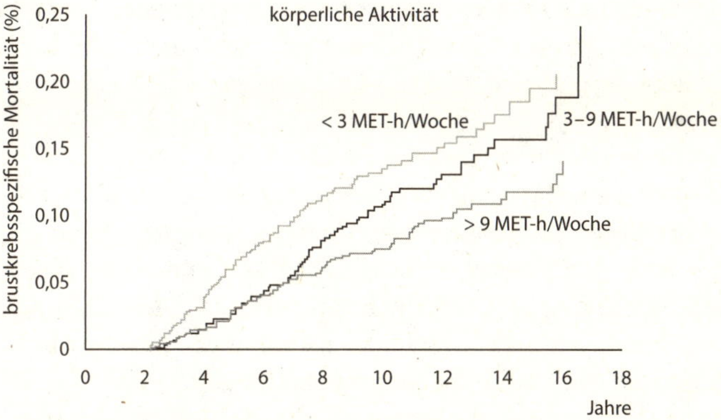

Abb. 7: Zusammenhang zwischen körperlicher Aktivität und Krankheitsverlauf bei Brustkrebs. Quelle: nach Holmes et al., 2005.

Verschiedene Studien	Beobachtungs- zeitraum in Jahren	MET	Durchschnittliche Risikoreduktion in Prozent
Holmes 2005	8	3–9	20
		9–15	50
		15+	44
Holick 2008	5.6	8–21	39
Irwin 2008	6	9+	35
Irwin 2011	6	3–9	23
		9+	39
Beasley 2012	2	10+ PA-Richtlinien	25

Tab. 4: Studien der letzten zehn Jahre zum Zusammenhang zwischen körperlicher Aktivität und Prognoseverbesserung bei Brustkrebs.

Eine kürzlich publizierte Meta-Analyse aus 22 prospektiven Studien bestätigten diese Ergebnisse. Es zeigte sich, dass durch intensive sportliche Betätigung, nach der Diagnose beginnend, die Sterblichkeit der Brustkrebserkrankten um 41 Prozent und die Gesamtsterblichkeit um 48 Prozent verringert werden konnte. Selbst wenn Frauen nur etwas mehr als 8 MET-h erreichten, verbesserte sich die Prognose der Erkrankung um 33 Prozent.[14]

Ähnlich wie schon im Kapitel »Sportliche Aktivität zur Krebsvorbeugung« dargestellt, spielt auch hier das Körpergewicht eine Rolle. Bei etwas übergewichtigen Patientinnen (mit einem BMI über 25 kg/m²) wirkt sich sportliche Aktivität besonders positiv aus, während bei schlanken Frauen der Effekt nicht so ausgeprägt ist.[15] Sind die Patientinnen deutlich zu dick (BMI > 30 kg/m²), sollte das Augenmerk zunächst auf der Gewichtsreduktion liegen, da bei einem stark erhöhten Körpergewicht auch die Gefahr von Sportverletzungen relativ hoch ist.

Bei all diesen Studien muss man natürlich immer die Frage stellen (siehe auch Kapitel »Sportliche Aktivität zur Krebsvorbeugung«), ob nicht andere Einflüsse ebenso wichtig oder gar wichtiger sind. Sportliche Menschen leben schließlich meist gesünder, rauchen seltener, essen vernünftiger und sind häufiger normalgewichtig. Könnten es daher nicht diese allgemeinen Faktoren sein, die die Prognose für den Krankheitsverlauf verbessern?

Um diese anderen Einflüsse auszuschließen und relativ sicher zu sein, dass die beobachteten Ergebnisse wirklich auf die sportliche Aktivität zurückzuführen sind, wurden diese anderen Einflussfaktoren »herausgerechnet«. Wie das technisch oder statistisch geht, würde den Rahmen dieses Buchs sprengen. Es ist jedoch möglich, und damit können klare Aussagen über die unterschiedlichen Effekte einer Therapie oder einer Veränderung des Lebensstils getroffen werden.

Noch hat die Wissenschaft nicht alle Aspekte geklärt, weitere Untersuchungen sind notwendig, um verschiedene Fragen bezüglich des Trainingsbeginns, der Intensität und Dauer sowie des Zusammenhangs mit der Gewichtsentwicklung schlüssig zu beantworten. Die Ergebnisse der vorliegenden Studien sind jedoch für eines völlig ausreichend: Nämlich dafür, die Patientinnen nachhaltig dahingehend zu motivieren, körperliche Aktivität als ein zusätzliches »Medikament« bei der Behandlung des Brustkrebses einzusetzen. Moderat »verabreicht« sollten Sport und körperliche Aktivität auch von den Kassen und Ärzten noch stärker in die Behandlung einbezogen und gefördert werden. Wie gesagt, kaum ein »klassisches« Medikament erreicht eine derartig positive Verbesserung des Krankheitsverlaufs.

Prostatakrebs

Diese bösartige Tumorerkrankung geht vom Drüsengewebe der Vorsteherdrüse *(Prostata)* aus. Sie ist die häufigste Krebserkrankung bei Männern, in Deutschland sterben knapp drei von 100 Männern an Prostatakrebs.

Die Erkrankung ist im Frühstadium symptomlos. Im fortgeschrittenen Stadium können Beschwerden wie Blasenentleerungsstörungen, Knochenschmerzen und später Gewichtsverlust und Blutarmut auftreten. Wird die Diagnose erst gestellt, wenn bereits Symptome aufgetreten sind, hat häufig schon eine Metastasierung stattgefunden; vorrangig streut der Krebs in die lokalen Lymphknoten oder in das Skelett (Knochenmetastasen). Die Prognose ist in diesen Fällen deutlich schlechter.

Da der Prostatakrebs überwiegend bei älteren Männern auftritt, die eines natürlichen Todes sterben, bevor sie Beschwerden bekommen, sind nur wenige Studien zum Thema sportliche Aktivität und Prostatakrebs durchgeführt und publiziert worden. Eine dieser Studien initiierte die britische Gesundheitsbehörde und untersuchte dafür 2700 Männer. Ähnlich wie beim Darm- und Brustkrebs zeigte sich, dass moderat durchgeführter Sport die Prognose dieser Krebserkrankung deutlich verbessert. Auch scheint eine sogenannte Dosis-Wirkungs-Beziehung zu bestehen: Die Verbesserung des Krankheitsverlaufs ist abhängig von der Intensität und Häufigkeit der sportlichen Betätigung der Patienten.[16] 9 MET-h pro Woche scheinen die Schwelle zu sein, von der an ein positiver Effekt feststellbar ist. Allein durch drei Stunden zügiges Gehen pro Woche kann der Krankheitsverlauf um 30 Prozent verbessert werden. Wer in der Lage ist, beachtliche 48 MET-h pro Woche zu schaffen, kann die Prognose sogar um 60 Prozent verbessern. 48 MET-h pro Woche (das entspricht täglich einer Stunde joggen), das ist schon eine gewaltige Herausforderung. Inwieweit dies für Männer, die typischerweise im siebten und achten Lebensjahrzehnt mit dieser Krebskrankheit konfrontiert werden, möglich ist, sei dahingestellt. Ich bringe es, obwohl ich mich bemühe, zumindest jeden Tag ein bisschen Sport zu treiben, nicht auf 48 MET-h pro Woche – und ich bin gesund und noch keine 70 Jahre alt … Sollte Ihr Ehrgeiz dennoch in diese Richtung gehen, empfehle ich Ihnen, sich langsam und ohne Stress diesem Leistungswert zu nähern.

Bevor Sie nun die Flinte ins Korn werfen und sagen: »Puh, das schaffe ich nie!«, möchte ich Ihnen das Ergebnis einer weiteren Studie mitteilen. Diese hat nämlich gezeigt, dass die sportliche Dosis keineswegs so hoch sein muss, um dennoch einen positiven Effekt zu zeitigen. Die gleiche britische Forschergruppe konnte bei fast 1500 Männern, die an einem lokalisierten Prostatakrebs erkrankt waren, nachweisen, dass schnelles Gehen von drei Stunden pro Woche (das entspricht einmal mehr 9 MET-h pro Woche) die Gefahr eines erneuten Auftretens des Tumors und damit ein Fortschreiten der Erkrankung um 57 Prozent reduzieren konnte.[17]

Auch die Gefahr, an einem Prostatakrebs zu sterben, wird durch einen dreistündigen Marsch pro Woche oder andere sportliche Aktivitäten mit entsprechenden MET-Leistungen erheblich geringer. Wohlgemerkt, es geht um »zügiges Gehen« und nicht um »Flanieren«. Zusammengefasst zeigen die Ergebnisse all dieser Studien einmal mehr, dass es sich wirklich »lohnt«, körperlich aktiv zu sein.

Für das Wachstum bösartiger Prostatazellen spielen *Androgene* (Männlichkeitshormone) wie zum Beispiel *Testosteron* eine wichtige Rolle. Ein gängiges Verfahren der Behandlung des Prostatakrebses ist die Absenkung des Androgenspiegels (auch als ADT, »Androgen Depriviation Therapy«, bezeichnet). Diese Therapie hat zum Teil erhebliche Nebenwirkungen wie Hitzewallungen und Schweißausbrüche, Verlust der Libido, Erektionsstörungen, Blutarmut und Knochenabbau *(Osteoporose)*. Ganz besonders relevant für den männlichen Körper ist es, dass durch diese Therapie Fettmasse und Gewicht aufgebaut, Muskeln hingegen deutlich abgebaut werden. Dies führt zu Veränderungen des Stoffwechsels, die das Risiko für Herz-Kreislauf-Erkrankungen erhöhen.

Um diesen problematischen Entwicklungen entgegenzutreten spielt die körperliche Aktivität und im Besonderen das Krafttraining eine entscheidende Rolle. In einer Studie konnte gezeigt werden, dass ein 20-wöchiges Krafttraining, das interessanterweise nur zweimal pro Woche stattfand, die Muskelkraft bereits entscheidend verbesserte. Dadurch konnte verhindert werden, dass das Fettgewebe zunahm. Wurde das Sportprogramm auf zwölf Wochen begrenzt, waren die Ergebnisse ähnlich positiv. Die Kraft nahm zu, das Fettgewebe prozentual ab.[18] Vor allem Patienten über 65 profitierten besonders von einem strukturierten Krafttraining, da sie in besonderem Maße zu einer Zunahme des Fettgewebes und einem Verlust der Muskulatur während der Therapie neigen.[19]

Neben der verbesserten Kraft und der Gewichtsreduktion spielt auch das Körpergefühl für diese Patienten eine maßgebliche Rolle. Gerade für das Lebensgefühl eines jüngeren Mannes ist es wichtig, ein positives Verhältnis zu seinem Körper zu erhalten oder wiederzuerlangen. Patienten, die über mehr Kraft verfügen und durch das Training ihr »männliches« Aussehen zurückgewinnen, fühlen sich wohler in ihrer Haut. Das wiederum hat natürlich erhebliche Auswirkungen auf die Seele; depressive Stimmungen und das von uns Ärzten so gefürchtete Fatigue-Syndrom treten seltener auf. Ich werde später noch ausführlicher darauf eingehen. Interessanter-, aber auch traurigerweise neigen jüngere Patienten (unter 60) dazu, sich nach einer operativen Behandlung bei Prostatakrebs weniger zu bewegen. Während Patienten über 60 ganz gut in »die Gänge« kommen und sechs Monate nach der Operation ihre alten Bewegungsgewohnheiten wieder aufgenommen haben, sind jüngere nicht so motiviert; das gilt vor allem für eher schlecht ausgebildete, häufig arbeitslose und unverheiratete Männer.[20]

Als Arzt kenne ich solche Patienten. Häufig haben diese Männer kein gutes »Körpergefühl«, ändern ihren Lebensstil nicht und lassen sich gehen. Gerade diese Patienten aber würden von einer anderen Lebenseinstellung in jeder Hinsicht profitieren. Deshalb ist nicht das Alter, sondern *die Motivation* entscheidend, ob körperliche Aktivität einen positiven Beitrag zur Prognose leisten kann oder nicht.

Bauchspeicheldrüsenkrebs

Das sogenannte Pankreaskarzinom ist eine Erkrankung, die typischerweise Männer, weniger Frauen, zwischen dem sechzigsten und achtzigsten Lebensjahr betrifft und aus verschiedenen Gründen an Häufigkeit zunimmt. In Deutschland erkranken jährlich etwa 16 von 100 000 Menschen an Bauchspeicheldrüsenkrebs. Die Erkrankung verläuft oft lange symptomlos, weshalb der Krebs häufig zu spät entdeckt wird und bereits Tochtergeschwülste *(Metastasen)* gebildet hat.

Beim Bauchspeicheldrüsenkrebs handelt es sich um den dritthäufigsten Tumor des Verdauungstrakts, der mit einer sehr schlechten Prognose einhergeht. Nur etwa 20 Prozent der Patienten können operiert werden, danach schließt sich eine Chemotherapie an. Die meisten Patienten werden chemotherapeutisch behandelt, um das Wachstum des Tumors zu verlangsamen. Es geht nicht um Heilung, sondern darum, die Zeit, die den Patienten noch bleibt, bei erträglicher Lebensqualität zu verlängern.

Erstaunlich wenig ist zum Thema Bauchspeicheldrüsenkrebs und körperliche Aktivität veröffentlicht worden. Das liegt sicherlich zunächst daran, dass nach Diagnose und Operation/Chemotherapie, das Thema richtige und ausreichende Ernährung im Vordergrund steht. Zum anderen ist die Prognose leider immer noch nicht so gut, als dass sich genügend Teilnehmer für eine entsprechende Studie finden ließen.

Theresa Yeo, eine Spezialistin für Bauchspeicheldrüsenkrebs an der berühmten Johns Hopkins University in den USA, hat es dennoch versucht. 102 Patienten, die wegen eines Tumors in der Bauchspeicheldrüse operiert worden waren, wurden in zwei Gruppen eingeteilt. Die eine Gruppe wurde über die Studie und ihre Zielsetzung aufgeklärt, regelmäßig zu ihren Aktivitäten befragt, aber nicht kontrolliert. Die andere Gruppe sollte zusätzlich unter Anleitung (und damit Kontrolle) »walken«, also marschieren. Die »Marschierer« waren nach kurzer Zeit in einem besseren körperlichen Zustand, litten seltener an den Symptomen einer Fatigue und hatten im Vergleich zu den anderen Patienten eine deutlich bessere Lebensqualität. Eine Aussage darüber, ob bei den Aktiven der Krankheitsverlauf insgesamt günstiger war, konnten die Forscher um Theresa Yeo allerdings aufgrund des kurzen Untersuchungszeitraums nicht treffen.[21]

Es ist sicherlich nicht sinnvoll, *jedem* Patienten mit Bauchspeicheldrüsenkrebs *immer und sofort* körperliche Aktivität zu »verschreiben«. Jeder Patient muss als »Leib/Seele-Einheit« wahrgenommen werden, jeder hat individuelle Probleme und Bedürfnisse, auf die man als Arzt und Therapeut eingehen muss. Bei einem meiner Patienten wäre Sport unmittelbar nach der Diagnose »Mord« gewesen, also völlig ungeeignet. Erst als wir sein Hauptproblem – die »Mangelernährung« – im Griff hatten, ergab sich die Möglichkeit eines sinnvollen Trainings.

Herr M. war an einem Bauchspeicheldrüsenkrebs erkrankt. Die schwierige Operation war gut verlaufen, und der Patient besuchte mit seiner Frau eine postoperative Reha-Einrichtung an einem schönen Kurort. Nach sechs Wochen kam er zu uns zur Kontrolle – und bot ein Bild des Jammers. Ich war entsetzt. Herr M. hatte drastisch abgenommen. Vor der Erkrankung war er etwas übergewichtig gewesen, gleichwohl nicht unsportlich. Er schwamm gerne, und bei dieser Form der Bewegung ist Übergewicht nicht besonders hinderlich.

Nun, nach Operation und Reha, war Herr M. abgemagert und sah wirklich elend aus. Auch wenn er tapfer und ausreichend aß, schien das Essen nicht anzuschlagen. Es war, als ob der Körper und die Organe die Speisen nicht verwerten konnten. Sie rutschten offenbar durch den Darm, ohne dass sie den Patienten ernährten.

Die Untersuchung ergab, dass Herr M. an einer tumorbedingten Kachexie – einem krankhaften Gewichtsverlust – litt. Eile war geboten! Zunächst wurden ihm Medikamente, in diesem Fall Enzympräparate, gegeben, damit die Nahrung im Darm auch aufgeschlüsselt und somit aufgenommen werden konnte. Zusätzlich erhielt er über die Venen fettreiche Zusatznahrung.

Bald ging es mit ihm wieder bergauf, die Infusionen konnten reduziert werden, und wir begannen mit ihm ein Muskelaufbautraining. Mit leichten Gewichten und ohne übertriebenen Ehrgeiz. Sein Körpergewicht stabilisierte sich, die Muskeln wurden mehr und etwas straffer, aber das Wichtigste war, dass Herr M. trotz der schwierigen gesundheitlichen Situation wieder Lebensmut fasste. Er nahm von sich aus das Schwimmen wieder auf und wurde auch neben seinen regelmäßigen Muskelübungen aktiv. Diese insgesamt gesteigerte Lebensqualität führte dazu, dass Herr M. inzwischen wieder mit mehr Genuss essen konnte und sich sein Gewicht wieder einem normalen Maß angenähert hatte.

Das Hauptproblem der Patienten, die an einem Krebs der Bauchspeicheldrüse leiden, ist im Gegensatz zu vielen anderen Tumorerkrankungen nicht das Über-, sondern ein krankhaftes Untergewicht. Der Grund für diesen sehr problematischen Zustand liegt unter anderem an der Funktion der Bauchspeicheldrüse: Sie steuert die Verdauung von Nahrung maßgeblich; durch die Erkrankung, bzw. durch die Entfernung des tumortragenden Gewebes, ist sie genau in dieser Funktion beeinträchtigt. Die Patienten leiden an einem rapiden Abbau von Fettgewebe und Muskulatur. Symptome dieser sogenannten Kachexie sind eine zunehmende Kraftlosigkeit und Lethargie. Das Knochenmark verliert nach und nach seine Fähigkeit zur Blutbildung, auch bei anderen Organen kommt es zu krankhaften Verkleinerungen und Funktionsausfällen. Lebensbedrohlich wird der Zustand, wenn der Herzmuskel angegriffen wird.

Die Mechanismen, die zu dieser Kachexie führen, sind trotz intensiver Forschung immer noch unklar. Das Ergebnis aber – dass ein Patient »immer weniger wird« und »dahinsiecht« – ist nur schwer auszuhalten. Das gilt für Angehörige wie auch für die behandelnden Ärzte. Diese müssen schnell handeln, denn der krankhafte Gewichtsverlust kann lebensbedrohlich sein.

Hauptziel der Therapie ist es, das Gewicht zu stabilisieren, die Muskeln zu stärken und die Körperfunktionen aufrechtzuerhalten.

So wenig man bislang über die Entstehung der Kachexie weiß, so sicher gilt eines: Wie so häufig bei Krankheiten ist das Geschehen auch hier »multifaktoriell«, das heißt, verschiedene Mechanismen greifen unheilvoll ineinander. Einige Veränderungen im Körper, die anscheinend Kachexie auslösen, sind uns bereits bekannt: Chronische Entzündungen, Sauerstoffradikale, Insulinstoffwechsel kennen wir als Auslöser und Förderer des Tumorwachstums. Im vorangegangenen Kapitel habe ich dargelegt, dass Bewegung und Sport diesen Mechanismen entgegenwirken, sodass der Schluss naheliegt, dass körperliche Aktivität die tumorbedingte Kachexie bei Patienten mit Bauchspeicheldrüsenkrebs ebenfalls vermindern kann.[22]

In einer Reihe von Tierversuchen an Mäusen konnten durch Training in Laufrädern und Stimulation von Muskelgruppen der Muskelabbau und der Gewichtsverlust verhindert werden. Wie aber sieht es bei »menschlichen« Patienten aus?

Tatsächlich haben mehrere Untersuchungen an Krebspatienten gezeigt, dass insbesondere Krafttraining den Muskelabbau stoppen konnte. Das Gewicht stabilisierte sich, das notwendige Fettgewebe (als »Baufett« bezeichnet, weil es zum Beispiel der Auspolsterung dient oder Organe einbettet) nahm nicht ab, und die so wichtige Lebensqualität konnte deutlich gesteigert werden.[23] Untersuchungen zum Krankheitsverlauf sind zum jetzigen Zeitpunkt nicht publiziert worden, doch es besteht aus meiner Erfahrung als Leiter eines Bauchspeicheldrüsenkrebszentrums in Deutschland und anhand von vielen Patientenschicksalen kein Zweifel, dass die Prognose durch eine rechtzeitige – vielleicht sogar frühzeitige – Behandlung von Kachexie und die damit verbundene verbesserte Lebensqualität gesteigert werden kann.

Lungenkrebs

Das sogenannte Bronchialkarzinom ist eine der häufigsten bösartigen Erkrankungen beim Menschen. In Mitteleuropa sind etwa 60 von 100 000 Einwohnern davon betroffen. Die Zahl der Neuerkrankungen – in Deutschland sind es rund 50 000 pro Jahr – weist eine steigende Tendenz auf.

Rauchen ist der mit Abstand wichtigste Risikofaktor für Lungenkrebs. Das Risiko steigt mit der Zahl der Zigaretten und der Dauer des Rauchens. Bei Männern ist das Rauchen in etwa 90 Prozent, bei Frauen in etwa 80 Prozent der Fälle für die Entwicklung eines Bronchialkarzinoms verantwortlich. Die zweithäufigste Ursache sind Umweltgifte, zum Beispiel das Wohnen in stark mit dem radioaktiven Edelgas Radon belasteten Räumen. Das Gas dringt meist aus dem Boden in die Häuser ein. Die Belastung ist auf die unterschiedlichen Vorkommen einzelner Gesteinsarten und die Zusammensetzung des Bodens zurückzuführen. Regionen, in denen z. B. Uran abgebaut wurde, und solche mit Granit-, Bauxit- und Schwarzschiefervorkommen weisen hohe Radonkonzentrationen im Boden, in der Luft und im Wasser auf, während sie in Kalksteinböden deutlich niedriger ausfällt. Unter ungünstigen Bedingungen kann das Lungenkrebsrisiko in solchermaßen belasteten Räumen und Regionen nennenswert steigen. Gleiches gilt für Stoffe wie Asbest oder Chrom.

Die Heilungsrate ist von der Art des Karzinoms und seiner Ausdehnung abhängig. An Lungenkrebs sterben mehr Menschen als an Brust-, Prostata- und Dickdarmkrebs zusammen. Entwickelt der Patient die ersten Symptome (z. B. chronische Heiserkeit oder Bluthusten), ist es meist zu spät für eine erfolgreiche Therapie. Insgesamt überleben nur 15 Prozent der Patienten mit Lungenkrebs die nächsten fünf Jahre nach Diagnosestellung.[24] Wenn der Tumor aber frühzeitig (meist per Zufall) entdeckt wird, liegt die Überlebensquote nach Angaben der American Cancer Society bei 47 Prozent.[25]

Es gibt sehr viele Studien, die sich damit beschäftigen, wie man mit körperlicher Aktivität Lungenkrebs vorbeugen kann.

Aber nur sehr wenige, die sich mit der Bedeutung von Bewegung *nach* der Diagnose Lungenkrebs beschäftigen. In zwei Untersuchungen wurden die Patienten über zwölf Wochen betreut und dazu angehalten, drei- bis fünfmal in der Woche zügig zu gehen. Die einzelnen Trainingseinheiten dauerten zunächst eineinhalb bis zwei Stunden, was bedeutete, dass die Lungenkrebspatienten fünf bis zehn Stunden pro Woche trainieren sollten. Das war völlig realitätsfern, weshalb über die Hälfte der Patienten »die Flinte ins Korn« warf. Nur die Supersportlichen hielten durch.[26]

In einer darauffolgenden Studie wurden die einzelnen Einheiten daher auf 40 Minuten reduziert. Auch wurden die Teilnehmer wöchentlich angerufen und motiviert, damit sie bei der Stange blieben. Dennoch zogen nur knapp 60 Prozent der Patienten das Programm durch. Die Gründe dafür waren vielfältig. Manchen Patienten ging es nicht gut, andere waren nicht zu motivieren oder zu sehr mit anderen Dingen beschäftigt, hatten also (angeblich) keine Zeit. Die Initiatoren der Studie schlossen daraus, dass Lungenkrebspatienten einer sehr intensiven Betreuung und Begleitung bedürfen.[27]

Diejenigen, die tatsächlich zwölf Wochen durchhielten, hatten deutlich weniger Depressionen, Angstzustände und Fatigue-Symptome. Auch andere Beschwerden, die sich generell aus der Diagnose ergaben, waren deutlich geringer. Insgesamt waren die Patienten, die sich moderat bewegten, »besser drauf«, wobei sich zügiges Gehen als idealste und am besten durchführbare Form von Bewegung erwies.

In einer weiteren Studie, die im Nachhinein den Krankheitsverlauf mit der körperlichen Aktivität in Zusammenhang brachte, zeigte sich, dass Patienten, die ihre wache Zeit sitzend verbrachten, häufiger in schlechterer körperlicher und seelischer Verfassung waren als aktive Patienten.[28] In keiner der erwähnten Studien war allerdings die Auswirkung von Sport auf die Krankheitsprognose Gegenstand der Untersuchung.

Im Gegensatz zu den Untersuchungen zu Brust-, Darm- und Prostatakrebs können wir daher keine wissenschaftlich belastbaren Aussagen zur Auswirkung von Sport und Bewegung auf die *Prognose* bei Lungenkrebs treffen. Es zeigt sich jedoch, dass auch bei diesem Krankheitsbild körperliche Aktivität möglich ist und einen positiven Effekt auf das *seelische Befinden* der Patienten hat. Moderates Training vermindert Angstzustände, Depressionen und andere Krankheitssymptome, die Patienten fühlen sich besser und haben eine deutlich höhere Lebensqualität.

Blutkrebserkrankungen

Unter diesem Begriff wird eine Reihe von bösartigen Erkrankungen des Bluts, des Knochenmarks oder des lymphatischen Gewebes zusammengefasst. Etwa 9000 Menschen erkranken jährlich in Deutschland an Blutkrebs, die meisten von ihnen sind zwischen 50 und 70 Jahren alt. Etwa 7 bis 10 Prozent der Patienten sind Jugendliche unter 15 Jahren. Glücklicherweise hat sich, natürlich immer abhängig von der genauen Diagnose und dem Tumorstadium, in den letzten Jahrzehnten die Prognose von Patienten mit Blutkrebserkrankungen stark verbessert. So liegen die fünf-Jahres-Überlebensraten von Patienten mit Blutkrebserkrankungen heute bei 73 (Non-Hodgkin-Lymphom) bzw. 81 Prozent (Hodgkin-Lymphom).[29]

Blutkrebserkrankungen werden mit Chemotherapie, Strahlentherapie und Stammzellentransplantation behandelt. Für die Patienten ist das sehr anstrengend, die Nebenwirkungen sind erheblich. Im Fall der Stammzellentransplantation müssen sich die Patienten über einen längeren Zeitraum, von der Außenwelt abgeschottet, stationär aufhalten. Da diese anstrengende Therapie große Erfolge zeitigt, rückten in den vergangenen Jahren Nebenwirkungen, die auch erst später auftreten können, zunehmend in den Fokus von behandelnden Ärzten und Wissenschaftlern.

Neben Übelkeit, Erbrechen und Gewichtsverlust ist eine der häufigsten Langzeitfolgen das Fatigue-Syndrom. 60 bis 100 Prozent der Blutkrebspatienten, d.h. praktisch alle, sind davon betroffen.[30] Das Fatigue-Syndrom kann während und unmittelbar nach der Therapie auftreten, aber auch noch Monate oder sogar Jahre nach Ende der Behandlung die Lebensqualität des Patienten negativ beeinflussen. Die Symptome sind, wie bereits beschrieben, eine tief empfundene Mattigkeit, Antriebslosigkeit, die Patienten sind trotz ausreichender Ruhephasen schnell erschöpft. Fatigue wird häufig nicht erkannt, noch seltener richtig behandelt, obwohl es die Patienten oft mehr belastet als Schmerzen.

In den letzten zehn Jahren konnte in verschiedenen Studien gezeigt werden, dass das Fatigue-Syndrom generell mit reduzierter körperlicher Aktivität und schlechter körperlicher Fitness einhergeht.[31] Auch Depressionen und Angststörungen, an denen zwischen 50 und 60 Prozent *aller* Krebspatienten leiden, scheinen mit mangelnder körperlicher Aktivität und Fitness in Zusammenhang zu stehen. Fehlt die körperliche Aktivität oder ist sie zu gering, können sich Fatigue-Syndrom und Depression wie in einem Teufelskreis verstärken. Die Antwort auf die Frage »Henne oder Ei?« kann bei jedem Patienten unterschiedlich ausfallen. Sicher ist nur, dass beides zusammenhängt.

Leider folgen nur etwa 20 bis 30 Prozent aller an Krebs erkrankten Patienten den Empfehlungen des American College of Sports Medicine (ACSM), sich 150 Minuten in der Woche zu bewegen. Dabei wurde in mehreren Studien festgestellt, dass Patienten durch frühzeitiges und konsequent durchgeführtes Training fitter sind und sich ihre Lebensqualität deutlich verbessert. Sport kann, wie wir bei anderen Erkrankungen bereits gesehen haben, auch dem Fatigue-Syndrom effektiv entgegenwirken. So leiden Patienten, die sich neben der Behandlung ihrer Blutkrebserkrankung auch einem körperlichen Trainingsprogramm unterziehen, weniger an den Nebenwirkungen der Therapie.[32] Es gilt das bekannte Prinzip: »start low – go slow.«

Ausgehend von diesen Überlegungen führten die sehr aktiven Wissenschaftler aus dem kanadischen Egmonton eine zwölfwöchige vergleichende Untersuchung bei Lymphompatienten durch. Eine Teilnehmergruppe wurde angewiesen, sich wie gewohnt zu verhalten, die andere Gruppe wurde von Physiotherapeuten trainiert: Das Programm begann zunächst mit 20 Minuten radeln auf einem Standfahrrad (Ergometer) dreimal pro Woche. Die Belastung sollte anfangs nicht über 60 Prozent des maximalen Sauerstoffverbrauchs liegen (VO_2 max), also moderat sein. Nach vier Wochen wurde sie langsam in 5-Prozent-Schritten gesteigert. Trotz der zum Teil sehr belastenden Primärtherapie beendeten über 90 Prozent der Patienten aus der Trainingsgruppe das Programm erfolgreich. Ebenso waren die Auswirkungen des strukturierten Trainings beachtlich. Die Teilnehmer hatten neben einer verbesserten körperlichen Fitness eine deutlich bessere Lebensqualität, weniger Depressionen und waren dementsprechend »glücklicher«.[33]

In einer Meta-Analyse mit insgesamt mehr als 800 Blutkrebspatienten wurden diese Ergebnisse nochmals bestätigt.[34] Sportliche Betätigung bereits *während* der Krebstherapie verbessert die körperliche Leistungsfähigkeit, verhindert Depression und Fatigue und führt generell zu einer spürbar besseren Lebensqualität. Sofern bestimmte Vorsichtsmaßnahmen eingehalten werden, gefährdet körperliches Training die Patienten nicht und ist sicher durchführbar.[35] Doch sollte zum Beispiel regelmäßig geprüft werden, ob die Werte der roten und weißen Blutkörperchen im Normalbereich liegen.

Inwieweit Sport die Prognose der Erkrankung positiv beeinflusst, wurde leider bislang noch in keiner Studie untersucht. Da aber das Training die Lebensqualität deutlich verbessert, brechen weniger Patienten die sehr anstrengende Chemotherapie ab, sodass die leitliniengerechte Therapie sich voll entfalten kann. Allein daraus lässt sich zumindest vermuten, dass auch bei dieser Krankheitsgruppe körperliche Aktivität die Prognose verbessert.

Lebensqualität und Sport

Lebensqualität ist nicht nur sozialwissenschaftlich und philosophisch relevant, sondern wird auch in der Medizin zunehmend als ein wichtiges Kriterium bei Therapieentscheidungen gesehen. »Choosing wisely« (frei übersetzt: »die kluge Wahl«) ist eine amerikanische Initiative, die Entscheidungskriterien definiert, ob das medizinisch Machbare auch im Sinne der Patienten wünschenswert ist. Im Umkehrschluss bedeutet es, dass nicht alles sinnvoll ist, was machbar ist. Bei schwerwiegenden Erkrankungen wie zum Beispiel Krebs muss sich der behandelnde Arzt, der seinen Patienten heilen möchte, daher immer die Frage stellen, ob die Therapie die Lebensqualität des Erkrankten nicht zu stark beeinträchtigt oder sich wegen massiver Auswirkungen auf dieselbe nicht sogar verbietet.

Lebensqualität ist gleichwohl sehr subjektiv, jeder wird sie für sich anders definieren, auch kann sie je nach Lebensumstand variieren. Schon der Philosoph Aristoteles stellte sehr vereinfacht fest: »Und oft ändert derselbe Mensch seine Wünsche. Wird er krank, so ist es die Gesundheit, und wenn er gesund ist, ist es das Geld.«

Lebensqualität bedeutet für Kranke etwas anderes als für Gesunde. Und ganz generell sind die Kriterien für ein erfülltes oder zufriedenes Leben sehr individuell. In verschiedenen Studien wurde festgestellt, dass sich die Lebensqualität von schwer kranken Patienten während des Krankheitsverlaufs vielfach ändert und sich sowohl verschlechtern als auch verbessern kann. Paradoxerweise steigt bei Tumorpatienten häufig die empfundene Lebensqualität, ohne dass sich an der Krankheit und ihren Folgen Entscheidendes geändert hätte. Eine wichtige Frage für die Medizin ist folglich: Liegt die Verbesserung der Lebensqualität daran, dass sich der Patient an den Zustand gewöhnt, sich in das Unvermeidliche gefügt hat, oder haben sich die Prioritäten geändert? Vermutlich ist es eine Mischung aus beiden Varianten.

Wie gesagt, Lebensqualität ist subjektiv und schwer messbar. Die Weltgesundheitsorganisation (WHO) hat es dennoch versucht und zumindest für die gesundheitsbezogene Lebensqualität drei Kriterien aufgestellt:

- körperliches Wohlbefinden,
- seelisches Wohlbefinden und
- soziales Wohlbefinden.

Jede Behandlung eines Patienten sollte auf diese drei Aspekte hin überprüft werden (»choosing wisely«). Ist das Wohlbefinden des Betroffenen empfindlich eingeschränkt, muss abgewogen werden, ob die Erfolgsaussichten einer Therapie deren negativen Aspekte überwiegen. Keiner will länger leben, um länger zu leiden.

Viele Krebspatienten fürchten sich vor Übelkeit, Schmerzen, Haarausfall, körperlichen Einschränkungen und dem Fatigue-Syndrom. Neben solchen Nebenwirkungen der Behandlung spielen insbesondere Depressivität und Angstzustände, aber auch Probleme mit den alltäglichen Aufgaben eine sehr wichtige Rolle. »Ich komme mit meinem Leben nicht mehr zurecht« – solche Sätze habe ich tausendfach gehört. Und fast immer ging es dabei auch um den als sehr schmerzlich empfundenen Verlust der Autonomie. All das wirkt sich insgesamt auf die Lebensqualität aus – und zwar in allen drei der oben genannten Bereiche.

Herr G., ein hochgebildeter Mann, hatte plötzlich Rückenschmerzen und ging zu einem Orthopäden. Nach Untersuchungen nebst Röntgenaufnahmen und Hinzuziehung anderer Fachärzte stellte sich heraus, dass der Patient bereits an Knochenmetastasen eines Prostatakrebses litt.

Herr G. war mit Leib und Seele in führender Stellung als Ingenieur tätig. Da er bereits früh verwitwet und die Kinder längst aus dem Haus waren, drehte sich sein ganzes Leben um den Beruf. Sei-

nen Körper hat er nie so »wichtig« genommen. Für ihn als Ingenieur war der Körper so etwas wie eine Maschine, die zu funktionieren, zu gehorchen und sich seinem Willen unterzuordnen hatte.

Plötzlich bestimmten die Ärzte und Physiotherapeuten den Ablauf jedes einzelnen Tages. Neben der für ihn letztlich schwer zu akzeptierenden Diagnose schmerzte Herrn G. am meisten, dass er scheinbar die Kontrolle über sein Leben verloren hatte.

Es bedurfte langer Gespräche um ihm verständlich zu machen, dass der Körper viel mehr ist als eine Maschine, dass Essen nicht nur Energieaufnahme, sondern Genuss bedeutet, und dass Sport nicht nur Muskelanstrengung ist, die unnötig Energie verbraucht, sondern Lebensfreude und Spaß bringt. Erst als ihm klar wurde, dass moderate körperliche Bewegung und gutes, gesundes Essen die Lebensqualität erhöhen und somit auch die Prognose seiner Erkrankung verbessern können, konnte ich ihn zu einer Änderung seines Lebensstils »überreden«. Die Arbeit bestimmte zwar noch einen Großteil seines Lebens, aber er definierte sich nicht mehr ausschließlich darüber. Er setzte andere Prioritäten, schaffte sich einen Hund an und nahm sich und seine Bedürfnisse ernster. Nur das Rauchen konnte er leider auch weiterhin nicht lassen.

Sport und Bewegung haben in vielerlei Hinsicht positive Auswirkungen auf die Lebensqualität der Erkrankten. Das hat eine Meta-Analyse eines kanadischen Forscherteams eindrucksvoll bestätigt. 78 Einzelstudien wurden dabei verglichen. Es ging um die Frage, wie sich ein Trainingsprogramm auf das seelische Wohlbefinden von Patienten mit Brust-, Dickdarm-, Prostata-, Lungen-, Eierstock- und verschiedenen Blutkrebsarten auswirkte. Das Training war moderat, fand drei- bis fünfmal in der Woche statt und dauerte etwa 30 bis 45 Minuten. Bei allen Patienten verbesserte sich selbst während der Chemo-, bzw. Strahlentherapie durch die körperliche Aktivität die Stimmungslage deutlich. Dieser Trend setzte sich im weiteren Verlauf fort. Auch Monate nach Chemo- und/oder Strahlentherapie und nach dem Ende des organisierten Trainingsprogramms stieg die Lebensqualität weiter an, sofern die Patienten aktiv blieben.

Krebsspezifische Beschwerden wurden weniger, das Fatigue-Syndrom nahm ab, ebenso traten Angstzustände und die häufig zu beobachtenden Stimmungsschwankungen seltener auf.[36]

In einer weiteren Meta-Analyse, die insgesamt 56 wissenschaftliche Untersuchungen einschloss, wurden bei Brustkrebspatientinnen zwei Behandlungsprinzipien untersucht. Niederländische Forscher verglichen die Auswirkungen einer psychoonkologischen Therapie mit denen eines sportlichen Trainingsprogramms. Es zeigte sich, dass die psychologische Betreuung im Wesentlichen Angstzustände und Depressionen verminderte; körperliche Aktivität reduzierte zusätzlich zu den Depressionen ganz wesentlich das Fatigue-Syndrom. Darüber hinaus hatte der Sport einen positiven Effekt auf das Körpergefühl speziell der Patientinnen; sie fühlten sich wohler in ihrer Haut und gaben an, grundsätzlich eine bessere Gesamtlebensqualität zu empfinden.[37]

Werden beide Behandlungsprinzipien miteinander kombiniert, verstärken sich ihre jeweils positiven Wirkungen gegenseitig.[38] Ich persönlich halte es aus ärztlicher Sicht für sehr wichtig, Patienten sowohl psychoonkologisch zu unterstützen als sie auch zu sportlicher Aktivität zu motivieren. Gerade in der schwierigen Phase der Primärtherapie, die mit großen Belastungen verbunden ist. Geht das Körpergefühl verloren, folgen häufig seelische Verstimmungen, Depressivität und das Fatigue-Syndrom. Wird hier nicht gegengesteuert, gerät der Patient in einen Teufelskreis, die belastenden Folgen verstärken sich gegenseitig.

Eine gute Lebensqualität ist für *alle* Krebspatienten von entscheidender Bedeutung, da bei seelischem Wohlbefinden die zum Teil sehr belastenden Therapien besser vertragen und häufiger erfolgreich »durchgezogen« werden. Unter diesem Aspekt vermag ein seelisches Gleichgewicht zumindest indirekt die Prognose zu verbessern helfen.

Es lohnt sich auf jeden Fall, auch bei Tumorerkrankungen, bei denen die Prognoseverbesserung nicht durch große Studien »nachgewiesen« ist, den Fernsehsessel zu verlassen und sich, seinem Körper und der Seele Bewegung zu gönnen. Interessanterweise sind die positiven Auswirkungen von Trainingsprogrammen nicht nur kurzfristig. Der Erfolg zeigt sich auch Monate und Jahre nach der primären Therapie und/oder ist später noch hinsichtlich der Lebensfreude intensiver.[39] Allerdings bedarf es Geduld: Als Betroffener muss man dem Körper und der Seele auch die nötige Zeit lassen, um auf das »Medikament Sport« zu reagieren.

Wann soll ich mit Sport anfangen?

»Und jedem Anfang wohnt ein Zauber inne, der uns beschützt und der uns hilft zu leben«, schreibt Hermann Hesse.

So einfach ist es meistens leider nicht … Es bedarf der Motivation, der Begleitung und manchmal zuallererst auch der Überwindung, aktiv zu werden. Das gilt für uns alle. Bei Krebspatienten kommt noch etwas hinzu: die große Unsicherheit nach der Schreckensdiagnose, das seelische Loch, in dem man zu versinken droht. Wie soll man sich da überhaupt aufraffen können? Und wenn man es schafft, ist es überhaupt richtig und sinnvoll?

Mit solchen Fragen muss man sich als Gesunder nicht herumschlagen. Doch wer beantwortet einem diese Fragen, wenn ein Krebs diagnostiziert wurde?

Viele Ärzte neigen dazu, ihren Patienten Schonung zu verordnen, um ja keinen Fehler zu begehen oder die Patienten nicht zu überfordern. Diese Zurückhaltung ist nachvollziehbar, denn als Arzt kann man im Einzelfall nicht kontrollieren, wie und in welchem Umfang der Patient trainiert. Nach dem Motto »nur kein Risiko eingehen« motivieren viele Ärzte ihre Patienten nicht wirklich dazu, sich zu bewegen. Häufig sind sich Ärzte nicht sicher, bei welchen Krebsarten, ab welchem Zeitpunkt und in welchem Maße Bewegung für ihre Patienten förderlich sein kann.

Das American College of Sports Medicine berief eine Expertenrunde aus Ärzten, Medizin- und Sportwissenschaftlern ein, die unter anderem untersuchen sollte, ab wann nach einer

Krebsdiagnose mit einem moderaten Training angefangen werden sollte. Die Experten kamen zu dem Schluss, dass es sinnvoll ist, bereits während der Primärtherapie (also während der Chemo- oder Strahlentherapie) körperlich aktiv zu werden oder es zu bleiben. Das Training gefährdet die Patienten nicht, wobei bestimmte Risiken natürlich zu beachten und zu berücksichtigen sind. Darauf werde ich später zurückkommen.

Ihre Empfehlung stützten die Experten auf eine Reihe von Studien, die die Effekte der körperlichen Aktivität zu verschiedenen Therapiezeitpunkten untersuchten. Eine Forschergruppe aus Kopenhagen begleitete beispielsweise 140 Patienten, die ganz unterschiedliche Krebserkrankungen hatten und chemo- oder strahlentherapeutisch behandelt wurden. Ein Teil der Patienten wurde sehr sportlich trainiert. Dreimal pro Woche mussten sie unter Anleitung von entsprechend ausgebildetem Pflegepersonal 30 Minuten lang ein Aufwärm-, 45 Minuten ein Kraft- und 15 Minuten ein Ausdauertraining absolvieren. Anschließende standen Massagen und Entspannung auf dem Programm. 96 Prozent der Patienten dieser Gruppe beendeten das sechswöchige ambitionierte Programm erfolgreich. Es zeigte sich, dass sie deutlich seltener am Fatigue-Syndrom litten, sich besser und vitaler fühlten und auch psychisch besser drauf waren als die Patienten der inaktiven Gruppe. Fünf Teilnehmerinnen hatten vor Trainingsbeginn ein Lymphödem, also einen geschwollenen Arm nach der Brustkrebsbehandlung. Bislang war vermutet worden, dass Sport Lymphödeme eher verschlimmern würde. Doch auch hier konnte Entwarnung gegeben werden, die Schwellung des Arms nahm während des Trainings keineswegs zu.

Die Forscher zogen aus dieser Untersuchung den Schluss, dass bei allen Krebserkrankungen im Rahmen der Chemo- und Strahlentherapie grundsätzlich auch ein ambitioniertes Trainingsprogramm möglich und sinnvoll ist.[40]

Nicht ganz so ambitioniert war das Trainingsprogramm einer kanadischen Forschergruppe. Hier wurden ausschließlich Brustkrebspatientinnen untersucht. Während der sehr anstrengenden Chemotherapie wurden die Frauen in drei Gruppen eingeteilt. Eine Gruppe erhielt die Standardtherapie, also lediglich eine Beratung und kein weiteres Bewegungsprogramm. Die beiden anderen Gruppen nahmen wahlweise an einem Kraft- oder Ausdauertraining teil. Das Trainingsprogramm erstreckte sich insgesamt über 17 Wochen.

Gemäß dem Motto »start low, go slow« wurden auch in dieser Untersuchung die Einheiten zunächst sehr moderat festgesetzt und später gesteigert. Das Ausdauertraining dreimal pro Woche umfasste anfangs 15 Minuten auf dem Ergometer. Alle drei Wochen wurde um fünf Minuten erhöht, bis die Patientinnen schließlich 45 Minuten pro Übungseinheit absolvierten. Ähnlich wurde mit dem Krafttraining verfahren.

Die Frauen profitierten von der Aktivität wie erwartet in den Bereichen Kraft, Fitness und positive Körperwahrnehmung. Besonders interessant und wichtig war aber, dass diese Patientinnen auch die Chemotherapie besser vertrugen und somit langfristig ihre Heilungschancen verbesserten. Ähnlich wie bei der zuvor erwähnten Kopenhagener Studie kam es auch hier bei keiner der Frauen zu einer Entwicklung oder Verschlimmerung von Lymphödemen am Arm der vom Krebs betroffenen Seite. Bei Frauen, die bereits an einem solchen Ödem litten, kam es hier sogar zu einer Besserung.[41]

Die genaue Analyse der Studie brachte drei interessante Ergebnisse:

1. Patientinnen, die ihrer Neigung entsprechend trainierten, hatten auch eine verbesserte Lebensqualität. Das bedeutet im Umkehrschluss, dass es keinen Sinn macht, einer Patientin ein Sportprogramm aufzuzwingen.
2. Patientinnen profitierten im besonderen Maße von dem Sporttraining, wenn sie jüngerer waren und leider bereits an einem etwas fortgeschrittenen Brustkrebs litten.[42]
3. Patientinnen, die keine besonderen Wünsche bezüglich des Trainings geäußert hatten, profitierten am meisten, wenn sie ein allgemeines Ausdauertraining absolvierten.[43]

Ähnliche Ergebnisse zeigten sich bei Studien zu Sport bei Prostatakrebs während der Strahlentherapie, wobei sowohl die Trainingsfrequenz wie die Intensität jener der letztgenannten Studie zu Brustkrebs ähnelte. Bei längerer Dauer des Bewegungsprogramms (24 bzw. 26 Wochen) verbesserten sich die Lebensqualität, das körperliche und seelische Wohlbefinden der Patienten.[44]

Diese kleine Zusammenstellung verschiedener Studien zeigt, dass – im Gegensatz zur leider noch weitverbreiteten (manchmal auch ärztlichen) Meinung – körperliche Aktivität grundsätzlich bei *allen* Krebsarten während und nach der Therapie sinnvoll und gut durchführbar ist. Die Vorteile einer Bewegungstherapie sind erheblich und auch nach Ende des Programms Monate später noch spürbar. Deshalb empfehlen die entsprechenden medizinisch-wissenschaftlichen Gesellschaften sportliche Aktivität bereits während der (Chemo-) Therapie.

Forschungsergebnisse sind das eine, aber wie sieht es heute im klinischen Alltag aus?

Es gibt nur wenige Studien zu der Frage, ob solche Empfehlungen befolgt werden und Patienten tatsächlich während der Primärtherapie auch zu körperlicher Aktivität angehalten werden. Ich habe immer wieder erlebt, dass nach einer eingehenden Beratung zunächst teils mit großem Enthusiasmus trainiert wird. Dieser Elan ebbt jedoch genauso schnell ab, insbesondere wenn die Aktivitäten nicht von den anderen behandelnden Ärzten unterstützt werden. So, wie es 1000 gute Gründe gibt, mit körperlicher Aktivität zu beginnen, so gibt es immer wieder 1000 Gründe, gerade heute auf das Training zu verzichten.

Verschiedene Untersuchungen belegen, dass sich selbst von vormals aktiven Patienten nach der Diagnose nur noch 20 bis 40 Prozent ausreichend bewegen.[45] Wie dramatisch diese Entwicklung ist, belegt eine Studie des Deutschen Krebsforschungszentrums aus dem Jahr 2012. Die Forschergruppe um Karin Steindorfer befragte etwa 1000 Patientinnen mit Brustkrebs, wie sich ihr sportliches Engagement nach der Diagnose und während der Strahlen- und Chemotherapie entwickelte. Die körperliche Aktivität reduzierte sich bei *allen* Patientinnen im Durchschnitt um über 60 Prozent. Bei Frauen, die chemotherapeutisch behandelt wurden, war der stärkste Rückgang an Bewegung und Sport zu verzeichnen, während »nur« hormonell behandelte Patientinnen ihre Aktivität nicht so stark einschränkten. Was daran liegen dürfte, dass auch heutige Chemotherapien erhebliche Nebenwirkungen haben. Wer sich ständig übergeben muss, hat nicht die Energie, durch den Park zu walken. Und jeder weiß aus eigener Erfahrung, wie schwer es ist, sich aufzuraffen, wenn die körperliche Aktivität über längere Zeit unterbrochen wurde.

Waren die Patientinnen in eine Rehabilitationsmaßnahme eingebunden und wurden über einen längeren Zeitraum kontinuierlich motiviert, bewegten sie sich hingegen deutlich mehr.[46]

Mit anderen Worten: Entscheidend ist nicht die einmalige Beratung, sondern die kontinuierliche Begleitung der Patienten. Angesichts der positiven Auswirkungen der körperlichen Aktivität auf die Lebensqualität und teils sogar auf die Prognose ergeben sich neue und ausgezeichnete Möglichkeiten einer »optimierten Krebstherapie« bereits in der Therapie- und der Reha-Phase.

Um dieses Potenzial auch sinnvoll zu nutzen, sollten sich Patienten, Angehörige und behandelnde Ärzte zusammenfinden, um ein maßgeschneidertes Bewegungskonzept zu erstellen. Sie werden sehen, es wird funktionieren!

Wie soll ich vorgehen?

Aus meiner Erfahrung sind für die Patienten die beiden größten Hemmschuhe, angesichts der Diagnose Krebs mit körperlicher Aktivität zu beginnen, die fehlende Motivation und die Angst, sich zu überfordern. Ich hoffe, ich konnte einige dieser Bedenken durch die bisherigen Ausführungen zerstreuen.

Noch einmal: Körperliche Aktivität ist sinnvoll und kann in aller Regel ohne Bedenken durchgeführt werden. Sie wirkt sich positiv auf die Lebensqualität aus und verbessert, direkt oder indirekt, den Verlauf und die Prognose der Erkrankung. Natürlich gilt: Sie müssen motiviert werden und sich durch Beratung und Begleitung ausreichend sicher fühlen, um mit Ihrer individuellen Sporttherapie im Rahmen der »optimierten Krebstherapie« zu beginnen. Und bitte nicht vergessen: Aus dem *Leidensdruck* darf *kein Leistungsdruck* entstehen.

Bevor Sie nach der Krebsdiagnose bzw. während einer Chemo- oder Strahlentherapie mit Sport/Bewegung beginnen, sollten Sie sich eingehend sportmedizinisch untersuchen und beraten lassen. Ziel der Untersuchung ist es, Risikofaktoren zu reduzieren und festzustellen, wie weit Sie Ihren Körper sinnvollerweise belasten können. Die in den Studien vorgestellten Trainingsmodalitäten oder Programme geben Hinweise auf die mögliche Belastbarkeit, doch jeder Patient hat seine individuellen Grenzen. Eine Überforderung kann nicht nur zu Verletzungen führen, auch das Wohlbefinden insgesamt leidet.

Bei der medizinischen Diagnostik für ein maßgeschneidertes Training müssen zunächst folgende Fragen beantwortet werden:

- An welchem Tumorleiden ist der Patient erkrankt?
- Welche körperlichen und seelischen Auswirkungen haben die bereits durchgeführten oder zukünftigen Therapien?
- Welche Begleiterkrankungen hat der Patient, und wie wirken diese sich auf die sportliche Leistungsfähigkeit aus?
- Wie gut ist die allgemeine körperliche Verfassung des Patienten?
- Gibt es spezielle Risiken und Einschränkungen, die für das Training zu berücksichtigen sind?

Da solche Fragen nicht einfach zu beantworten und doch von erheblicher Bedeutung sind, sollten Sie auf jeden Fall zunächst

Ihre behandelnden Ärzte über Ihr Interesse an körperlicher Aktivität informieren. Diese sollten dann entscheiden, ob und welche weiteren Untersuchungen durchzuführen und welche Spezialisten gegebenenfalls in die Behandlung mit eingebunden werden sollten.

Sehen wir uns die einzelnen Fragen etwas genauer an: Bevor Sie mit körperlichem Training beginnen, muss auch das Ausmaß der Krebserkrankung, also die Ausdehnung des Tumors und eine mögliche Streuung in andere Organe *(Metastasierung)*, bekannt sein. Dies ist umso wichtiger, da sich etwa bei einer Streuung des Krebses in die Knochen (häufig bei Brust- und Prostatakrebs) eine Reihe von Trainingsmöglichkeiten wie »ruppige« Mannschafts- (Fußball, Handball etc.) und Kampfsportarten (Karate, Judo etc.) von vornherein verbieten. Hier besteht die akute Gefahr, dass die Knochen im Bereich der Metastasen brechen *(pathologische Frakturen)*.

Die nächste zu beantwortende Frage bezieht sich auf den Verlauf der Erkrankung und die entsprechenden Therapieansätze, denn eine Reihe von Chemotherapien hat negative Auswirkungen auf das Herz, den Kreislauf und die Lunge. Des Weiteren beeinflussen sie die Blutbildung und die Immunabwehrlage der Patienten. Auch sogenannte Nebenerkrankungen können, gerade in Kombination mit der Tumorerkrankung, von Bedeutung sein und müssen beachtet werden. Etwa falls Sie zusätzlich an einer Stoffwechselerkrankung leiden, wie zum Beispiel erhöhtem Blutzucker, Fettstoffwechselstörungen oder beispielsweise Atemwegs- und Herz-Kreislauf-Krankheiten. Diese bereits bestehenden Erkrankungen können sich im Zusammenhang mit einem Krebsleiden verstärken und Ihre Möglichkeiten, körperlich aktiv zu sein, sehr einschränken. Gleiches gilt, wenn bereits erhebliche orthopädische und muskuläre Beschwerden vorliegen.

Lassen Sie sich aber nicht entmutigen, denn nur in *ganz seltenen Fällen* ist jegliche körperliche Aktivität unmöglich. Wie vielgestaltig Bewegung sein kann, haben Sie ja bereits im zweiten Kapitel erfahren (Laufen, Spazieren gehen, Gartenarbeit etc.). »A bissl was geht immer« – und »a bissl was« kann schon sehr viel bewirken! Nur Mut!

Um die Trainingsmodalitäten genau festzulegen, muss der Arzt auch wissen, wie und im welchen Umfang Sie vor der Erkrankung aktiv waren. Haben Sie im hohen Maße oder nur gelegentlich Sport betrieben? Hatten Sie bisher kein Interesse an übermäßiger Bewegung und hielten es eher mit Winston Churchill, der auf die Frage, wie er sein Leben in schwerer Zeit gestaltet, antwortete: »No sports!« All diese Informationen sind entscheidend, damit es zu keiner Überbelastung und damit schnellem Motivationsverlust kommt.

Zum Abschluss folgt die meines Erachtens wichtigste Frage: Welcher Sport hat Ihnen früher Spaß gemacht, welche körperliche Aktivität möchten Sie durchführen, wollen Sie sich lieber alleine sportlich betätigen oder finden Sie Bewegung mit einer Gruppe Gleichgesinnter motivierender?

Die Beantwortung all dieser Fragen ist wichtig, denn schließlich soll die maßgeschneiderte Bewegungstherapie auch Ihre Lebensfreude steigern. Sport als »Medikament« darf keine bittere Pille sein! Sonst schluckt man sie nicht gerne, und schon gar nicht über einen längeren Zeitraum.

Im Anschluss an die Befragung wird Ihr Arzt die weiteren diagnostisch notwendigen Untersuchungen durchführen: z. B. ein Ruhe- und ein Belastungs-EKG, eine Untersuchung des Herzens mittels Ultraschall, Messung des Blutdrucks usw. Das kann in aller Regel der Hausarzt oder ein Internist durchführen.

Dann folgt ein Beratungsgespräch, bei dem das »Wie«, also Trainingsart und -intensität, besprochen werden sollte. Verzichten Sie bitte nicht auf die eingehende Besprechung mit Ihrem Arzt, denn insbesondere während der Chemo- und Strahlentherapie kann die *falsche* körperliche Aktivität und/oder die falsche Intensität nicht nur kontraproduktiv, sondern überaus gefährlich sein.

»Zu Risiken und Nebenwirkungen fragen Sie Ihren Arzt (oder Apotheker)!«

Bislang drehte sich alles um die positiven Aspekte von Bewegung. An dieser Stelle muss aber auch gesagt werden, dass es nicht immer sinnvoll ist, sportlich aktiv zu sein. Es gibt verschiedene Gründe, derentwegen es ratsam ist, sich nicht übermäßig zu bewegen, auch wenn man sehr motiviert ist.

Wir Mediziner unterscheiden zwischen allgemeinen und sogenannten spezifischen Gründen, weshalb sportliche Aktivität nicht sinnvoll ist.

Grundsätzlich sollten Sie sich in Zurückhaltung üben (und Ihren Arzt aufsuchen) bei:

- Übelkeit und Erbrechen
- Starken Schmerzen
- Schwindel
- Kreislaufbeschwerden
- Bewusstseinsstörung und Verwirrtheit
- Starkem Infekt mit und ohne Fieber bzw. erhöhter Temperatur

Diese Symptome bemerken Sie in aller Regel selbst, und Ihr gesunder Menschenverstand sagt Ihnen, dass hier Ruhe und Schonung angebracht sind.

Weitere Gründe, ein Training nicht zu beginnen oder fortzusetzen, wird Ihnen Ihr behandelnder Arzt mitteilen. Sport ist nicht ratsam:

- An Tagen, an denen der Patient eine Chemo- oder Strahlentherapie erhalten hat. Dies gilt im Besonderen, wenn die Therapie das Herz bzw. die Atmung belastet oder in ihrer Funktion einschränkt.
- Bei den folgenden Veränderungen der Laborwerte: niedrige Blutwerte des Blutfarbstoffs *(Hämoglobin)*, der Blutplätt-

chen *(Thrombozyten)* und der weißen Blutkörperchen *(Leukozyten)*. Ein Absinken dieser Werte schränkt die Belastbarkeit des Patienten ein, es geht mit einem Blutungsrisiko einher, wenn die Blutplättchen unter 20 000/µl sinken, und die Abwehrkräfte sind geschwächt, wenn die weißen Blutkörperchen unter 2000/µl fallen.

Sie sehen, Sport und körperliche Aktivität bei Krebserkrankungen sollten immer nach Rücksprache mit dem behandelnden Arzt durchgeführt werden. Idealerweise bilden Arzt und Patient ein »Team«, um die richtige, vernünftige sportliche Aktivi-

Substanz	Wirkstoff	Prozentuales Auftreten einer LHI
Anthrazykline	Doxorubicin	3–26 (ab einer kumulativen Dosis von 550 mg/m²)
	Epirubicin	0,9–3,3
	Idarubicin	5–18
Alkylantien	Cyclophosphamid	7–28
	Ifosfamid	17
Antimetabolite	Clofarabin	27
Texane	Docetaxel	2,3–8
Monoklonale Antikörper	Bevacizumab	1,7–3
	Trastuzumab	2–28
Prosteasom-Inhibitor	Bortezomib	2–5
Proteinkinase-Inhibitoren	Dasatinib	2–4
	Imatinib	0,5–1,7
	Lapatinib	1,5–2,2
	Sunitinib	2,7–11

Tab. 5: Chemotherapeutische Substanzen, die das Risiko einer schwerwiegenden Funktionseinschränkung des Herzens (LHI) erhöhen. Quelle: nach Yeh und Brickford, 2009.[47]

tät für den Erkrankten zu finden und die Durchführung zu kontrollieren. Wie bereits mehrfach erwähnt, geht es nicht nur um eine einmalige Beratung, sondern auch um eine kontinuierliche Begleitung des Patienten.

Spezifische Gründe, die gegen körperliche Aktivität sprechen, sind von der jeweiligen Erkrankung und der notwendigen Therapie abhängig. In den späteren Abschnitten, in denen ich einzelne Krebserkrankungen gesondert bespreche, werde ich auch auf diese Punkte eingehen.

Generell lässt sich sagen, dass bestimmte chemotherapeutische Medikamente ganz unterschiedlich in den Stoffwechsel eingreifen, das Herz und die Lunge belasten oder ihre Funktion erheblich stören können. In den Tabellen 5 bis 7 habe ich solche Substanzen aufgelistet. Erkundigen Sie sich bei Ihrem behandelnden Arzt, ob Sie solche Mittel verabreicht bekommen.

Keiner kann von Ihnen erwarten, dass Sie wissen, welche Substanzen in welcher Dosierung Ihre Herz- und Lungenfunk tion belasten. Diese Aufstellungen der einzelnen in der Che-

Substanz	Wirkstoff	Prozentuales Auftreten einer Sauerstoffunterversorgung des Herzens
Antimetabolite	Capecitabine	3–9
	Fluoronracil	1–68
Antimikrotubuläre Substanzen	Pacitaxel	< 1 bis 5
	Docitaxel	1,7
Monoklonaler Antikörper	Bevacizumab	0,6–1,5
Small-Molekule-Tyrosinkinasehemmer	Erlotinib	2,3
	Sorafenib	2,7–3

Tab. 6: Substanzen, welche die Gefahr einer Sauerstoffunterversorgung des Herzmuskels und die Gefahr eines Herzinfarkts erhöhen. Quelle: nach Yeh und Brickford, 2009.

Chemotherapeutische Substanzen, die die Lungenfunktion beeinträchtigen können
• Bleomycin • Busulfan • Carmustin • Chlorambucil • Cyclophosphamid • Cytosinarabinosid • Docetaxel • Etoposid • Fludarabin • Gemcitabin • Methotrexat • Mitomycin • Paclitaxel • Procarbazin • Vinca-Alkaloide

Tab. 7: Chemotherapeutische Medikamente, die die Lungenfunktion und damit das Atmen beeinträchtigen können. Quelle: nach Carver et al., 2007.[48]

motherapie nicht selten verwendeten Medikamente, die auch in Kombination gegeben werden, sollten Sie auf jeden Fall veranlassen, Ihre Onkologin/Ihren Onkologen und Arzt genau zu befragen und mit ihr/ihm Ihren Wunsch nach sportlicher Aktivität eingehend zu besprechen.

Wo liegt mein individuelles Trainingslevel, und wie trainiere ich richtig?

Wenn Sie mit Ihrem Arzt die ersten Schritte der medizinischen Diagnostik durchlaufen haben, wenn festgestellt worden ist, ob und in welcher Form körperliche Aktivität möglich ist, folgt die *individuelle Leistungsdiagnostik*.

Es gibt eine große Anzahl von Tests, mit denen die Leistung (Ausdauer und Kraft) eines Patienten ziemlich exakt bestimmt werden kann. Sie geben darüber Auskunft, was man dem Betroffenen zumuten kann, was für ihn oder sie ein moderates bzw. bereits ein anstrengendes Training bedeutet. Die individuelle Leistungsdiagnostik ist insbesondere dann sehr wichtig, wenn Sie seit Langem keinen Sport betrieben und sich nur widerwillig bewegt haben. Für diese Form der Diagnostik eignen sich Internisten mit Schwerpunkt Kardiologie und/oder Sportmediziner.

Grundsätzlich ist bei Untrainierten und älteren Krebspatienten mit erheblichen Begleiterkrankungen eine solche Untersuchung angeraten. Mit den Tests wird die Herzfrequenz unter Belastung (zumeist Radeln auf einem Standfahrrad) gemessen, ebenso die Produktion von Milchsäure im Blut bzw. den Atemgasen, um eine Aussage zur Leistungsfähigkeit des Herzkreislaufs und der Lungenfunktion zu ermöglichen.

Es gibt aber auch einfache Methoden, mit denen Sie selbst überprüfen können, ob Sie sich überanstrengen oder nicht. Ein Wert, der einfach zu messen ist, ist der Puls, auch als Herzfrequenz bezeichnet. In aller Regel steht der individuelle Puls bei herzgesunden Patienten mit dem persönlichen Empfinden in direktem Zusammenhang. Ist er normal, fühlt man sich gut, rast er oder sinkt schnell ab, fühlt man sich unwohl. Deshalb sollten Sie auf Ihr subjektives Gefühl achten.

Bei der Bestimmung, wie hoch Ihr Puls während der körperlichen Aktivität steigen sollte (auch als »Belastung« bezeichnet), hilft die sogenannte Karvonen-Formel, die bereits 1957 entwickelt wurde.[49] Sie gibt uns die Möglichkeit, für Aktivitäten im Ausdauersportbereich einen für den jeweiligen herzgesunden Patienten optimalen Pulsbereich und damit eine angemessene Leistung zu ermitteln. Dabei wird der Ruhepuls vom maximalen Puls abgezogen und mit einem vorgegebenen Faktor multipliziert. Je nachdem, welcher Faktor eingesetzt wird, ergibt sich die Intensität, mit der man trainieren sollte. Da eine moderate Intensität von Sport bei Krebspatienten optimal ist, sollten diese im sogenannten aeroben Bereich trainieren.

Damit man die Karvonen-Formel [(Maximale Herzfrequenz – Ruheherzfrequenz) × Faktor] + Ruhefrequenz anwenden kann, müssen der Ruhepuls und der maximale Puls bekannt sein. Der Ruhepuls lässt sich gut messen, der maximale ist altersabhängig und kann mit einer Faustformel ermittelt werden. Sie müssen also nicht wie verrückt bis zur Erschöpfung joggen, um ihn zu ermitteln. Die Faustformel lautet: 220 minus Lebensalter.

Nun fehlt noch der Faktor für die Intensität der sportlichen Betätigung. Für Untrainierte liegt er bei 0,5; für intensives Ausdauertraining würde man 0,8 einsetzen, für moderates Training 0,6.

Ein Rechenbeispiel:

Sie sind 60 Jahre alt, Ihr Maximalpuls ist also 220 – 60 = 160 (sofern keine Herz-Kreislauf-Erkrankungen vorliegen). Ihr Ruhepuls ist 70. Sie sollen im aeroben Bereich trainieren, der

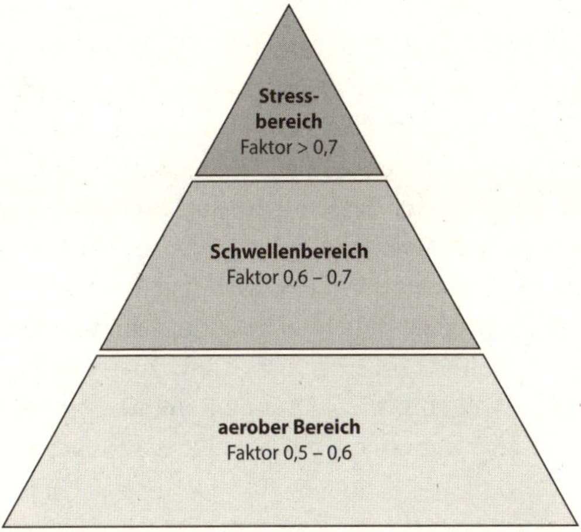

Abb. 8: Trainingsbereiche für die Karvonen-Formel.
Quelle: nach Martti J. Karvonen et al., 1957.

einzusetzende Faktor ist demnach 0,6. Mit der Formel errechnen wir [(160 – 70) × 0,6] + 70 = 124.

Für Sie als (untrainierter) Krebspatient wäre demnach ein Puls von 124 während eines Trainings (z. B. Joggen) das sinnvolle Maß.

Hat man Schwierigkeiten, den Puls zu messen, empfiehlt es sich, eine einfache Pulsuhr zu erwerben, die kontinuierlich den Puls zu Beginn und während der Belastung misst und so ein »zu viel« vermeiden hilft.

Es gibt einen weiteren Trick, um zu vermeiden, dass man sich überanstrengt: die Borg-Skala aus dem Jahr 1970[50]. Bei dieser Methode ist die subjektive Wahrnehmung maßgebend dafür, wie weit Sie die sportliche Aktivität und Anstrengung treiben wollen. Eine Reihe von Studien hat, wie bereits festgestellt, gezeigt, dass der Grad der gefühlten Anstrengung sehr gut mit dem Puls (der Herzfrequenz) korreliert. Die Skala ist von 6 bis 20 eingeteilt und entspricht damit in etwa einer Herzfrequenz von 60 bis 200 (siehe Tabelle 8).

Da insbesondere am Anfang ohne falschen Ehrgeiz trainiert werden sollte, haben wir für unseren 60-jährigen Patienten nach der Karvonen-Formel eine Pulsfrequenz von 124 errechnet. Jetzt nehmen wir die Borg-Skala zur Hand und erkennen, dass ein Puls von 124 einem Wert von zwölf entsprechen würde. Zwölf bedeutet, dass die Aktivität »leicht« bis »etwas anstrengend« ist.

Natürlich wird jeder für sich Anstrengung etwas anders definieren. Generell spricht man von einer »leichten Anstrengung«, wenn z. B. ein Läufer seine Geschwindigkeit so wählt, dass es ihm möglich ist, sich nebenbei zu unterhalten, ohne das Laufen unterbrechen zu müssen, um Atem zu schöpfen. Dieses »Laufen oder Walken ohne zu Schnaufen« ist eine ideale sportliche Aktivität mit moderater Intensität für Krebspatienten.

Wie wäre es nun aber bei einem jüngeren, sagen wir 30-jährigen Krebspatienten, der einen Ruhepuls von 60 hat? Der Maximalpuls wäre nach unserer Faustregel 220 – 30 = 190. In die Karvonen-Formel eingesetzt, ergäbe sich ein Trainingspuls von knapp unter 140: [(190 – 60) × 0,6] + 60 = 138. Nach der Borg-Skala entspricht das einem Wert von 14; der junge Patient kann sich in aller Regel etwas mehr belasten, also »etwas anstrengender« trainieren.

Der große Vorteil der Borg-Skala ist, dass sie das subjektive Patientengefühl relativ genau abbildet. Auch wenn aus medizinischer Sicht eine höhere Belastung zumutbar wäre, signalisiert das Gefühl des Betroffenen, dass etwas dagegen spricht – etwa das Fatigue-Syndrom, Angstzustände usw. Hält sich der Patient an sein Gefühl und damit an die Einteilung der Borg-Skala,

6	
7	Sehr, sehr leicht
8	
9	Sehr leicht
10	
11	Leicht
12	
13	Etwas anstrengend
14	
15	Anstrengend
16	
17	Sehr anstrengend
18	
19	Sehr, sehr anstrengend
20	

Tab. 8: Borg-Skala zur subjektiven Einschätzung der Intensität einer körperlichen Belastung.

wird er/sie sich in aller Regel nicht überanstrengen. Die Trainingsintensität und damit die MET-h pro Woche steigen schrittweise mit der Verbesserung des Trainingszustands und nicht mit der Zunahme der subjektiv empfundenen Anstrengung.

Diese einfache Berechnung ist nur eine Faustformel, einer individuellen Leistungsdiagnostik unter ärztlicher Anleitung ist sicherlich immer der Vorzug zu geben.

Grundsätzlich können Sie ganz variabel körperlich aktiv sein und Bewegung oder Training nach Belieben gestalten. An manchen Tagen haben Sie vielleicht Lust zu laufen oder flott spazieren zu gehen, an anderen Tagen arbeiten Sie lieber im Garten, mähen den Rasen oder waschen das Auto. Wichtig ist erstens, dass Sie etwas tun, und zweitens, dass Sie etwas tun, das Ihnen in diesem Moment liegt. Denn das trägt maßgeblich zu Ihrer Stimmung und damit zu Ihrer Lebensqualität bei.

Für unentschiedene Patienten (aber nicht nur für die) ist zunächst ein allgemeines Ausdauertraining am sinnvollsten.[51] Gerade während und nach einer Krebstherapie hilft es, das Herz-Kreislauf-System und die Lungenfunktion zu stabilisieren. Auch der Stoffwechsel wird in Schwung gebracht, was zur Gewichtsnormalisierung beiträgt. Zudem verbessert Ausdauersport in der Regel die Lebensqualität: Patienten bekommen das Fatigue-Syndrom und Stimmungsschwankungen besser in den Griff und können ihren Alltag etwas leichter bewältigen. Nicht zu vergessen: Körperliche Aktivität wirkt sich positiv auf die Prognose häufiger Tumorerkrankungen aus.

Den hier bereits vorgestellten Studien zufolge zeitigt bereits ein Training, mit dem Sie auf 9 MET pro Woche kommen, positive Auswirkungen auf Körper und Seele. Dies entspricht zum Beispiel drei Stunden zügigem Spazierengehen pro Woche. Bei vielen Tumoren zeigt sich darüber hinaus eine Dosis-Wirkungs-Beziehung: Je aktiver man ist, umso größer ist der positive Effekt. Hier sind bereits mit 18 MET-h pro Woche die Auswirkungen noch deutlicher spürbar. 18 MET pro Woche sind nicht nur ein sehr gutes Trainingsniveau, sondern auch eines, das man in aller Regel im Alltag umsetzen kann.

Dennoch ist es wichtig, das Ausdauertraining immer der individuellen Verfassung anzupassen, um eine Überforderung zu vermeiden. Gerade zu Beginn der sportlichen Aktivität im Ausdauerbereich empfiehlt es sich, nicht sofort »mit Vollgas« zu starten, sondern sich zunächst aufzuwärmen. Diese Phase sollte etwa zehn Minuten dauern. Nach dem Ende des Trainings sind fünf Minuten »cooling-down« sinnvoll; halten Sie inne, genießen Sie das Gefühl der körperlichen und seelischen Balance und das, etwas geschafft zu haben.

Hier ein paar Tipps, wie das Training gestaltet werden kann:

- Es soll Spaß machen. Bitte quälen Sie sich nicht und setzen Sie sich nicht unter Leistungsdruck. Wenn Sie sich absolut unfähig fühlen zu »sporteln«, hat es meines Erachtens an diesem Tag keinen Sinn. Aber vielleicht geht es morgen schon besser.
- Beginnen Sie mit Walken, also flottem Marschieren oder schnellerem Spazieren. Gehen geht immer. Es muss auch keine Stunde sein. Selbst zwanzig Minuten helfen und bringen Sie weiter. Nehmen Sie Ihren Partner oder einen Freund oder irgendjemanden mit, der Ihnen beistehen kann, wenn Sie erschöpft sind. Sich in Begleitung zu bewegen, gibt Ihnen gerade am Anfang ein sicheres Gefühl.
- Bauen Sie Ihre körperliche Aktivität in Ihren Alltag ein. Gehen oder radeln Sie beispielsweise zum Einkaufen oder zur Arbeit. Falls Sie auf öffentliche Verkehrsmittel angewiesen sind, gehen Sie den Weg zur Haltestelle zu Fuß, nehmen die Treppe, nicht den Aufzug usw. Wenn Sie fernsehen, legen Sie die Fernbedienung zur Seite, stehen auf, wenn Sie das Programm wechseln wollen und schalten direkt am Apparat um (das verhindert übrigens auch nerviges »Rumzappen«).
- Planen Sie feste Zeiten für körperliche Aktivität ein, z.B.

Gymnastik vor der morgendlichen Dusche, einen Spaziergang vor oder besser noch nach dem Abendessen etc.

- Halten Sie sich in Ihrem Wochenplan Termine frei, z. B. Montag 8 Uhr Walken mit einer Freundin, Mittwoch Turnen in der Gruppe, am Wochenende Wandern oder im Winter Schifahren (Langlauf!) mit dem Partner. Sie sehen, es gibt unzählige Möglichkeiten, die entsprechende MET-Zahl pro Woche zu erreichen.
- Planen Sie auch während des Urlaubs regelmäßige Bewegung mit ein.
- Nutzen Sie die Angebote von Sportvereinen in Ihrer Stadt oder Kommune.
- Eine geeignete Trainingsform ist immer eine mit vielen Ruhepausen (intermittierendes Training), also ein Dauer- und ein Intervalltraining. Hören Sie in sich hinein oder überprüfen Sie Ihren Puls, damit Sie sich nicht überanstrengen.

Die idealen Sportarten für das Ausdauertraining sind das bereits erwähnte Walken oder zügiges Gehen, Nordic Walking, Joggen, Radfahren, Schwimmen und Schilanglaufen. Mithilfe der MET-Tabelle und der Borg-Skala gelingt es Ihnen sicherlich, das »Medikament Sport« richtig zu dosieren. Und nicht vergessen: Es ist sehr wichtig, dass Ihnen das Training nach anfänglicher Überwindung Spaß macht und Sie zunehmend Freude an der (möglicherweise ungewohnten) Bewegung empfinden. Sollten Sie dennoch in ein Motivationsloch fallen, haben Sie hoffentlich nicht nur Angehörige und Freunde, sondern auch einen Arzt an der Seite, der Sie aktiv begleitet.

Teil II

Die zweite Säule der optimierten Krebstherapie – Ernährung gegen Krebs

Unter Mitwirkung von Nicole Erickson,
M. Sc., Diätassistentin und Ernährungswissenschaftlerin

5 »Der Mensch ist, was er isst«

Dieser Ausspruch von Ludwig Feuerbach trifft auf jeden von uns zu, auf Krebspatienten aber in besonderem Maße.

Essen ist sinn- und identitätsstiftend, spiegelt regionale Traditionen wider, hat auch eine wichtige soziale Bedeutung und ist idealerweise verbunden mit einem Gemeinschaftserlebnis. Essen ist nicht nur Nahrungsaufnahme, sondern hat etwas mit Kultur und Gestaltung des eigenen Lebens zu tun. Aufgrund der besonderen Bedeutung des Essens vergeht kaum ein Tag, an dem nicht in Zeitungen, Zeitschriften und anderen Medien über das Thema »Ernährung«, »das richtige Essen« und über Lebensmittel berichtet und diskutiert wird.

In den letzten Jahren rückte dabei auch die Frage in den Mittelpunkt, inwieweit bestimmte Lebensmittel bei der Entstehung von Krankheiten und insbesondere von Krebs eine Rolle spielen. Es gibt eine Reihe von Ratgebern, in denen immer neue Vorschläge präsentiert werden, wie man durch die »richtige« Ernährung eine Krebserkrankung verhindern kann.

Der World Cancer Research Fund (WCRF), als weltweit führende Organisation, sichtet und bewertet regelmäßig Studienergebnisse zur Bedeutung der Ernährung und körperlicher Aktivität in der Krebsvorsorge und publizierte auf der Basis von mehr als 7000 Studien folgende Empfehlung. Sie ist unter www.wcrf.org/sites/default/files/german.pdf im Netz auf Deutsch abrufbar:

- Halten Sie Ihr gesundes Körpergewicht oder streben Sie es an. Der BMI ist ein gutes Maß und sollte entsprechend Ihres Alters als Orientierung dienen.

- Essen Sie nur wenig sogenannte energiereiche Lebensmittel und meiden Sie stark zuckerhaltige Getränke. Energiereiche Lebensmittel haben über 25 kcal pro 100 g, der Energiegehalt des Nahrungsmittels ist in den meisten Fällen auf der Verpackung angegeben. Zuckerhaltige Getränke, die meist recht gut schmecken, sollten Sie meiden.
- Essen Sie (stattdessen) etwa fünf Portionen verschiedene, bunte und nicht sehr stärkehaltige Obst- und Gemüsesorten (etwa 400 g pro Tag). Nicht stärkehaltige Gemüsesorten sind z. B. Tomaten und Zwiebelgewächse, Brokkoli, Auberginen, Karotten, Fenchel, und Zucchini. Obstsorten mit hohem Gehalt an Vitaminen wie zum Beispiel alle Beeren (Himbeeren, Blaubeeren, Stachelbeeren, Erdbeeren oder Brombeeren) sowie Honigmelonen sind empfehlenswert. Somit haben Sie alle »Farben« auf Ihrem Speiseplan.
- Bevorzugen Sie Vollkornprodukte und Hülsenfrüchte wie Bohnen, Erbsen, Linsen und Kichererbsen.
- Begrenzen Sie Ihren Konsum von »rotem« Fleisch und Wurst. Versuchen Sie, nicht mehr als 500 g Fleisch und Fleischprodukte pro Woche zu essen, und verzehren Sie – wenn überhaupt – nur sehr selten geräuchertes und/oder gepökeltes Fleisch. Es gibt aber keinen Grund, gleich Vegetarier zu werden, denn auch hier macht die Dosis das Gift. In Maßen genossen, ist Fleisch eine wichtige Eiweißquelle und sogar gesundheitsfördernd.
- Trinken Sie wenig Alkohol, meiden Sie verschimmelte Nahrungsmittel und reduzieren Sie die Aufnahme von Salz. Ich weiß, das ist leichter gesagt als getan, denn Salz begegnet uns in vielen Lebensmitteln, auch in verdeckter Form. Zumindest bei abgepackten Lebensmitteln können Sie sich auf der Verpackung über die genaue Zusammensetzung und damit auch über den Salzgehalt informieren. Salzarm zu essen heißt nicht, dass Sie sich mit faden Speisen quälen müssen – es gibt gerade in der mediterranen Küche viele Möglichkeiten des Würzens mit Kräutern oder auch exotischeren Gewürzen, die die sparsame Verwendung von Salz mehr als wettmachen.

- Rauchen ist verboten! Keine Gnade – jede Zigarette ist eine zu viel!

Ich bin mir sicher, dass Ihnen diese Empfehlungen nicht gänzlich unbekannt sind, aber wie bereits festgestellt: »Der Geist ist willig …«

Der Hauptfokus dieses Buches ist aber nicht die Krebsvorbeugung (primäre Prävention), sondern Ernährungsempfehlungen nach einer Krebsdiagnose.

Deutlich weniger gibt es hingegen zu der Frage, was Krebserkrankte essen können, dürfen und sollen, um einerseits ihre Lebensqualität zu verbessern, und andererseits ein neuerliches Auftreten der Erkrankung zu verhindern. Diese »Informations-Lücke« möchte ich schließen, denn sie besteht zweifellos.

In diesem Kapitel geht es also um die Frage, ob und wie sich die Ernährungsweise eines Tumorpatienten ändern sollte. Denn gerade für Krebskranke gilt die Lebensweisheit »Essen und Trinken hält Leib und Seele zusammen« ganz besonders.

Da heute erfreulicherweise viele Patienten ihre Krebserkrankung überleben, hat sich der Fokus von der initialen ausreichenden Ernährung während der primären Krebstherapie hin zu einer langfristigen Umorientierung der Essensgewohnheiten im Sinne einer Lifestyle-Änderung verschoben.

Glücklicherweise sind Patienten und insbesondere Patientinnen in aller Regel hoch motiviert, sich über Ernährungsweisen, spezielle Diäten, Nahrungsergänzungsmittel und alternative Methoden zu informieren, damit sie die Primärtherapien besser vertragen, schneller genesen und insgesamt ihre Lebensqualität wenigstens einigermaßen erhalten. Verständlicherweise greifen viele Betroffene nach jedem Strohhalm; gerade in Sachen Ernährung allerdings sei eine wichtige Warnung ausgesprochen: Regelmäßig erscheinen in den Medien Sensationsmeldungen über »Krebsdiäten«. Verzweifelten Kranken werden hier durch unseriöse Heilversprechen falsche Hoffnungen gemacht. Es gibt keine Diät, die allein heilen könnte. Es gibt

Diäten, die sogar schaden. Aber es gibt eine seriöse Form der Ernährungstherapie, die positiv unterstützend wirkt.

Ziel einer solchen Ernährungstherapie in allen Behandlungsphasen ist es:

- Durch die Erkrankung entstandene Ernährungsdefizite auszugleichen.
- Das Körpergewicht zu stabilisieren bzw. ein »gesundes« Körpergewicht zu erreichen und zu erhalten.
- Eine gesunde Körperzusammensetzung, also ein gesundes Verhältnis von Muskel-, Fett-, Organ- und Knochengewebe sowie ausreichend Flüssigkeit sowohl in als auch außerhalb der Zellen, zu erreichen.
- Durch eine kluge Ernährung dazu beizutragen, dass die Tumortherapie gut überstanden wird, Therapieunterbrechungen vermieden werden und somit die Wirksamkeit der Behandlung unterstützt wird.
- Die Nebenwirkungen der Therapie zu reduzieren.
- Die Lebensqualität zu erhalten und sogar zu verbessern.

Letztlich soll durch das Erreichen dieser sechs Ziele die Prognose der Tumorerkrankung positiv beeinflusst und damit das Überleben der Patienten gesichert oder zumindest bei guter Lebensqualität verlängert werden.

Habe ich ein Ernährungsdefizit?

Tumorpatienten sind häufig mangelernährt, das heißt, sie haben durch die Krebserkrankung Gewicht verloren, Muskelgewebe abgebaut und/oder zu viel Fettgewebe gespeichert. Viele Patienten leiden auch an Appetitlosigkeit, nehmen zu wenig Energie und Nährstoffe zu sich. Aus Untersuchungen in mehreren Krankenhäusern in Deutschland wissen wir, dass über ein Drittel aller Krebspatienten schlecht genährt sind [1] – und das in unserem Land!

Häufig ist ein ungewollter Gewichtsverlust sogar das erste Symptom einer Krebserkrankung. Dabei kann der initiale Gewichtsverlust ganz unterschiedlich ausfallen und ist unter anderem abhängig von Art und Lokalisation der Tumorerkrankung. Zum Beispiel hat nur etwa ein Drittel der Frauen, die an Brustkrebs erkrankt sind, Gewicht verloren, während beim Bauchspeicheldrüsen- und Magenkrebs über 89 Prozent der Patienten zum Teil mit schweren Mangelerscheinungen und einem erheblichen Verlust an Körpergewicht innerhalb relativ kurzer Zeit zu kämpfen haben. In einer italienischen Studie lag der durchschnittliche Gewichtsverlust der Betroffenen bei über 7 Prozent. Das heißt, ein vormals 80 Kilo schwerer Mann hat fünf bis sechs Kilo, eine Frau mit einem Gewicht von vormals 60 Kilo hat über vier Kilo verloren. Nahezu 40 Prozent der Patienten, die an bösartigen Erkrankungen der Verdauungsorgane leiden, haben zum Zeitpunkt der Diagnose bereits über 10 Prozent ihres bisherigen Gewichts verloren.[2] Sicher ein Alarmzeichen! Deshalb ist ein »ungewollter«, plötzlich auftretender Gewichtsverlust zunächst bedenklich und sollte ärztlich abgecheckt werden.

Da jedwede therapeutische Maßnahme (z. B. Operation, Chemotherapie und Bestrahlung) den Patienten belastet, ist es entscheidend, vor der Therapie zunächst den Ernährungszustand des Patienten zu ermitteln und gegebenenfalls zu optimieren. Nur so kann die Therapie unter den bestmöglichen Voraussetzungen begonnen und Komplikationen vorgebeugt werden.[3]

Wie wird der Ernährungszustand ermittelt?

Die am häufigsten angewandte Methode zur Beurteilung von Unter-, Normal- und Übergewicht ist die allseits bekannte Errechnung des Body-Mass-Index (BMI). Er ist ganz einfach zu bestimmen!

BMI = Körpergewicht (kg): (Körpergröße in Metern)^2. Hier ein kleines Rechenbeispiel: Die Patientin hat ein Körpergewicht von 65 kg und ist 1,72 m groß. Setzen wir diese Zahlen in die Formel ein, ergibt sich folgende Rechnung: $65 : (1{,}72)^2 = 21{,}9$. Das heißt, unsere Patientin hat einen BMI von 22 und ist damit nicht übergewichtig, vor allem nicht, wenn sie über 40 Jahre ist.

Die Realität sieht leider häufig anders aus als in unserem Rechenbeispiel.

Der BMI ist im Wesentlichen ein Maß für den Anteil des Körperfetts und spiegelt somit nur teilweise die so wichtige Körperzusammensetzung wieder. Gleichwohl hilft er uns als erster Näherungswert, das Risiko einer Mangelernährung abzuschätzen. Deshalb wird er bei den weiteren Untersuchungen der Patienten immer abgefragt und geht in die Beurteilung mit ein.

Natürlich ist der BMI auch altersabhängig: Für einen 40-Jährigen bedeutet ein BMI von 28 bereits Übergewicht, während er bei einem 64-Jährigen noch als Normalgewicht »durchgeht«.

Das liegt daran, dass sich normalerweise im Lauf unseres Lebens der Stoffwechsel verändert. Im Alter ist der Stoffwechsel gewöhnlich nicht mehr so aktiv wie in jungen Jahren, die Einlagerung von Fett in den Körperzellen nimmt zu, ohne dass bereits bedenkliches Übergewicht entsteht.

Um den Ernährungszustand eines Patienten umfassender zu beleuchten, brauchen wir weitere Informationen. Die ein-

Alter	Idealer BMI
19–24 Jahre	19–24
25–34 Jahre	20–25
35–44 Jahre	21–26
45–54 Jahre	22–27
55–64 Jahre	23–28
über 64 Jahre	24–29

Tab. 9: BMI in Abhängigkeit zum Alter. Quelle: nach Wirth, 2008[4].

fachste Methode, an diese Informationen zu gelangen, ist das »Malnutrition Universal Screening Tool« (»MUST«). Es ist für ambulante Patienten geeignet und kann anhand verschiedener Tabellen auch bei Bettlägerigen, die nicht gewogen oder deren Körpergröße nicht festgestellt werden kann, angewandt werden. Die Abkürzung »MUST«, darin sind die Angelsachsen wirklich Meister, deutet bereits an, dass dieser Evaluationsbogen eigentlich bei allen Tumorpatienten zur Anwendung kommen sollte, also ein »MUST«, ein »Muss« ist.

Abgefragt werden ganz einfache Fakten, die auch der Laie ohne Probleme beantworten kann. Diese sind z. B. der BMI, der ungeplante Gewichtsverlust in Prozent und die Frage, ob man/frau an einer akuten Erkrankung leidet, wegen der man/frau weniger essen kann. Mit diesen Parametern kann das Risiko, ob jemand an einer Mangelernährung leidet, zumindest grob abgeschätzt werden.

Ein noch etwas genaueres Bild bezüglich des Ernährungsstatus vermittelt das »Nutritional Risk Screening« und für ältere Patienten das »Mini Nutritional Assessment« in der Kurz- und Langfassung.

Beide Evaluationsbögen sind sehr gut zur Erfassung von Ernährungsmängeln geeignet und können im Lauf der Therapie und des Krankheitsverlaufs wiederholt werden. Somit kann nicht nur initial, sondern auch im weiteren Verlauf der Ernährungszustand kontrolliert werden.

Eine besonders gute Beurteilung des Ernährungszustands wird durch das »Subjective Global Assessment« (SGA)[5] ermöglicht. Hier werden Daten des Krankheitsverlaufs mit den Ergebnissen einer eingehenden körperlichen Untersuchung durch einen Arzt oder medizinisches Assistenzpersonal kombiniert. Der Ernährungszustand wird dabei in drei Stadien eingeteilt: SGA A = gut ernährt, SGA B = mäßige Mangelernährung oder Verdacht auf Mangelernährung, SGA C = schwer mangelernährt.

Die Einordnung erfolgt auf der Basis eines Evaluationsbogens, der vom Patienten selbst ausgefüllt werden kann, was

Screening auf Mangelernährung im ambulanten Bereich
Malnutrition Universal Screening Tool (MUST) für Erwachsene

nach Kondrup J et al., Clinical Nutrition 2003; 22: 415–421

Empfohlen von der Europäischen Gesellschaft
für Klinische Ernährung und Stoffwechsel (ESPEN)

Body-Mass-Index

BMI (kg/m²)	**Punkte**
≥20	0
18,5–20,0	1
≤18,5	2

\+

Gewichtsverlust

ungeplant, in den letzten 3–6 Monaten

Prozent	**Punkte**
≤5%	0
5–10%	1
≥10%	2

\+

akute Erkrankung

Nahrungskarenz von (voraussichtlich) mehr als fünf Tagen
2 Punkte

Gesamtrisiko für das Vorliegen einer Mangelernährung

Summe	Risiko	Maßnahme	Durchführung
0	gering →	Wiederhole Screening!	**Klinik:** wöchentlich **Heim:** monatlich **ambulant:** jährlich bei bestimmten Gruppen, z. B. Alter > 75 Jahre
1	mittel →	Beobachte!	**Klinik und Heim:** Ernährungs- und Flüssigkeitsprotokoll über 3 Tage **ambulant:** erneutes Screening in 1 bis 6 Monaten, ggf. EZ-Bestimmung (z. B. SGA) und Diätberatung
≥2	hoch →	Behandle!	**Klinik/Heim/ambulant:** EZ-Bestimmung (z. B. SGA), Ernährungstherapie beginnen (Diätassistenz bzw. hauseigene Protokolle) Abfolge: 1. Nahrungsmittel, 2. angereicherte Nahrung, 3. orale Supplemente

Abb. 9: Evaluationsbogen MUST, um Mangelernährung bei Erwachsenen schnell und einfach feststellen zu können. Quelle: T. Schütz, L. Valentini, M. Plauth. Screening auf Mangelernährung nach den ESPEN-Leitlinien 2002. Aktuel Ernaehr Med 2005; 30: 99–103.

allerdings die Gefahr birgt, dass die Bewertung eher subjektiv und der Ernährungszustand beschönigt wird. Insofern sollte das Ausfüllen des Bogens sinnvollerweise in Gegenwart und mithilfe von Ärzten oder medizinischem Assistenzpersonal (z. B. Krankenschwestern oder Diätassistenten) erfolgen.

Sollte Ihr behandelnder Arzt Ihren Ernährungszustand nicht bereits evaluieren haben, so können Sie ihn/sie ruhig daran erinnern, eine entsprechende Einordnung vorzunehmen. Denn wie bereits geschildert, eine reine Gewichtskontrolle und die Erfassung des BMI sind vielfach unzureichend.

Was fange ich mit dem Ergebnis an?

Ernährungstherapie und entsprechende Beratung müssen individuell zugeschnitten sein und sich nach dem Therapiestadium des Patienten richten. Je nach Stadium können die einzelnen Maßnahmen und Ziele nämlich ganz unterschiedlich sein.

Nachdem Sie Ihren Ernährungszustand haben prüfen lassen, ergeben sich folgende Fragen: Gibt es Zeichen einer Mangelernährung? Sind Sie übergewichtig? Ist Ihre Körperzusammensetzung verändert und leiden Sie an einem Abbau von Muskel- und einem zu hohen Aufbau von Fettgewebe? Wenn ja, dann gehören Sie zu der großen Gruppe von Patienten, die ein Ernährungsproblem hat.

In einem nächsten Schritt muss nun festgestellt werden, welcher Art dieses Ernährungsproblem ist. Bei Diagnosestellung können sich 95 Prozent der Patienten noch normal (also oral, d. h. über den Mund) ernähren. Deshalb sollte es, auch im Sinne der Lebensqualität, darum gehen, dass das Essen gut vertragen wird und ganz einfach schmeckt. Wenn Sie zu denjenigen gehören, die bereits zum Zeitpunkt der Diagnose und je nach Tumorlokalisation ein Ernährungsproblem haben (das sind zwischen einem Drittel und vier Fünftel der Patienten), liegt der Schwerpunkt auf einer etwaige Defizite ausgleichenden Ernährung.

Tritt die Mangelernährung im Laufe der Krebstherapie auf, müssen andere Schwerpunkte gesetzt werden. Daher unterschieden Fachleute drei für die Ernährungstherapie wichtige Phasen:

1. Ernährung unmittelbar vor Beginn bzw. während der Krebstherapie.
2. Ernährung nach der Krebstherapie und in der unmittelbaren Erholungsphase.
3. Ernährung nach überstandener Krebsbehandlung und während der Heilungsphase.

6 Ernährung während der Therapie

Herr D., Direktor einer weltbekannten Firma, war ein Bekannter von mir. Wir trafen uns gelegentlich bei verschiedenen Gesellschaften. Er war ein kluger und amüsanter Herr, der vor nicht allzu langer Zeit in den wohlverdienten Ruhestand gegangen war. Eines Tages rief er mich an und bat unvermittelt um einen Termin in meiner Sprechstunde. »Es geht um meine Gesundheit«, sagte er, und ich war einigermaßen alarmiert, denn er würde mich nicht wegen einer Bagatelle kontaktieren.

Als er mein Sprechzimmer betrat, fiel mir sofort auf, dass er erheblich an Gewicht verloren hatte. Darauf angesprochen, bestätigte D. meinen Eindruck. Er habe in der Tat in kurzer Zeit an die sechs Kilo abgenommen. Seine Erklärung: Als Rentner müsse er nun schließlich nicht mehr so viele Arbeitsessen absolvieren, und außerdem könne er nun öfters als früher seinem geliebten Hobby, dem Golfspielen, nachgehen. Tatsächlich hätten sich sowohl er als auch seine Frau zunächst über die Gewichtsabnahme gefreut, denn er war viele Jahre lang eine sehr »stattliche Erscheinung« – um nicht zu sagen: recht korpulent. Als die Kilos jedoch weiter purzelten, war er zum Arzt gegangen. Diagnose: Bauchspeicheldrüsenkrebs, leider nicht mehr im Anfangsstadium.

Wir haben ihn noch operiert und konnten den Tumor entfernen, danach folgte eine Chemotherapie. Aber ein Jahr danach entwickelten sich Tochtergeschwülste, und D. verstarb. Ich hätte ihm so gern langfristiger geholfen.

Wie mein Bekannter haben viele an Krebs Erkrankte bereits vor der Diagnose an Gewicht verloren und Muskelgewebe abgebaut. Insbesondere Patienten mit bösartigen Tumoren im Bereich der Verdauungsorgane (Speiseröhre, Magen, Darm und Bauchspeicheldrüse) oder der Lunge können in kurzer Zeit erhebliche Nahrungsdefizite und Gewichtsverluste erleiden. Das liegt zum einen daran, dass Krebs eine »konsumierende«, also Muskel und andere aufbauende Gewebe verbrauchende Krankheit ist, zum anderen sind Appetit, Nahrungsaufnahme und -verwertung eingeschränkt.

Durch die verbesserte Diagnostik können heute viele Tumore oft in einem früheren Stadium entdeckt werden als noch vor einigen Jahrzehnten. Deshalb ist eine Reihe von Patienten zum Zeitpunkt der Diagnosestellung noch gut ernährt oder gar, wie leider weite Teile der Bevölkerung, übergewichtig. Darüber hinaus konnte eine Forschergruppe aus Australien kürzlich zeigen, dass fast 80 Prozent der Brustkrebspatientinnen während der Therapie an Gewicht sogar deutlich zunehmen.[1]

Abhängig von der Art des Tumors, der Lokalisation und des Erkrankungsstadiums kann es aber zu schwerwiegenden Stoffwechselveränderungen und einem veränderten Bedarf an essentiellen Nährstoffen kommen. Ebenso leiden Patienten, die eine Chemotherapie erhalten, an erheblichen Nebenwirkungen wie Appetitlosigkeit, einem sich zu schnell einstellenden Sättigungsgefühl, Geschmacks- und Geruchsveränderungen, Nahrungsmittelunverträglichkeiten, Bauchschmerzen sowie Völlegefühl, Blähungen, Durchfall oder Verstopfung. Angesichts solcher Beschwerden kann sicher jeder gut nachvollziehen, dass einem Patienten während der Chemo buchstäblich der Appetit vergeht und er/sie sich unzureichend ernährt und zu wenig trinkt. In Folge führt dies zu einem Defizit an Nährstoffen, zum Abbau von Eiweiß, auch zu bedenklichen Organschäden.

Glücklicherweise überstehen viele Betroffene die Phase der (Chemo-)Therapie auch ohne diese gravierenden Nebenwirkungen. Falls nicht, sprechen Sie unbedingt mit Ihrem behandelnden Arzt darüber, damit er adäquat gegensteuern kann.

Leichte Vollkost und »gesteuerte Wunschkost«

Basis der Ernährung sollte in der Therapiephase immer das normale, durch den Mund aufgenommene Essen sein. Ich empfehle eine leichte Vollkost, die auf mehrere Mahlzeiten verteilt wird. Denn durch kleinere Portionen und Zwischenmahlzeiten ist die Aufnahme von ausreichend Energie und Nährstoffen effektiver und besser zu steuern. Außerdem werden die kleinen Portionen generell besser vertragen.

Doch was ist »leichte Vollkost«?

Leichte Vollkost sind Lebensmittel, die erfahrungsgemäß keine oder wenig Verdauungsbeschwerden auslösen.

Im Prinzip sollten Sie Gemüse und Obst vorübergehend in gekochter Form bevorzugen, immer gut kauen und richtig fette Speisen vermeiden.

Die Deutsche Gesellschaft für Ernährung hat eine noch detailliertere Beschreibung zusammengestellt, die Sie unter dem folgenden Link https://www.krebshilfe.de/fileadmin/Inhalte/Downloads/PDFs/Blaue_Ratgeber/048_0104.pdf für einen Euro bestellen können.

Noch ein paar praktische Tipps:

Teilen Sie Ihren Teller in vier Quadrate ein. Eine Hälfte des Tellers belegen Sie mit Gemüse, ein Viertel mit Fisch oder Fleisch, sofern Sie diese Eiweißquelle nutzen wollen, und ein Viertel mit stärke- oder kohlehydratreichen Beilagen wie Kartoffeln, Reis, Vollkorn etc. und essen Sie, was Ihnen schmeckt. Die Ernährungswissenschaftler raten zu einer *gesteuerten Wunschkost.*

Generell sollte in der Therapiephase das Hauptaugenmerk auf die *ausreichende* Versorgung mit Nahrung (also mit Energie und Nährstoffen) gelegt werden, um das Gewicht zu stabilisieren, Defizite auszugleichen und die Lebensqualität zu erhalten.

Überlegungen zu einer Änderung Ihrer Essgewohnheiten spielen in dieser Phase nur eine sekundäre Rolle. Sie müssen sich also in keiner Weise »kasteien«. Auch wenn Sie bei der Diagnosestellung übergewichtig sind, steht die Gewichtsabnahme nicht so sehr im Vordergrund, wie wünschenswert sie in Zukunft auch sein mag. Übergewicht kann die Prognose der Erkrankungen verschlechtern und Komplikationen begünstigen. Für den Moment aber ist Gewicht nicht alles. Genießen Sie das Essen, wobei die oben erwähnten Ratschläge durchaus Eingang in Ihren Speiseplan finden sollten.

Sollte Ihr Arzt Ihnen bereits in der Therapiephase raten, Ihr Gewicht zu reduzieren, obwohl man sowieso während der Behandlung in aller Regel abnimmt, so muss darauf geachtet werden, dass der Gewichtsverlust moderat, also langsam (nicht mehr als 1 kg pro Woche), und unter ärztlicher Aufsicht geschieht. Entwickeln Sie auf keinen Fall einen falschen Ehrgeiz, denn sonst verstärken sich die Nebenwirkungen der Therapie. Auch kann nur noch schwer unterschieden werden, ob der Gewichtsverlust bewusst herbeigeführt wurde oder eine Folge der Therapie ist. Zudem können schwerwiegende Probleme wie Mangelernährung die Folge sein.

Grundsätzlich ist die Ermittlung und regelmäßige Überprüfung Ihres Ernährungsstatus durch den behandelnden Arzt sehr wichtig. Nicht nur zu Beginn, sondern auch während des Verlaufs muss kontrolliert werden, ob Sie sich tatsächlich ausreichend ernähren. Aus eigener Erfahrung weiß ich, dass viele meiner Patienten in dieser Phase eine Beratung durch einen Diätassistenten als außerordentlich sinnvoll empfanden. In den Gesprächen kann eine maßgeschneiderte Ernährungstherapie entwickelt werden, die Ihnen auch schmeckt. Bitte lassen Sie sich beraten, denn weitere Tipps und Tricks können Ihnen helfen, Ihr Gewicht zu stabilisieren und Ernährungsdefizite zu vermeiden. Schließlich ist das wichtigste Ziel in dieser Phase, die Behandlung seelisch und körperlich gut, also ohne Defizite zu überstehen.

Patienten, die Gefahr laufen, durch Appetitlosigkeit und ein frühes Sättigungsgefühl in eine Mangelernährung zu rutschen, sollten mehrmals täglich kleine Portionen zu sich nehmen, langsam essen und die Nahrung gut kauen. Um ausreichend Flüssigkeit zu sich zu nehmen, trinken Sie in kleinen Schlucken, gleichmäßig über den Tag verteilt. »Zelebrieren« Sie das Essen, ein schön gedeckter Tisch mit appetitlich angerichteten Speisen hilft. Vermeiden Sie fettige und zu stark gewürzte Speisen und essen Sie, wie beschrieben, leichte Vollkost, aber lassen Sie sich nicht zum Essen drängen.

Liebe Angehörige: Loben Sie Ihren Patienten, auch wenn er/sie Ihrer Meinung nach zu wenig isst. Setzen Sie ihn/sie nicht unter Druck, denn wie bei Kindern führt allzu starker Druck zu einer Trotzreaktion und verstärkt die Abneigung gegen das Essen.

Wenn Sie als Patient merken, dass Sie ganz offensichtlich nicht genügend Energie und Nährstoffe aufnehmen können, sind kalorienreiche Drinks oder Snacks hilfreich. Wenn Patienten trotz der oben beschriebenen Maßnahmen ihr Gewicht nicht stabilisieren können und zunehmend unter Mangelernährung leiden, sollte umgehend medizinische Hilfe in Anspruch genommen werden. Im Ernstfall muss das Defizit durch Sondenernährung oder Infusionen mit Nährstoffen ausgeglichen werden. Das ist in dieser Phase glücklicherweise selten notwendig – falls doch, muss dies in enger Absprache mit den behandelnden Ärzten erfolgen.

Führt die Therapie zu einem dramatischen Abfall der weißen Blutkörperchen *(Leukozyten)*, muss Ihr Arzt Sie informieren, denn nun sind spezielle Vorsichtsmaßnahmen geboten. Durch den Abfall der weißen Blutkörperchen wird Ihre Immunabwehr sehr herabgesetzt, die Abwehrkräfte gegen Infektionen sind geschwächt. In einer solchen Situation, die als Nebenwirkung der Chemo- oder auch Strahlentherapie auftreten kann, sollte eine keimarme Ernährung erfolgen. Essen Sie in diesem Fall nur frisch zubereitete Speisen oder tiefgekühlte Nahrungsmittel (also keine Reste von Vorgestern!).

Vermeiden Sie aufgewärmte oder über einen längeren Zeitraum warmgehaltene Speisen. Verzichten Sie auf rohes Obst und Gemüse, ebenso auf Rohmilchprodukte. Eine sehr gute Aufstellung von Vorschlägen, die bei einem eingeschränkten Immunsystem sinnvoll sind, findet sich im blauen Ratgeber der Deutschen Krebshilfe zum Thema »Ernährung bei Krebs 2014«. Er kann kostenlos unter www.krebshilfe.de heruntergeladen werden.

Leidet der Patient nicht nur an Krebs, sondern hat darüber hinaus weitere Erkrankungen des Stoffwechsels (z. B. Blutzuckerkrankheit oder Gicht), so sollte dies auch in der Krebstherapiephase berücksichtigt werden. Auch hier ist es ratsam, einen Ernährungsspezialisten hinzuzuziehen.

Kann durch Ernährung das Tumorwachstum gehemmt oder die Wirkung der Chemotherapie verbessert werden?

In den letzten Jahren wurden drei verschiedene Diäten bzw. Ernährungsweisen sehr kontrovers diskutiert: Die sogenannte ketogene Diät, das kurzfristige Fasten vor und nach der Chemotherapie und die sehr weitverbreitete Einnahme von Nahrungsergänzungsmitteln (in aller Regel Vitamine, Spurenelemente oder z. B. Gemüseextrake). All diese Formen sollen den Krankheitsverlauf positiv beeinflussen bzw. die Therapiewirkung erhöhen.

Was ist davon zu halten? Hilft eine solche Ernährungsweise wirklich?

Ketogene Diät

Um das Gewicht der Krebserkrankten zu stabilisieren, ist in aller Regel eine »gesteuerte Wunschkost« im Sinne einer leichten Vollkost (siehe oben) ausreichend, die zudem gut vertragen und gern gegessen wird. Patienten sollten 25 bis 30 kcal pro kg Körpergewicht und Tag zu sich nehmen; bei Bettlägerigen reichen 20–25 kcal pro kg Körpergewicht und Tag aus. Ein etwa 80 Kilo schwerer Patient benötigt demnach eine Energiemenge von 2000 bis 2400 kcal pro Tag, um ausreichend versorgt zu werden. Ein Teil dieser Energie sollte durch Eiweiß abgedeckt sein (1,0 bis 1,5 g pro kg Körpergewicht und Tag).

Ausgehend von hauptsächlich experimentellen Untersuchungen an Tieren wird zurzeit intensiv diskutiert, ob eine ketogene Diät die Ernährung der Tumorpatienten verbessern und/oder gleichzeitig das Tumorwachstum hemmen kann. Bei einer ketogenen Diät verzichtet man weitgehend auf Kohlehydrate, vor allem auf Zucker. Der Fettanteil hingegen liegt zwischen 60 und 90 Prozent. Die Fettsäuren werden in der Leber zu Ketonkörpern abgebaut, die dann den Energiebedarf (vor allem den des Gehirns, das ansonsten auf Glukose als einzige Energiequelle angewiesen ist) auf alternative Weise effizient decken können. Daher ergibt sich auch der Name dieser Diät.

Einige Wissenschaftler gehen davon aus, dass durch den niedrigen Zuckergehalt in der Ernährung der Stoffwechsel der Krebszellen nicht mehr ausreichend mit Energie versorgt und so das Krebswachstum gehemmt wird. Krebszellen können nicht so ohne weiteres Fett für die Deckung ihres Energiebedarfs verwenden. Darüber hinaus wird durch den niedrigeren Zuckergehalt weniger Insulin ausgeschüttet und damit weniger IGF-1 gebildet. Im Kapitel »Wie wirkt Sport präventiv gegen Krebs« habe ich bereits beschrieben, dass der Insulinstoffwechsel und das IGF-1 ein Risikofaktor sind.[2]

Es gibt verschiedene klinische Studien, allerdings mit wenigen Patienten, die zeigen, dass diese spezielle Diät von Krebspatienten gut vertragen wird. Ein Beleg für die These, dass sie tatsächlich das Tumorwachstum hemmt und sich somit die Prognose für die Patienten verbessert, steht aber noch aus. Hinzu kommt, dass eine ketogene Diät den Bedarf an Vitaminen, Mineralstoffen und Spurenelementen nicht ausreichend deckt. Daher muss eine Reihe von Vitaminen und Spurenelementen zugeführt werden, um Mangelerscheinungen zu vermeiden. Folgen der ketogenen Ernährung können darüber hinaus Übelkeit, Appetitmangel, Gewichtsverlust und fehlendes Durstgefühl sein. Nicht selten beenden Patienten eine ketogene Diät vorzeitig. Als Gründe werden Magen-Darm-beschwerden sowie die Schwierigkeit, die Diätform einzuhalten, und die Einschränkungen, die damit verbunden sind, genannt.

Derzeit laufen verschiedene klinische Studien zur ketogenen Diät – diese Ergebnisse gilt es abzuwarten, um eine verlässliche Aussage zur Effizienz und zu möglichen Nebenwirkungen machen zu können. Bis dahin raten Experten der Deutschen Krebsgesellschaft davon ab.[3] Experten aus dem Bereich der Onkologie und Ernährung raten zwar zu einer erhöhten Fettzufuhr für Krebspatienten in der Therapie (bis zu 50 Prozent der Gesamtenergieaufnahme), betonen jedoch, dass dies nur sinnvoll ist, wenn die Aufnahme von Kohlehydraten nicht begrenzt wird.[4] Diese Empfehlung ist der traditionellen mediterranen Ernährung sehr ähnlich. Also kaufen Sie sich am besten ein Rezeptbuch zur mediterranen Kost und genießen Sie Ihre Mahlzeiten.

Kurzfristiges Fasten

In der Fachwelt besteht ebenfalls Uneinigkeit darüber, ob kurzfristiges Fasten vor und nach einer chemotherapeutischen Therapie deren Wirksamkeit steigern kann. Die These beruht auf der Annahme, dass Tumorzellen durch den Nahrungsentzug empfindlicher auf die Chemo reagieren, ohne dass gesunde Zellen dadurch geschädigt würden.

Ausgangpunkt dieser Überlegung sind wiederum tierexperimentelle Untersuchungen; tatsächlich konnte ein Forscherteam nachweisen, dass Tumore in Mäusen durch das Fasten kleiner wurden. Fingen die Mäuse wieder zu fressen an, kehrten die Tumore zu ihrer ursprünglichen Größe zurück.[5] Hypothetisch und auf Patienten bezogen würde das bedeuten, dass diese während der chemotherapeutischen Phase über Monate ihren Kalorienbedarf senken müssten, um eine mögliche Tumorverkleinerung zu erreichen. Eine solche Diät jedoch erscheint zumindest problematisch, da gerade in dieser Phase eine ausreichende Ernährung und Gewichtsstabilisierung von Vorteil für die Patienten sind. In einer sehr kleinen Pilotstudie mit zehn Patienten stellten Wissenschaftler zumindest fest, dass Fasten vor und/oder nach der Chemotherapie deren Nebenwirkungen verringerte.[6] Aus dieser Beobachtung jedoch weitreichende Schlüsse zu ziehen erscheint mir zu gewagt. Gleichwohl werden auch hier Studien vorbereitet, und man darf auf die Ergebnisse gespannt sein.

Einnahme von Nahrungsergänzungsmitteln während der Therapie

Nahrungsergänzungsmittel (NEM) sind zumeist rezeptfrei in Apotheken und Drogerien erhältlich. Wie der Name vermuten lässt, sollen sie die allgemeine Ernährung *ergänzen,* und zwar um Nährstoffkonzentrate, die in kleinen Mengen und in Form von Pillen, Pulvern etc. eingenommen werden können. Normalerweise helfen diese Konzentrate vor allem den Anbietern. Sprich: Wer sich vernünftig und ausgewogen ernährt, kann gut auf NEM verzichten.

Eine Krebserkrankung ist aber immer auch eine Ausnahmesituation. Könnte es nicht sinnvoll sein, Nahrungsergänzungsmittel in der Therapiephase anzuwenden, um etwaige Defizite zu beheben? Diese Frage wird immer wieder kontrovers diskutiert, denn zunächst einmal muss ganz eindeutig definiert sein, welche Substanzen und in welcher Konzentration sich diese in den NEM befinden.

Was Vitamine und Mineralstoffe angeht, ist der Hersteller per Gesetz verpflichtet, diese Inhaltsstoffe exakt anzugeben und Höchstmengen zu beachten. Dies gilt jedoch nicht für alle anderen »Nährstoffe« – und diese Substanzen können ganz unterschiedlicher Natur sein. Darüber hinaus müssen NEM immer Konzentrate sein, weshalb auch die Nährstoffe immer in konzentrierter Form vorliegen.

Normalerweise lässt sich zumindest in den industriell entwickelten Ländern der Bedarf an Nährstoffen bei einem gesunden Menschen mühelos durch die Nahrungsaufnahme decken (über 120 Prozent). Eine weitere Zufuhr ist nicht nur unsinnig, sie kann sogar gefährlich sein.

Grundsätzlich sind NEM auch bei Krebspatienten nicht sinnvoll, wenn diese sich ausreichend im Sinne einer strukturierten Wunschkost ernähren. Sofern der Verdacht einer Mangelernährung besteht, sollte man NEM nur mit dem Ziel zuführen, die »normale« Ernährung zu optimieren. Eine per se ungesunde/mangelhafte Ernährung kann durch künstliche Produkte wie Nahrungsergänzungsmittel nicht wirklich nachhaltig verbessert werden.

Tatsächlich nehmen aber etwa 64 bis 81 Prozent der Patienten einen oder mehrere Nährstoffe in Form von NEM ein. Unumstritten ist dies, wenn man den Bedarf mit der normalen Kost allein nicht decken kann.[7] Etwa weil ein Patient an Schleimhautschäden, Schluckbeschwerden oder zu geringem Appetit leidet und zu wenig Nährstoffe aufgenommen werden. In allen anderen Fällen ist eher davon abzuraten.

Sauerstoffradikale werden für verschiedene Erkrankungen, unter anderem auch für Krebs, verantwortlich gemacht. Sogenannte Antioxidantien können Sauerstoffradikale entgiften. Solche Antioxidantien sind typischerweise die Vitamine A, E, C und Beta-Carotin als Vorstufe von Vitamin A (daher auch als Provitamin A bezeichnet). In Obst und Gemüse kommen diese Vitamine in entsprechenden Konzentrationen vor, weshalb sie fester Bestandteil unseres Speiseplans sein sollten.

Da man um die positive Wirkung der Antioxidantien gegen Krebs weiß, scheint es nahezuliegen, diese in Form von Nahrungsergänzungsmitteln zu sich zu nehmen, um den vermeintlichen Schutz zu verstärken. Doch weit gefehlt! In großen klinischen Studien mit etwa 300 000 Teilnehmern[8] und einer Meta-Analyse anhand von 68 Studien mit insgesamt 230 000 Teilnehmern[9] stellten die Autoren etwas völlig anderes als angenommen fest. Nämlich dass die regelmäßige Einnahme der antioxidativen Vitamine A und E sowie von Beta-Carotin über

NEM das Risiko *erhöhte,* an einem Prostata-, Lungen- oder Brustkrebs zu erkranken und an einem Prostatakrebs zu versterben.

Schädigen also diese Vitamine? Sind Obst und Gemüse gar gefährlich? Sicher nicht! Antioxidative Vitamine, industriell hergestellt und in Reinform eingenommen, entsprechen eben nicht den natürlichen Vitaminen, die neben einer ganzen Reihe von anderen Stoffen in Obst und Gemüse enthalten sind. Die Natur lässt sich nicht so einfach »überlisten«. Vermutlich bedarf es der Kombination dieser natürlichen Inhaltsstoffe, um die richtigen Vitamine in der richtigen Konzentration an die richtigen Stellen im Körper zu bringen und dort wirken zu lassen.

Und was ist mit Menschen, die bereits an Krebs erkrankt sind? Chemo- und Strahlentherapie schädigen Tumore unter anderem durch die vermehrte Freisetzung von Sauerstoffradikalen. Gleichzeitig richten sie aber auch einen erheblichen »Flurschaden« bei gesunden Zellen an. Antioxidantien, im Wesentlichen die Vitamine A, E, C, Beta-Carotin und das Spurenelement Selen, können diese Sauerstoffradikale entgiften. Unter der Annahme, dass diese Vitamine und Selen die Schäden an gesunden Zellen mindern könnten, ohne die Wirkung auf die Tumorzellen zu beeinträchtigen, erschien die Einnahme von Antioxidantien bei Chemo- und Strahlenbehandlungen sinnvoll.

Verschiedene Studien mit Patienten wurden durchgeführt, und 2011 erschien eine Meta-Analyse, die die Ergebnisse von 52 Untersuchungen mit dieser Hypothese verglich. Es ergab sich kein klares Bild. In einigen Studien mit der Gabe von Vitamin E und anderen antioxidativen Vitaminen besserten sich die Nebenwirkungen der primären Therapie; andere Studien mussten leider feststellen, dass unter der Vitamintherapie das Behandlungsergebnis eher negativ war. In einer Studie kam es sogar zu einem erneuten Auftreten des behandelten Tumors unter Vitamin-E-Therapie.[10]

Die Auswertung deckt sich mit den Ergebnissen einer

kürzlich publizierten tierexperimentellen Studie. Forscher beobachteten, dass unter einer Therapie mit Antioxidantien Hauttumore schneller metastasierten und mehr Krebszellen zirkulierten.[11] Diese wohlgemerkt tierexperimentellen Befunde zeigen nur, dass eine unkritische Einnahme von NEM auch negative Auswirkungen haben kann und vielleicht dem Produzenten dieser NEM mehr hilft als dem Patienten. Wenn Sie also NEM einnehmen oder spezielle Fragen dazu haben, sollten Sie unbedingt Ihre behandelnden Ärzte informieren und sich beraten lassen.

7 Ernährung nach der Therapie

Wenn Sie hoffentlich die Primärtherapie, die Operation, eventuell die Strahlen- oder Chemotherapie gut überstanden haben, kommt es in der nächsten Stufe der Ernährungstherapie darauf an, sich zu erholen. Diese Erholungsphase kann Wochen, aber auch Monate dauern und erfordert von Ihnen viel Geduld. Typische Nebenwirkungen dieser Phase sind, wie schon beschrieben, Fatigue, aber auch Schluck- und Kaubeschwerden, ein verändertes Geschmacks- und Geruchsempfinden, Magen- und Darmbeschwerden wie Durchfall und Verstopfung.

Die Ziele der Ernährungstherapie während der Erholungsphase bleiben vorerst gleich: Ausreichende Versorgung mit Nährstoffen, Gewichtsstabilisierung und Erhaltung der Lebensqualität. Auch hier bedarf es einer kontinuierlichen Beratung durch Ärzte und Diätassistenten, um Mangelernährung zu verhindern und die Erholungsphase zu optimieren. Um diese Zeit etwas zu verkürzen, können Medikamente und Appetitstimulanzien verabreicht werden. Fordern Sie die entsprechende Beratung und Begleitung von Ihrem behandelnden Arzt ein.

Ernährung in der Heilungsphase

Sie haben sich inzwischen erholt, Nebenwirkungen wie zum Beispiel Übelkeit, Erbrechen und Durchfall sind abgeklungen. In dieser »Heilungsphase« steht nun die Veränderung der Essgewohnheiten und des Lebensstils im Vordergrund.

Ging es in der Therapiephase um *Gewichtsstabilisierung* und teils um Gewichtszunahme auch als Zeichen einer ausreichenden Versorgung mit Nährstoffen, so muss jetzt auf ein »gesundes« Gewicht und eine entsprechende Veränderung der Speisen und Essgewohnheiten geachtet werden.

Die optimierte Krebstherapie basiert auf Empfehlungen zu einer ausreichenden körperlichen Aktivität, für ein gesundes Gewicht und einer »Diät«, die landläufig als »mediterran« definiert wird. »Mediterran« bedeutet in diesem Zusammenhang: frisches Gemüse und Obst, weniger rotes Fleisch, Vollkornprodukte, insgesamt Verzicht auf »prozessiertes« Essen, also auf Speisen, die durch zu viele Schritte u. a. im Labor an Nährstoffgehalt verloren haben und deren Geschmack durch künstliche Zusatzstoffe »optimiert« wurde. Verzichten Sie auf Fast Food – fettes, gebratenes, rotes Fleisch mit ebenso fettigen Soßen, kombiniert mit Brot und/oder frittierten Kartoffeln, das schnell (engl. *fast*) hinuntergeschlungen wird.

Wenden Sie sich stattdessen dem sogenannten Slow Food zu. Slow Food bedeutet aus meiner Sicht nicht nur eine andere, achtsamere und natürlichere Form der Zubereitung hochwertiger (Bio-)Produkte, sondern auch eine andere Art, wie das Essen zu sich genommen wird. Verwenden Sie großzügig frische Kräuter und Gewürze. Das hebt den Geschmack des Essens, gleichzeitig kann Salz eingespart werden.

Genießen Sie die Speisen, die vor Ihnen auf dem Tisch stehen, mit all Ihren Sinnen und freuen Sie sich, dass die schwere Zeit der Erkrankung vorbei ist. Im Übrigen legen große Beobachtungsstudien nahe, dass die oben beschriebenen Ernährungsempfehlungen auch das Wiederauftreten des gerade überwundenen Tumors vermeiden und die Entstehung eines Zweittumors verhindern helfen. Eine dreifache gute Nachricht also, die Sie mit einem guten Essen feiern können!

Auch Angehörige von Krebspatienten sind dazu aufgerufen, ihren Lebensstil zu ändern. Zum einen fällt es so auch dem Patienten leichter, nicht nur durchzuhalten, sondern mit der Zeit auch Freude an der Umstellung zu entwickeln. Darüber hinaus weiß man, dass solche gemeinsam durchgeführte Lebensstiländerungen, insbesondere bei der Ernährung, in aller Regel erfolgreicher und auch nachhaltiger sind. Zum anderen lässt sich so das Risiko, selbst an einem Tumor zu erkranken, reduzieren.

Verschiedene Aspekte der Ernährung in der Heilungsphase:

Übergewicht

In den westlichen Industrienationen haben sich Übergewicht und Fettleibigkeit in den letzten Jahrzehnten zu einer regelrechten Epidemie entwickelt. Übergewicht begünstigt zahlreiche Erkrankungen, auch und besonders Krebs. Es gilt als Risikofaktor etwa bei Brust-, Gebärmutterschleimhautkrebs, Dickdarm- und Enddarmkrebs sowie Speisenröhren-, Nieren- und Bauchspeicheldrüsenkrebs und steht bei verschiedenen Bluterkrankungen in Verdacht. Fettleibigkeit, also starkes Übergewicht, erhöht darüber hinaus das Risiko, im Bereich der Galle, Leber, dem Gebärmutterhals, der Eierstöcke und Prostata an einem bösartigen Tumor zu erkranken.

Übergewicht ist nicht nur ein Risikofaktor bei der Krebsentstehung, sondern beeinflusst auch die Prognose des Tumorleidens negativ und führt zu gehäuften Komplikationen während der Therapie. Längerfristig muss hier somit das Ziel der Ernährungstherapie sein, wieder ein »gesundes« Gewicht zu erreichen.

In der amerikanischen WIN-Studie (»Women's Intervention Nutrition Study«) zeigte sich, das Brustkrebspatientinnen, die etwa durch eine fettreduzierte Kost knapp drei Kilo (entsprechend 4 Prozent des initialen Gewichts) abgenommen hatten, das Risiko eines neuerlichen Auftretens des Tumors deutlich verringern konnten.[1] Diese Beobachtung muss natürlich in weiteren Studien auch bei anderen Krebsarten verifiziert werden, aber die Ergebnisse sind so überzeugend, dass sogar erwogen wird, bei schwer übergewichtigen Brustkrebspatientinnen eine gewichtsreduzierende Operation vorzuschlagen, wobei die möglichen Operationsverfahren nicht festgelegt wurden.[2]

Besonders positiv wirkt sich die Gewichtsreduktion aus, wenn diese nicht nur durch eine energiereduzierte Diät, sondern auch durch vermehrte körperliche Aktivität erreicht wird. Denn dadurch verändert sich gleichzeitig die gefährliche Insulinkonzentration im Blut (siehe Risikofaktor: Insulin), die Lebensqualität steigt, die Wahrnehmung des eigenen Körpers wandelt sich zum Positiven.[3]

Es gibt ganze Bibliotheken von Vorschlägen, wie am besten, am schnellsten und am dauerhaftesten eine Gewichtsreduktion erfolgen kann. Aber diese Ratgeber (nicht zu vergessen die Magazine mit all ihren Diättipps!) sind für gewöhnlich nicht auf die spezielle körperliche und seelische Verfassung von Krebsüberlebenden ausgerichtet. Da geht es eher um die Bikinifigur nach der Weihnachtsschlemmerei …

Für übergewichtige »Krebsüberleber« gilt: Die Aufnahme von energiereicher Kost sollte reduziert, die körperliche Aktivität erhöht werden.

Dazu einige Tipps:

- Meiden Sie energiereiche Kost und sehr fette Produkte wie Wurst, Fleisch, Käse, Aal, Sahne, fette Suppen und Soßen, Mayonnaise, große Mengen Streich- und Kochfette und gehaltvolle Backwaren sowie übertrieben viele Süßigkeiten. Bevorzugen Sie wasser- und ballaststoffhaltige Gemüsesorten.
- Verkleinern Sie Ihre Essensportion und essen Sie *laaangsam* und ohne Hast.
- Vermeiden Sie »prozessiertes« Essen und Fast Food für den Hunger zwischendurch.
- Hungern Sie nicht, denn »Hungern« ist kontraproduktiv im Sinne einer gesunden Ernährung und beeinträchtigt nachhaltig die Lebensqualität.
- Kombinieren Sie eine vernünftige Diät mit sportlicher oder körperlicher Aktivität, denn Sport trägt entscheidend zur Verbesserung des Stoffwechsels und der Lebensqualität bei und führt zu einem nachhaltigen Umbau des Körpers. Fett-

gewebe wird ab-, Muskelgewebe aufgebaut. Dies führt zur Gewichtsreduktion.
- Lassen Sie sich von seriösen Fachleuten (Diätassistentinnen, Ernährungsmediziner) beraten.

Manchen Patienten, insbesondere wenn sie mit hormonunterdrückenden Medikamenten behandelt werden (z. B. bei Brusttumoren und beim Prostatakrebs, die beide auf Hormone reagieren), fällt das Abnehmen sehr schwer. Bitte nicht verzweifeln! Auch eine mäßige Verminderung des Gewichts von 5 bis 10 Prozent führt zu einer deutlichen Verbesserung der allgemeinen Gesundheit und Leistungsfähigkeit. Denken Sie in kleinen Schritten, aber tun Sie den ersten Schritt. Ist er gemacht, fallen die nächsten schon ein bisschen leichter, und Sie kommen dem Ziel eines »gesunden« Gewichts immer näher.

Dieses Ziel zu erreichen kann längere Zeit in Anspruch nehmen, Sie sollten es aber nicht aus den Augen verlieren. Denn wie bereits an anderer Stelle beschrieben, erliegt etwa ein Fünftel aller Krebskranker am Ende nicht dem Tumor selbst, sondern vielfach Herz-Kreislauf- oder Stoffwechselerkrankungen. Und gerade auch hier kann man mit einer gesunden Gewichtsreduktion erfolgreich gegensteuern.

Das Mindestgewicht halten

Ich habe bislang ganz bewusst den Begriff »gesundes Gewicht« verwendet, denn es gibt auch das gegenteilige Problem: das Mindestgewicht zu halten. Trotz Früherkennung gibt es Tumorerkrankungen, bei denen die Nahrungsaufnahme schwierig ist, wie zum Beispiel bei Tumoren im Kopf- und Halsbereich, in der Speiseröhre, im oberen Magen- und Darmtrakt und auch in der Lunge. Bei diesen Patienten steht auch nach der Therapiephase das Erreichen/Halten eines »gesunden« Gewichts durch entsprechende Ernährung im Vordergrund.

Auch bei diesen Patienten ist körperliche Aktivität sehr sinnvoll. Sie bewirkt eine Stressverminderung, verbessert die Körperfunktionen und den Muskelaufbau, allgemeine Fitness und

Lebensqualität nehmen zu. Das wiederum kann auch den Appetit und die Lust auf Essen fördern.

Die »vernünftige« Diät – was soll ich essen und was nicht?

Gibt es Studien, die zeigen, dass ein »Diätmuster«, eine bestimmte Art zu essen, den Krankheitsverlauf positiv beeinflusst? Welche Nahrungsmittel sollte man/frau meiden? Und kann man/frau sich so ernähren, dass das Essen nicht nur wohlschmeckend ist, sondern auch wirklich »Leib und Seele zusammenhält«?

Ernährung bedeutet zunächst, den Körper mit Energie zu versorgen. Energielieferanten sind Eiweiß, Kohlehydrate (also Stärke und Zucker) sowie Fett. Sie finden sich in unterschiedlicher Konzentration in unserem Essen: besonders viel Eiweiß steckt beispielsweise in Fisch, Kohlehydrate in Brot.

Es gibt verschiedene Richtlinien, welchen Anteil die jeweiligen Nahrungsbestandteile an der Gesamtenergiezufuhr sinnvollerweise haben sollten (die Richtlinien der Deutschen Gesellschaft für Ernährung können Sie unter www.dge.de abrufen). Die Gesamtenergiezufuhr ist für Patienten besonders wichtig, wenn sie neben ihrer Krebserkrankung etwa auch unter Stoffwechsel- und Herz-Kreislauf-Krankheiten leiden. Besonders wichtig ist, wie oben beschrieben, eine Diät, die berücksichtigt, dass die meisten Patienten bei der Erstdiagnose noch übergewichtig sind.

So wie zum Thema »körperliche Aktivität und Krebserkrankung« wurden in verschiedenen Studien auch die Essgewohnheiten der Patienten und der Einfluss der Ernährung auf den Verlauf der Tumorerkrankung untersucht. Die meisten Studien beschäftigten sich dabei mit den am häufigsten vorkommenden Tumoren wie Brust-, Eierstock-, Dickdarm- und Prostatakrebs.

Des Weiteren wurde untersucht, welche Rolle die einzelnen Nahrungsbestandteile für die Krebserkrankung spielen, mit dem Ziel, einen geeigneten Ernährungsplan zu erarbeiten.

Fette

Bei Brustkrebspatientinnen, die während der Therapie eher an Gewicht zunehmen, wurde in zwei Studien der Zusammenhang von Fettaufnahme und Prognose der Erkrankung untersucht. In der schon erwähnten WIN-Studie zeigte sich, dass sich bei fast 2500 Patientinnen die Rate eines neuerlichen Brustkrebses (Rezidiv) etwas minderte, wenn sie weniger Fett zu sich nahmen. Dieser Effekt war bei Frauen, deren Tumor unabhängig vom Weiblichkeitshormon Östrogen gewachsen war, am deutlichsten. Die Interpretation der Ergebnisse ist etwas schwierig, da die Patientinnen, die ihren Fettkonsum um 20 Prozent reduzierten, auch gleichzeitig im Durchschnitt drei Kilo abnahmen. Es ist also unklar, ob die Gewichtsreduktion oder der geringere Fettverbrauch für den positiven Einfluss auf die Erkrankung verantwortlich war. Für die Patientinnen selbst dürfte die Frage nach der Ursache unerheblich gewesen sein – Hauptsache, die Prognose verbesserte sich.[4]

In einer weiteren Studie wurden speziell die Essgewohnheiten, also das gesamte Diätmuster und nicht nur der Fettverbrauch der Brustkrebspatienten, untersucht; dabei wurden zwei Gruppen prospektiv miteinander verglichen. Die eine Gruppe ernährte sich wie gewohnt, die andere begrenzte den Fettverbrauch um etwa 30 Prozent und erhöhte gleichzeitig den Anteil an Gemüse und Obst. Das Ergebnis: Diesmal hatte die fettarme Ernährung keinen Einfluss auf den Krankheitsverlauf.[5] Interessanterweise hatten die Frauen dieser Gruppe aber auch nicht (wie bei der erstgenannten Studie) an Gewicht verloren. Wie nicht selten bei Untersuchungen mit großen Patientengruppen gibt es nicht immer eindeutige Antworten. Sicherlich sind beide Ergebnisse ein Beleg für die Bedeutung von Übergewicht als Risikofaktor bei Krebserkrankungen.

Lediglich bei einigen Frauen, die während der Therapie keine Hitzewallungen hatten, war eine fettarme Diät von Vorteil, ihre Prognose war deutlich verbessert.[6] Das Fehlen von Hitzewallungen ist ein indirektes Zeichen, dass diese Patientinnen in aller Regel vermutlich ausreichend hohe Spiegel des Weiblichkeitshormons Östrogen hatten und nicht unter klimakterischen Beschwerden litten.

Wie lassen sich solche diskrepanten Ergebnisse großer, gut organisierter Studien erklären? Was können wir daraus ableiten?

Vermutlich ist eine sehr hohe, aber auch eine zu niedrige Aufnahme von Fett für Brustkrebspatientinnen gleichermaßen negativ. Genauso wie beim Sport und auch sonst im Leben sind Extreme auch bei der Ernährung eher gefährlich. Es geht also um das richtige Maß.

Generell – und auch für Krebspatienten – gilt: Der Mensch sollte einen Teil (bis zu 35 Prozent) seiner Energiezufuhr über Fett erhalten. Kein oder zu wenig Fett beeinträchtigt nämlich u. a. auch die Aufnahme der fettlöslichen Vitamine A, D, E und K, die besonders im Fall einer Erkrankung sehr wichtig sind. Dazu später mehr.

Bei Patienten mit Prostatakrebs spielt Fett in der Ernährung ebenfalls eine wichtige Rolle. Fett ist aber nicht gleich Fett! In zwei Studien älteren Datums zeigte sich, dass sich gesättigte Fettsäuren negativ, ungesättigte Fettsäuren aber eher positiv auf die Krankheit auswirken.[7] Dieses Ergebnis konnte kürzlich bestätigt werden. Gesättigte Fette sind eher schädlich, während ungesättigte eine schützende Wirkung haben können. In die Praxis umgesetzt heißt das: Reduzieren Sie den Verzehr von tierischen Fetten und nehmen Sie mehr pflanzliche Fette wie Olivenöl oder Rapsöl zu sich. Alternativ bietet sich eine Ernährung an, bei der Fisch als Hauptfettquelle dient.

Die Unterscheidung zwischen gesättigten und ungesättigten Fetten ist auch in anderer Hinsicht wichtig: Denn es konnte gezeigt werden, dass zum Beispiel ungesättigte Fettsäuren wie die berühmten Omega-3-Fettsäuren für Krebsüberlebende von Vorteil sind. Wie genau hier der Wirkmechanismus ist, lässt sich derzeit noch nicht sicher sagen. Zweifelsohne aber reduziert eine Ernährung mit viel Omega-3-Fettsäuren, wie sie in Nüssen und im Fischöl in hohen Konzentrationen vorkommen, das Risiko für Herz-Kreislauf-Erkrankungen. Und wie wir ja bereits wissen, verbessert sich somit indirekt die Prognose für Krebspatienten, denn wie mehrfach beschrieben stirbt ein nicht zu vernachlässigender Teil der Krebserkrankten unter anderem an Herz-Kreislauf-Erkrankungen.[8]

Eiweiße (Proteine)

Wie man aus Abbildung 10, dem Diagramm Mitte links entnehmen kann, ist die Aufnahme von ausreichend Eiweiß während der Therapie, in der Heilungsphase und selbst bei fortgeschrittenen Erkrankungen sehr wichtig. Dagegen kann ein Zuwenig an Eiweiß den Patienten gefährden. Die Empfehlungen verschiedener Expertenkommissionen gehen etwas auseinander, aber etwa 10 bis 35 Prozent der gesamten Energieaufnahme sollten durch Eiweiß erfolgen. Das Diagramm Mitte links gibt den optimalen Bereich bei über 16 Prozent an. Also bitte nicht geizen!

Generell wird bei Gesunden die Aufnahme von 0,8 g Eiweiß pro Kilogramm Körpergewicht empfohlen. Da der Eiweißumsatz durch Tumoren stark erhöht ist, sollten Krebspatienten insbesondere während der Therapie täglich ca. 1 bis 1,5 g Eiweiß pro Kilogramm Körpergewicht zu sich nehmen.

Die wichtigsten Quellen der Eiweißaufnahme sind Eier, Fisch, mageres Fleisch – vorzugsweise Geflügel ohne Haut, denn die ist sehr fetthaltig –, Nüsse, Gemüse und fettarme Milchprodukte. Auch als Vegetarier kann man sich eiweißreich und gesund ernähren. Naturgemäß wird auf rotes Fleisch verzichtet, aber eine Diät mit Milchprodukten und gelegentlich Eiern (wünschenswert wäre auch Fisch) beinhaltet genügend Eiweiß, um selbst in der Therapiephase ausreichend ernährt zu sein und zu bleiben.

Kleiner Exkurs: In verschiedenen Studien wurde der Zusammenhang zwischen einer vegetarischen Diät und dem Risiko,

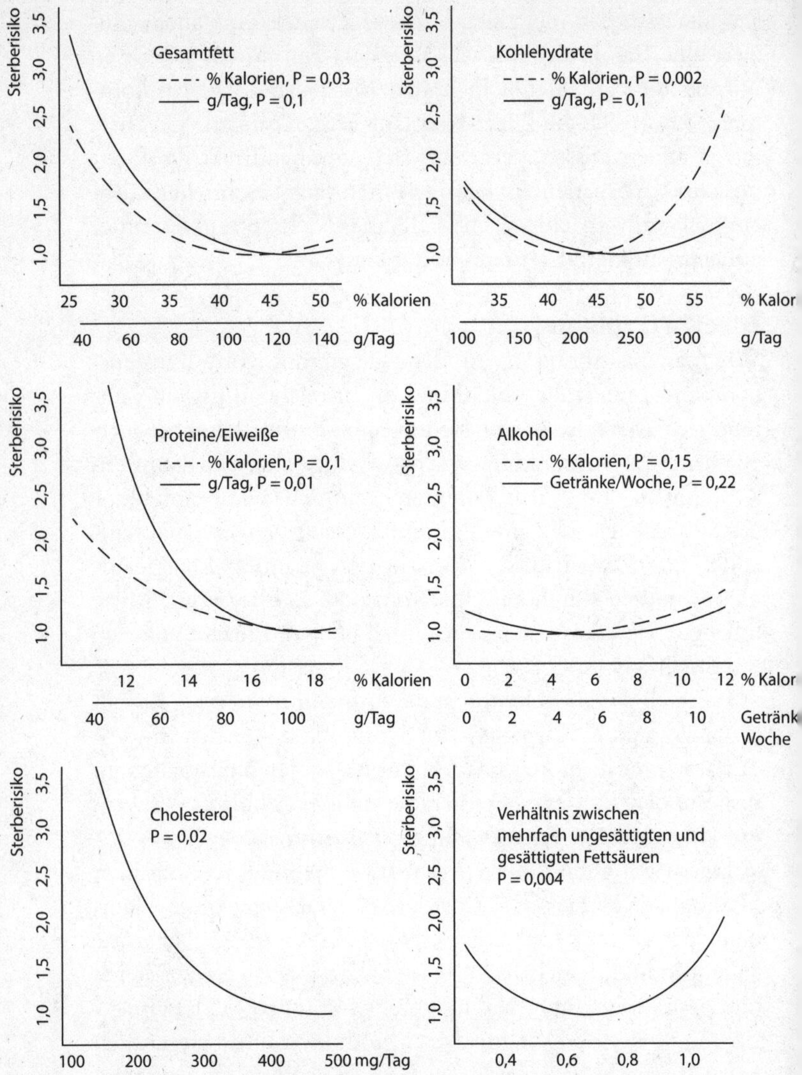

Abb. 10: Zusammenhang zwischen der Aufnahme von Gesamtfett, Kohlehydraten, Eiweißen, Alkohol und Cholesterol und der Prognose einer Tumorerkrankung. Quelle: nach Goodwin et al., 2003, (statistische Signifikanz ab $p < 0{,}05$).

an Krebs zu erkranken, untersucht. In einer Meta-Analyse von nur sieben Untersuchungen zeigte sich in fünf Studien, dass vegetarische Kost das Tumorrisiko etwas senkt, während bei zwei Studien kein Zusammenhang hergestellt werden konnte.[9] In einer britischen Studie wurden Vegetarier mit Teilnehmern verglichen, die sich entweder nur von Fisch oder Fisch und Fleisch ernährten. Interessanterweise waren die Ergebnisse der Vegetarier mit denen der Fischesser identisch. Beide Gruppen hatten im Vergleich zu den Fleischessern ein deutlich niedrigeres Risiko, an Magen-, Eierstock-, Blasen- und Lymphdrüsenkrebs zu erkranken.[10] Die Vegetarier waren allerdings schlanker, rauchten weniger, tranken seltener Alkohol und lebten generell gesünder. Es ist daher schwierig zu beurteilen, welchen Einfluss speziell die vegetarische Ernährungsform auf das Krebsrisiko hat.

Nichts falsch machen kann, wer sich gesund und ausgewogen ernährt – mit ausreichend Eiweiß, aber ohne zu viel »rotes« Fleisch zu sich zu nehmen (als »rot« gelten z. B. Rind-, Kalb-, Schweine- und Lammfleisch).

Eine vegane Diät ist jedoch mit Vorsicht zu genießen. Da diese sämtliche tierische Produkte ausschließt, muss der Bedarf an Eiweiß durch Nüsse, Samen und Getreideprodukte in ausreichender Menge gedeckt werden. Dies könnte gleichwohl zu einer Unterversorgung mit verschiedenen Vitaminen führen, z. B. dem wichtigen Vitamin B12 und dem auch für die Prognose sehr bedeutenden Vitamin D. Insbesondere in den Jahreszeiten, in denen das Sonnenlicht nicht unser ständiger Begleiter ist, droht eine Unterversorgung mit Vitamin D, das durch das UV-Licht der Sonne aktiviert wird. Wenn dann noch über die Nahrung zu wenig Vitamin D aufgenommen wird, kann es zu einer gefährlichen Unterversorgung kommen.

Kohlehydrate

Kohlehydrate, die in hoher Konzentration in Getreideprodukten, aber auch in Form von Stärke in Obst und Gemüse vorkommen, sollten nach den allgemeinen Richtlinien mit 45 bis

65 Prozent den Löwenanteil der Energieaufnahme darstellen. Vergleicht man die Aufnahme von Kohlehydraten mit der Prognose und dem Krankheitsverlauf, so zeigt sich wie bei den Fetten eine Kurve in U-Form (siehe Abb. 10). Wenn man zu viel oder auch zu wenig Kohlehydrate zu sich nimmt, wird die Prognose der Erkrankung negativ beeinflusst.

Wie bei den Fetten gibt es auch bei den Kohlehydraten »gesunde« und »weniger gesunde«. Gesunde Kohlehydrate, wie zum Beispiel Vollkornprodukte, sind als Vitamin- und Energiequelle wichtig und sollten deshalb einen wesentlichen Anteil bei der Energieversorgung einnehmen. Darüber hinaus enthalten sie Inhaltsstoffe, die positive Auswirkungen auf Hormone und den Schutz gegen sogenannte Sauerstoffradikale haben und vor Herz-Kreislauf-Erkrankungen schützen. Diese Inhaltsstoffe samt den Ballaststoffen wirken sich somit indirekt positiv auf die Prognose aus.

»Schlechte« Kohlehydrate sind solche, die industriell verändert, fein gemahlen und von anderen Inhaltsstoffen »befreit« wurden. Diese »prozessierten« Getreideprodukte verlieren so auch Vitamine, Mineralien und Ballaststoffe und haben dementsprechend einen deutlich geringeren Nährwert. »Schlechte« oder weniger wertvolle Kohlehydrate sind zum Beispiel Weißmehl, Weißbrot, weißer Reis etc. Auch wenn vielfach versucht wird, diesen Kohlehydraten die verloren gegangenen guten Inhaltsstoffe zumindest teilweise und »künstlich« zurückzugeben, so fehlen ihnen doch die notwendigen Ballaststoffe.

In einer Studie wurde bei 1000 Dickdarmkrebspatienten festgestellt, dass diejenigen, die überdurchschnittlich häufig solche schlechten Kohlehydrate und Produkte mit einem hohen Zuckeranteil zu sich nahmen, eine deutlich schlechtere Krankheitsprognose hatten als die der Vergleichsgruppe, die solche Produkte weitgehend mied.[11]

Besonders gefährlich sind gesüßte Getränke mit hohem Zuckergehalt, wie zum Beispiel Fruchtsaftgetränke, Coca-Cola und stimulierende Getränke wie Red Bull. Der Einfluss von gesüßten, nichtalkoholischen Getränken auf den Krankheitsverlauf bei Dickdarmpatienten wurde vor Kurzem untersucht. Die Ergebnisse waren eindeutig. Patienten, die mehr als zweimal täglich zu solchen stark gesüßten Getränken griffen, hatten eine sehr viel schlechtere Prognose, und die Wahrscheinlichkeit, innerhalb eines Beobachtungszeitraums von sieben Jahren an der Krebserkrankung zu versterben, verdoppelte sich.[12]

Darüber hinaus tragen solche Getränke allgemein nicht zu einer ausgewogenen Ernährung bei und führen insbesondere bei Patienten mit ungenügender Bewegung zu einer Gewichtzunahme.

Kohlehydrate sind sinnvolle und wichtige Energielieferanten, sofern man auf Vollkornprodukte, »grob gemahlene« und wenig prozessierte Lebensmittel häufiger zurückgreift. Zu fein Gemahlenes, industriell Verändertes, weißer und brauner Zucker, Honig, süßer Sirup und gesüßte Getränke sollten mit Vorsicht und eher selten »genossen« werden.

Obst und Gemüse

Was soll man/frau also essen?

Diese wichtige Frage wurde in den USA untersucht, die Ergebnisse wurden in *JAMA,* der renommierten Zeitschrift der amerikanischen Medizingesellschaft, publiziert. Dort verglichen Meyerhardt und Kollegen zwei Patientengruppen mit Dickdarmkrebs, die sich gänzlich unterschiedlich ernährten.

Die eine Gruppe aß sechsmal pro Woche rotes Fleisch, meist fettig zubereitet, mindestens dreimal pro Woche Nachtisch und überdurchschnittlich häufig Produkte aus fein gemahlenem Getreide. Ihr Energiebedarf wurde zu einem überproportionalen Anteil durch tierisches Fett gedeckt.

Die andere Gruppe aß wenig Fleisch (höchstens zweimal die Woche), praktisch keinen Nachtisch, aber jede Menge Vollkornprodukte.

Das Ergebnis war eindeutig: Die erste Gruppe machte letztlich alles falsch. Die Patienten hatten eine deutlich schlechtere Prognose und verstarben innerhalb des fünfjährigen Nachbeobachtungszeitraums zwei- bis dreimal häufiger an Krebs oder anderen Erkrankungen als die Patienten der zweiten Gruppe.[13]

Interessanterweise scheint sich der Körper auch hier zu »merken«, wie er vorher behandelt, genährt und gepflegt worden ist. Denn in anderen Studien, zum Beispiel mit Eierstock- und Brustkrebspatientinnen, war der Krankheitsverlauf deutlich günstiger, wenn sich die Patientinnen *schon vor der Erkrankung* »vernünftig« ernährt (und bewegt) hatten. Das Diätmuster dieser Patientinnen enthielt viel Gemüse und Obst.[14]

Diese und andere Studien legen nahe, dass man/frau mit dem Genuss von frischem Gemüse und Obst in aller Regel nicht viel falsch machen kann. Während der Therapie und bei bestimmten Erkrankungen insbesondere im oberen Magen-Darm-Bereich kann es Einschränkungen geben, jedoch sollten Krebspatienten, die normal essen können, einen wesentlichen Bestandteil ihrer Nahrungs- und Energieaufnahme mit Gemüse und Obst decken.

Ganz grundsätzlich sollte die Ernährung dahingehend umgestellt werden, dass mehr Fisch als Fleisch, mehr pflanzliche als tierische Fette und Vollkorn- statt Weißmehlprodukte gegessen werden. Das kommt Ihnen sicherlich bekannt vor, denn diese Empfehlungen gelten auch für Gesunde (siehe Empfehlung des WCRF). Bei Krebspatienten ist ein solches Diätmuster jedoch um ein Vielfaches wichtiger – und vielleicht lebensrettend.

Gleiches gilt für Prostatapatienten, die durch einen überdurchschnittlichen Verzehr von Tomaten (vor allem konzentriert in Form von Tomatenmark) nicht nur vor der Entstehung eines Tumors geschützt wurden, sondern im Falle einer Erkrankung mit dieser besser zurechtkamen.

Ob diese Ergebnisse mit dem »Erinnerungsvermögen« des Körpers allein zu erklären sind, oder aber durch die Tatsache, dass diese Patienten vor der Diagnose generell gesünder gelebt haben, ist zum jetzigen Zeitpunkt nicht zu entscheiden. Letztlich ist es aber nur eine theoretische Frage, und keiner wird ernsthaft bestreiten, dass eine gesunde Ernährung und Lebensweise auch bei Krebs hilfreich sind.

Die positiven Effekte eines solchen Diätmusters lassen sich gleichwohl nicht auf einzelne Bestandteile der jeweiligen Obst- und Gemüsesorten reduzieren. Wäre dem so, könnte man diese Stoffe auch in Form von Nahrungsergänzungsmitteln zu sich nehmen (siehe oben). Nein, es ist das Zusammenwirken vieler einzelner natürlicher Inhaltsstoffe, das für den schützenden Effekt verantwortlich ist. Deshalb lautet die allgemeine Empfehlung – besonders für Krebspatienten –, jeden Tag etwa fünf Portionen Obst und Gemüse zu sich nehmen. Nach den Empfehlungen der Deutschen Gesellschaft für Ernährung würde das bedeuten: Etwa 200 g Obst und 400 g Gemüse.

In letzter Zeit zeigten Untersuchungen in Großbritannien, dass sogar noch mehr Obst und Gemüse sinnvoll ist. Etwa 70 000 Menschen (die nicht an einer Krankheit litten oder zumindest nichts davon wussten) wurden in Großbritannien zu ihren Essgewohnheiten befragt und über sieben Jahre nachbeobachtet. Teilnehmer, die täglich sieben Portionen Gemüse und Obst aßen, hatten deutlich weniger Herz-Kreislauf- und Krebserkrankungen. Diejenigen, die viel frisches Gemüse und Salat zu sich nahmen, profitierten am stärksten. Obst und Gemüse aus Konservendosen hatte nicht diese positiven Auswirkungen, im Gegenteil. Unerwarteterweise stellten die Wissenschaftler fest, dass auch tiefgefrorenes Gemüse und Obst eher negative Auswirkungen hatte. Sie vermuteten, dass Menschen, die verstärkt zu Gemüse und Obst aus der Tiefkühltruhe greifen, generell kaum Zugang zu frischen Lebensmittel haben und/oder in abgelegenen Gegenden leben. Das legte den Schluss nahe, dass nicht das tiefgefrorene Gemüse und Obst per se, sondern die besonderen Lebensumstände für das schlechtere Ergebnis verantwortlich waren.[15]

Dies ist ein gutes Beispiel dafür, wie vorsichtig man die Ergebnisse solcher Studien interpretieren muss, denn allgemein gilt tiefgefrorenes als genauso wertvoll wie frisches Gemüse und Obst.

Wie bereits erwähnt, wurde diese Studie mit (vermeintlich) gesunden Briten durchgeführt. Wenn schon bei ihnen ein positiver Effekt festzustellen war, gilt für Krebspatienten umso mehr, dass man Gemüse und Obst eigentlich kaum »überdosieren« kann. Wer nicht täglich mindestens 400 g Gemüse zubereiten kann oder will, kann sich auch mit frischen Säften behelfen. Es gib im Handel »Entsafter«, sehr praktische Geräte, mit denen aus rohem Gemüse schnell Säfte gemacht werden können. Wer mag, kann auch etwas Obst mit dazugeben, das verbessert den Geschmack. Diese Lösung ist in den meisten Fällen nicht optimal, da die wichtigen Ballaststoffe verloren gehen. Diese »zweitbeste« Alternative ist meines Erachtens jedoch immer noch besser, als ganz auf frisches Gemüse und Obst zu verzichten. »Fertige« Gemüsesäfte sind häufig mit Konservierungsmitteln versetzt, und ihr Nährwert ist sicherlich nicht mit dem frischer Gemüsesäfte zu vergleichen.

Nahrungsergänzungsmittel und Vitamine nach der Therapie

Wie bereits erwähnt, nimmt ein Großteil der Krebspatienten Vitaminpräparate und Mineralien in Form von Nahrungsergänzungsmitteln (NEM) ein. Insbesondere Brustkrebspatientinnen sind besonders eifrig und glauben, damit aktiv etwas gegen ihre Erkrankung zu tun; Prostatakrebspatienten greifen dagegen seltener zu diesen Präparaten. Was aber auch daran liegen könnte, dass sich leider Männer tendenziell etwas weniger um ihre Gesundheit kümmern.

Generell lässt sich die Frage nach der Sinnhaftigkeit von Vitaminen und Mineralstoffen in Form von Pillen, Spritzen und Pulvern nicht eindeutig beantworten. Es ist davon abhängig, inwieweit der Kranke bereits über die Nahrung ausreichend mit diesen Vitaminen und/oder diesen Mineralstoffen versorgt ist oder eben nicht.

Zumindest theoretisch können nach heutigem Kenntnisstand manche Vitamine und Mineralstoffe bestimmte Aspekte bei der Entstehung von Krebserkrankungen verhindern. Und da – wiederum theoretisch – durch eine optimale Versorgung mit Vitaminen der Krankheitsverlauf positiv beeinflusst werden könnte, ist es naheliegend, die Patienten ausreichend mit Vitaminen und Spurenelementen zu versorgen. Notfalls mit NEM, sofern sie nicht genug über die Nahrung aufnehmen können.

Doch gibt es entsprechende Studien, die diese These stützen? Ja, die gibt es, aber ihre Ergebnisse sind durchweg recht enttäuschend.

In mehreren Studien zeigte sich, dass die Einnahme von Vitaminen und Mineralstoffen *zusätzlich zur normalen Ernährung* keine oder sogar negative Auswirkungen hatte. Zugeführtes Vitamin A etwa hatte bei verschiedenen Tumorerkrankungen keinen Effekt auf die Prognose.[16] In einer Studie mit fast 15 000 amerikanischen Ärzten konnte die regelmäßige Einnahme von Vitamin C und E, die als Schutz gegen Sauerstoffradikale, einem möglichen Auslöser von bösartigen Erkrankungen, gedacht waren, die Rate von Krebserkrankungen nicht vermindern.[17]

Diese Untersuchungen unterschieden nicht zwischen einzelnen Tumorarten, weswegen weitere Untersuchungen bei Brustkrebspatientinnen durchgeführt wurden. Auch hier konnte durch Multivitaminpräparate – und speziell Vitamin D – kein positiver Effekt bezüglich der Krankheitsprognose festgestellt werden.[18] Gleiches gilt für Patienten, die Dickdarmkrebs überlebten. In einer Studie der Forschergruppe um Meyerhardt veränderte die Einnahme von Multivitaminpräparaten die Prognose nicht.[19] Die Einnahme von Beta-Carotin, einer Vorstufe des Vitamins A, führte bei Patienten, die rauchten und mehr als ein gesundes Maß an Alkohol tranken, sogar zu einer Verdoppelung der Darmpolypen, jener gefürchteten Frühform von Darmkrebs; bei diesen Patienten wirkte sich die Gabe somit negativ aus.[20]

Auch in einer gut organisierten Studie mit Patienten, die wegen eines Tumors im Kopf-Hals-Bereich bestrahlt wurden, verschlechterte die Gabe von Vitamin E die Prognose.[21] Die Gabe von Selen, einem wichtigen Spurenelement, und Vitamin E brachte ähnlich katastrophale Ergebnisse. Gesunde Männer erhielten Vitamin E und Selen und wurden über sieben Jahre nachbeobachtet. Die Vitamin- und Selen-Einnahme führte verstärkt zu Prostatakrebserkrankungen und Diabetes mellitus. Alles andere als ein positives Ergebnis.[22]

Etwas mehr Hoffnung machen Studien zu Vitamin D. Es gibt Hinweise, dass ein hoher Vitamin-D-Gehalt im Blut vor und nach der Diagnose ein Zeichen für einen positiven Krankheitsverlauf bei Patienten mit Darmkrebs sein könnte.[23] Analog dazu scheinen niedrige Vitamin-D-Werte bei Diagnose ein negatives Vorzeichen für den Krankheitsverlauf bei Brust-, Dickdarm-, Prostata-, Lungen- und Hautkrebs zu sein. Konsequenterweise könnte man meinen, dass solche Patienten zusätzlich mit Vitamin D versorgt werden sollten. Hinreichende Belege aus Studien mit Patienten, ob dies tatsächlich sinnvoll ist, gibt es leider noch nicht.[24]

Als Bestätigung erschien kürzlich eine Übersichtsarbeit, die zu dem Schluss kam, dass durch eine zusätzliche Einnahme von Vitamin D bei Prostatakrebspatienten keine Verbesserung der Prognose erreicht werden kann.[25]

Fasst man die neuesten Untersuchungen zu Vitaminen und Mineralstoffen zusammen, so erscheint eine zusätzliche Versorgung – etwa durch NEM – bei Patienten, die diese Stoffe ausreichend über die Nahrung aufnehmen, *nicht* notwendig. Sofern sie unkontrolliert erfolgt, könnte sie sogar gefährlich sein.

Generell sollte also versucht werden, durch ein geeignetes Diätmuster, durch ausreichend frisches Gemüse und Obst, diese Nährstoffe auf normalem Wege aufzunehmen. Besteht aufgrund der Krebserkrankung, der operativen Entfernung von Organen (Magen, Bauchspeicheldrüse etc.) oder durch besondere Umstände und Begleiterkrankungen (z. B. Entkalkung der Knochen) ein besonders hoher Bedarf an diesen Nahrungsbestandteilen, sollte die zusätzliche Einnahme unter ärztlicher Kontrolle erfolgen.

Selbstverständlich muss bei Patienten, bei denen im Rahmen der operativen Krebsbehandlung der Magen entfernt wurde (Gastrektomie), regelmäßig das Vitamin B12 (z. B. mit 3-Monatsspritzen) substituiert werden.

Ebenfalls ist es sinnvoll, bei Patienten, die unter 70 Prozent der geforderten Nahrungsmengen zu sich nehmen können, Vitamine und Spurenelemente durch den behandelnden Arzt kontrollieren zu lassen, um bei Defiziten möglichst frühzeitig diese Nähstoffe hinzuzufügen, um schwerere Mängel zu vermeiden. Darüber hinaus sollten Sie, wenn nötig, mit energiereicher (Trink-)nahrung Ihr Körpergewicht stabilisieren, um einem Verlust an Muskelmasse sowie einer Verschlechterung der Lebensqualität und Zunahme der Fatiguesymptomatik entgegenzuwirken.

Gleichwohl muss auf mögliche Wechselwirkungen dieser Nährstoffe und Vitamine mit den Medikamenten der Therapie geachtet werden, um die Effizienz der Behandlung nicht zu gefährden oder negative Wirkungen hervorzurufen. Auch hier ist eine eingehende Beratung mit den Ärzten dringend geboten.

Alkohol

Wie so viele Dinge ist auch der Alkohol ein »zweischneidiges Schwert«. Moderater Alkoholgenuss scheint das Auftreten von Herz-Kreislauf-Erkrankungen zu vermindern. Doch wer jetzt freudig und guten Gewissens zum Weinglas greift, sei gewarnt.

Alkohol stellt ein nicht unerhebliches Krebsrisiko dar. Ein täglicher Alkoholgenuss von 50 g, das entspricht einem halben Liter Wein oder etwa eineinhalb Litern Bier, verdoppelt bis verdreifacht das Risiko, an einem Tumor im Bereich der Mundhöhle und des Rachenraums (Speiseröhre und Kehlkopf) zu erkranken. Dieselbe Menge erhöht das Risiko für Brust- und Leberkrebs um 40 bis 50 Prozent. Andere Tumore zeigen ebenfalls eine Tendenz, auf erhöhten Alkoholkonsum »anzusprechen« – wobei die zugrunde liegenden Mechanismen noch unbekannt sind.

Die Droge »Nummer eins« in vielen Ländern, auch in Deutschland, ist also nicht nur im Hinblick auf die Suchtentwicklung und drohende Leberschäden ein gefährlicher Stoff.

Da sich dieses Buch aber vornehmlich an Patienten richtet, die bereits erkrankt sind, stellt sich hier eher folgende Frage: Ist es erlaubt, nach der Diagnose zurückhaltend und in geringen Dosen Alkohol zu sich zu nehmen?

Generell ist diese Frage nicht eindeutig zu beantworten, aber Ärzte empfehlen in aller Regel, *während der Chemotherapie* auf Alkohol zu verzichten. Dazu gibt es zwar keine Studien, aber der »gesunde Menschenverstand« legt nahe, Alkohol während dieser Zeit zu meiden.

Warum? Viele Medikamente, die im Rahmen der Chemotherapie zum Einsatz kommen, werden über die Leber abgebaut. Eine zusätzliche Belastung der Leber durch Alkohol beeinflusst den Abbau dieser Substanzen oder, schlimmer noch, verstärkt die Nebenwirkungen. Es ist deshalb sehr sinnvoll, in der Therapiephase den Alkoholkonsum auf null oder ein absolutes Minimum zurückzufahren.

Des Weiteren reizt Alkohol die bereits entzündeten Schleimhäute von Patienten, die im Hals-Kopf-Bereich bestrahlt worden sind. Selbst der Alkohol, der in niedriger Dosierung in Mundwassern zu finden ist, kann Beschwerden in diesem Bereich verstärken und somit die Heilungsphase verlängern. Wer erlebt hat, wie manche Betroffene unter der Strahlentherapie im Hals-Kopf-Bereich leiden, wie höllisch schmerzhaft Essen und Trinken allgemein ist, kann nur von jeglichem Kontakt der Schleimhäute mit scharfen Substanzen und mit Alkohol abraten.

Viele Krebspatienten stellen sich auch die Frage, inwieweit Alkohol die Prognose ihrer Erkrankung beeinflusst. Statistisch gesehen trinken Krebsüberlebende nach erfolgreich abgeschlossener Therapie im Schnitt so viel wie die Normalbevölkerung. Wobei ältere Männer mit Prostatakrebs und Patienten, die einen Tumor im Kopf-Hals-Bereich hatten, häufig vor ihrer Erkrankung einem eher hohen Alkoholkonsum frönten.[26] Da Krebspatienten immer der Gefahr ausgesetzt sind, erneut zu erkranken, ist generell Vorsicht geboten. Denn durch zu viel Alkohol kann dieser Entwicklung Vorschub geleistet werden.

Alkohol *vor* der Diagnose erhöht das Risiko, daher gibt es aus meiner Sicht keinen vernünftigen Grund für die Annahme, dass dies *nach* der Diagnose anders sein sollte.

Alkoholkonsum kann den Östrogenspiegel anheben. Es wurde nachgewiesen, dass bei Frauen ein täglicher Konsum von 30 g Alkohol (etwa 0,25 l Wein) zu einer deutlichen Zunahme weiblicher Sexualhormone führte, was bei Brustkrebspatientinnen wiederum das Risiko eines neuerlichen Auftretens des Krebses erhöht.[27] Ein hoher Alkoholkonsum geht darüber hinaus häufig mit einer Verschlechterung der Versorgung mit Vitaminen und Nährstoffen einher. Und eine unzureichende Ernährung beeinträchtigt wiederum die Abwehrlage und begünstigt die neuerliche Entstehung von Tumoren.

Wie relevant das Risiko wirklich ist, ist nach aktuellem Stand der Wissenschaft unklar. In einigen Studien konnte bei Brustkrebspatientinnen ein moderater Alkoholverbrauch (etwa < 10 g/Tag) die Prognose verbessern.[28] In anderen Studien erhöhte sich bei mehr als 6 g Alkohol pro Tag entsprechend den geschilderten Risiken die Wahrscheinlichkeit, dass der Brustkrebs auch an der anderen Brust entsteht und sich die Prognose verschlechtert. Vor allem Frauen, die nach ihren Wechseljahren erkrankten und übergewichtig waren, scheinen hier besonders gefährdet.[29]

Wie könnte angesichts dieser Datenlage also eine Empfehlung aussehen?

Während der Chemo- oder Strahlentherapie sollte man sicherheitshalber auf Alkohol verzichten. Ist man an einem Krebs erkrankt, der *nicht* mit einem übermäßigen Alkoholkonsum zu erklären ist, kann ein moderater Umgang mit Alkohol akzeptabel sein. Das berühmte »Gläschen in Ehren« zusammen mit Freunden zum Beispiel – die Betonung liegt auf »Gläschen« – sollte gelegentlich möglich sein. Wenn das Gläschen auch noch den Appetit anregt, Ihre Lebensfreude und -qualität steigert, sollten Sie sich diese Freude gönnen. Sie merken schon, ich bin kein verbohrter Asket!!

Ist die Erkrankung jedoch möglicherweise auch auf zu viel Alkohol zurückzuführen, ist sie also der berühmte »Schuss vor den Bug«, sollten Sie Alkohol fortan meiden und sich bezüglich Ihrer Trinkgewohnheiten beraten lassen.

Spezielle Krebsdiäten – und was davon zu halten ist

Ein Blick ins Internet oder auf die Regalmeter, die Bücher zu besonderen Krebsdiäten füllen, zeigt, wie ungeheuer relevant dieses Thema ist. Seit Jahrhunderten bemühen sich Ärzte und Wissenschaftler, Patienten durch besondere Ernährungsformen von dieser schrecklichen Erkrankung zu heilen und/oder das Krebswachstum zu hemmen.

Sicherlich gibt es Krebsdiäten, die durchaus sinnvoll sind und gut vertragen werden. Ihre Empfehlungen gehen aber selten über die oben beschriebenen für eine gesunde, abwechslungsreiche und mediterrane Diät hinaus: Der Eiweißbedarf wird meist durch Milchprodukte und Gemüse gedeckt, der Fleischkonsum sollte reduziert werden, und »gute« Fette und »gute« Kohlehydrate sollten zum Einsatz kommen. Diese Diäten verkleinern das Risiko und verbessern die Prognose, sie sind aber nicht imstande, die Tumorerkrankung zu heilen. Vor allem aber ersetzen sie niemals eine leitliniengerechte Therapie des Krebses. Sie können – wie alle anderen aktiven Elemente der optimierten Krebstherapie – die richtige schulmedizinische Behandlung nicht ersetzen, wohl aber optimieren.

Wie aber können Sie bei dieser Fülle von Diätempfehlungen »die Spreu vom Weizen« trennen?

Stellen Sie sich dazu bitte folgende Fragen und klopfen auch den Ratgeber, für den Sie sich interessieren, dahingehend ab:

1. Wird eine Heilung von der Erkrankung versprochen?
2. Enthält diese Diät unzureichende Mengen an wichtigen

Nährstoffen und deckt vermutlich meinen Energiebedarf nicht vollständig?
3. Soll ich im Rahmen dieser Diät einige Nährstoffe in hohen Mengen oder Konzentrationen zu mir nehmen?
4. Gibt es durch Studien belegte Vorteile durch diese Diät? Lässt sich also nachweisen, dass die Diät meine Ernährung, meine Lebensqualität und den Krankheitsverlauf sowie die Prognose verbessern?

Sollten Sie eine der ersten drei Fragen mit »Ja« und die letzte Frage mit »Nein« beantwortet haben oder sich zumindest nicht ganz sicher sein, ist Vorsicht geboten.

Es darf grundsätzlich bezweifelt werden, ob es eine Krebsdiät gibt, die pauschal auf alle Patienten und alle unterschiedlichen Krebserkrankungen übertragen werden kann. Patienten sind in ihrer Individualität, den verschiedenen Erkrankungsformen und Nebendiagnosen sowie den unterschiedlichen Therapiemaßnahmen so komplex, dass kaum *eine bestimmte* Krebsdiät all dem Rechnung tragen könnte.[30]

Mit anderen Worten: Eine zielgerichtete Ernährungstherapie kann nur sehr individuell erfolgen. Eine solchermaßen optimierte Krebstherapie sollte daher nicht nur die Patienten beraten, sondern sie auch begleiten und auf ihre individuellen Bedürfnisse und Vorlieben eingehen. Und die »Ernährungsgeschichte« des Körpers sollte umfassend wahrgenommen werden.

Im Folgenden finden Sie eine Auswahl an populären Krebsdiäten. Deren Nutzen ist in aller Regel nicht bewiesen. Die Diäten werden kurz beschrieben und dargestellt, wie sich die genannten Diäten von den Empfehlungen der Deutschen Gesellschaft für Ernährung bei Krebserkrankungen (der »gesteuerten Wunschkost«) d. h. den allgemein akzeptierten Richtlinien für gesunde Ernährung unterscheiden. Zusätzlich beschreibe ich, was Sie beachten sollten, damit die Diät Ihnen nicht schadet.

Stoffwechselaktive Diät nach Anemüller und Ries

Theoretischer Hintergrund dieser Diät ist folgende Vorstellung: Wenn die Zellatmung gestört ist und unzureichend Sauerstoff zur Verfügung steht, entstehen Krebszellen, die ihre Energie über Gärungsprozesse beziehen. Durch diese Diät soll dieser Prozess verhindert, die Sauerstoffversorgung der Zellen wieder verbessert werden.

Wie unterscheidet sie sich von den Empfehlungen der Deutschen Gesellschaft für Ernährung (DGE) bezüglich einer »gesunden Ernährung«?

Die stoffwechselaktive Kost, die von den deutschen Ärzten und Ernährungswissenschaftlern H. Anemüller und J.K. Ries in den 1960er-Jahren entwickelt wurde, reiht sich ein in die Gruppe »Vollwert-Diäten« und ist den Empfehlungen für eine »gesunde« Ernährung der Deutschen Gesellschaft für Ernährung (DGE) sehr ähnlich. Auch hier wird auf »schlechte« Fette, Kohlehydrate und Eiweißlieferanten verzichtet (vor allem auf »rotes« Fleisch). Stattdessen werden viel Rohkost- und Vollkornprodukte eingesetzt. Ungesättigte Fettsäuren werden als »günstig« angesehen, gesättigte sollten vermieden werden.

Was sollten Sie beachten?

Die Zufuhr von Eiweiß ist eingeschränkt und wird in erster Linie durch Gemüse und Obst gedeckt. Dies ist nur sinnvoll bei einer Diät, die den Bedarf an Eiweiß durch Hülsenfrüchte und Nüsse abdeckt. In dieser Diät sind raffinierter Zucker, ausgemahlenes Mehl und Fette tierischer Herkunft verboten, was aber auch nicht schadet.

Bis auf die wenigen, oben beschriebenen Einschränkungen entsprechen die Empfehlungen von Anemüller und Ries den allgemeinen Vorstellungen einer sinnvollen Ernährung bei Krebserkrankungen. Ob aber die verbesserte Sauerstoffversorgung den Tumor tatsächlich schädigt, ist nicht bewiesen.

Krebsdiät nach Moerman

Sie wurde um 1950 von dem niederländischen Arzt Cornelis Moerman entwickelt. Die Moerman-Diät versteht Krebs als Folge eines Vitaminmangels. Dieses Defizit führe zu einer sogenannten Gewebsalkalose, das heißt, dass der pH-Wert des Gewebes ins Basische verschoben wird. Gesunde Zellen würden so zu Krebszellen umgewandelt werden. Die Moerman-Diät ist wie die stoffwechselaktive Diät nach Anemüller und Ries eine sogenannte laktovegetabile Form der Ernährung.

Wie unterscheidet sie sich von den Empfehlungen der DGE bzgl. einer »gesunden Ernährung«?

Sie verbietet unter anderem Fleisch, Fisch, Zucker und Produkte aus Weißmehl. Nach Moerman werden darüber hinaus »acht essentielle Substanzen« – nämlich die Vitamine A, B, C und E sowie Jod, Schwefel, Eisen und Zitronensäure – in höheren Dosen zusätzlich verabreicht. Diese acht essentiellen Vitamine und Spurenelemente sollen die Abwehrkräfte (gegen Krebs) stärken.

Was sollten Sie beachten?

Vorsicht! Eine unkontrollierte Gabe dieser Vitamine, Säuren und Spurenelemente birgt immer die Gefahr, diese zu überdosieren. Wird das vermieden und der Eiweißbedarf trotz Verzicht auf Fleisch und Fisch gedeckt, richtet diese Diät kaum Schäden an, eine Antikrebswirkung konnte aber nie nachgewiesen werden.

Die *Houtsmuller Diät,* eine leichte Abwandlung der Moerman'schen, ist ähnlich zu beurteilen. Beide Diäten wurden in einer holländischen Studie überprüft, bei keiner zeigte sich eine wissenschaftlich verwertbare positive Wirkung auf das Tumorwachstum[31].

Öl-Eiweiß-Kost nach Budwig

Bei der Öl-Eiweiß-Diät nach der deutschen Biochemikerin Johanna Budwig (1908–2003) wird besonders der Verzehr von Leinsamen, kalt gepresstem Leinöl, Quark und Hüttenkäse empfohlen. Leinsamen enthalten viele ungesättigte Fettsäuren, insbesondere Linolensäure.

Wie unterscheidet sie sich von den Empfehlungen der DGE bzgl. einer »gesunden Ernährung«?

Nach Budwigs Meinung muss Leinsamenöl Bestandteil unserer Ernährung sein, da es vom Menschen nicht selbst produziert werden kann. Quark und Hüttenkäse sind deshalb wichtig, weil sie wertvolle Eiweißlieferanten sind, und die darin enthaltenen schwefelhaltigen Aminosäuren können Fettsäuren besser auflösen und so deren Aufnahme in den Darm erleichtern. Die Budwig-Diät verzichtet auf Fleisch, Fisch, Butter, Margarine, konservierte Nahrungsmittel, Nudeln, Tiefkühlkost und Zucker. Ziel der Diät ist es, »schlechte«, schwer bekömmliche Fette in der Ernährung auszuschalten. An ihre Stelle treten leicht bekömmliche, ungesättigte Fette, die den Hauptteil der Nahrung ausmachen sollten. Ungesättigte Fettsäuren dienen als Antioxidantien, da sie freie Radikale »entgiften« können, und als Baustoffe von Zellmembranen.

Was sollten Sie beachten?

Auf den ersten Blick erscheint die Diät vernünftig, denn sie vermeidet problematische Fette, Kohlehydrate und Eiweiße und ersetzt diese in sinnvoller Weise. Die Ernährung nach Budwig scheint unbedenklich, und es gibt eine Reihe von positiven Berichten über gute Ergebnisse. Eine wissenschaftliche Studie, die die Wirksamkeit der Diät beweist, gibt es aber nicht, und der Anspruch, diese Diät könne eine Krebserkrankung heilen, ist weder gerechtfertigt noch haltbar.

Dr.-Coy-Diät

Die Diät nach Dr. Coy ist zurzeit sehr »in«, auch wenn sie eigentlich nur eine Abwandlung der Budwig-Diät ist. Mit dem Unterschied, dass hier nicht auf Fleisch als Eiweißquelle verzichtet wird. Der Namensgeber – Dr. rer. nat. Johannes Coy – entdeckte 1995 im Rahmen seiner Forschungsarbeiten am Deutschen Krebsforschungszentrum Heidelberg in Zellkulturen bei Tumoren ein spezielles Gen: Es wird mit TKTL-1 bezeichnet. Nach seiner Theorie ist dieses Gen für die Therapieresistenz der Krebszellen verantwortlich. Vereinfacht gesagt, greift es auf negative Weise in den Zellstoffwechsel ein. Genau hier setzt die Coy-Diät an: Durch sie soll sich der Stoffwechsel normalisieren und der für die Therapieresistenz verantwortliche Stoffwechsel soll abgeschaltet werden. Dieses Gen kommt nicht bei allen Tumoren vor, es ist also zunächst ein entsprechender Test durchzuführen.

Wie unterscheidet sie sich von den Empfehlungen der DGE bzgl. einer »gesunden Ernährung«?

Die Diät setzt auf eine starke Einschränkung von Kohlehydraten (nur täglich 1 g/kg Körpergewicht), was nicht nur schwer umzusetzen ist, sondern auch die Lebensqualität einschränken könnte.

Was sollten Sie beachten?

Die Diät setzt auf eine starke Einschränkung von Kohlehydraten, um so ein »Aushungern« des Tumors zu erreichen. In Studien an Zellkulturen und Mäusen konnten einige positive Effekte nachgewiesen werden. Daraus lassen sich jedoch leider keine Empfehlungen für Krebspatienten ableiten, folglich hat die Deutsche Krebsgesellschaft diese Diät auch nicht empfohlen. Da aber der notwendige Gentest noch recht teuer ist und von den gesetzlichen Krankenkassen nicht bezahlt wird, ist es finanziell günstiger, die Budwig-Diät anzuwenden, und diese um Fleisch zu ergänzen.

Bircher-Benner- oder Windstosser-Diät

Die von dem Zürcher Arzt Maximilian Bircher-Benner (1867–1936) entwickelte Diät ist die Grundlage der Heilkost nach Windstosser und wird bei Krebserkrankungen empfohlen. Sie ist ebenfalls eine laktovegetabile Vollwertkost und eigentlich für gesunde Menschen konzipiert. Sie soll den allgemeinen Gesundheitszustand verbessern und damit die Lebensqualität steigern. Sie ist nicht dazu gedacht, das Tumorwachstum zu verlangsamen oder gar einen Patienten zu heilen.

Wie unterscheidet sie sich von den Empfehlungen der DGE bzgl. einer »gesunden Ernährung«?
Bircher-Benner war ein Anhänger der fleischlosen Ernährung und überzeugt von der Kraft des Sonnenlichts. Frische Pflanzen seien daher am wertvollsten, weil sie diese Sonnenenergie am direktesten speichern. Entsprechend hoch ist der Rohkostanteil der Bircher-Benner-Diät, die im Grundsatz unbedenklich ist. Der Bedarf an Kohlehydraten wird mit Kartoffeln und Vollkornprodukten, der Fettbedarf durch kalt gepresste Öle mit einem hohen Anteil an mehrfach ungesättigten Fettsäuren gedeckt. Für Übergewichtige sind Fastentage vorgesehen, an denen sich die Ernährung auf Gemüsebrühe und Säfte beschränkt. Diese Diät aber führt in aller Regel nur zu einer kurzfristigen Gewichtsabnahme.

Was sollten Sie beachten?
Da Krebspatienten häufig den hohen Anteil an Rohkost nicht vertragen bzw. nicht gut verwerten können, besteht die Gefahr einer Mangelernährung. Vorsicht ist also geboten.

Ernährung von Krebskranken nach Zabel

Der Ernährungswissenschaftler Werner Zabel veröffentlichte 1994 seinen Leitfaden für die Ernährung von Krebspatienten. Die Diät ist der oben genannten sehr ähnlich. Nach der Theorie dieser Diät entstehen durch den bakteriellen Abbau von tierischem Eiweiß, also Fleisch, Fäulnisprodukte, die die Leber schädigen und so die Abwehrkräfte mindern.

Wie unterscheidet sie sich von den Empfehlungen der DGE bzgl. einer »gesunden Ernährung«?
Sie setzt auf eine beschränkte kalorische Zufuhr und auf eine Vollwertkost mit einem hohen Protein- und einem niedrigen Kohlehydratgehalt. Dabei wird auf ausreichende Zufuhr der Vitamine A, C und E und von Mineralstoffen geachtet. Rohkost spielt ebenfalls eine große Rolle, Fleisch wird weitgehend durch Sauermilchprodukte ersetzt, um die Gärungsprozesse im Darm zu regulieren.

Was sollten Sie beachten?
Diese Diät ist im Prinzip unbedenklich, allerdings nur bei Übergewicht. Die sinnvolle Reduktion des Gewichts sollte kontrolliert geschehen und ein Verlust der Skelettmuskelmasse vermieden werden (siehe oben). Eine *generelle* Limitierung von Kalorien und Fett erscheint für Krebspatienten, zumal normalgewichtige, nicht sinnvoll. Da wissenschaftliche Studien fehlen, die die Effektivität dieser Diät nachweisen würden, ist diese Ernährungsform insbesondere über einen längeren Zeitraum nicht zu empfehlen. Was den hohen Rohkostanteil angeht, gelten die schon mehrfach erwähnten Einschränkungen während der leitliniengerechten Therapie.

Breuß-Diät

Entwickelt von dem österreichischen Heilpraktiker Rudolf Breuß (1899–1990), basiert diese Diät auf der Theorie, dass Krebs nur von festen Speisen lebt.

Wie unterscheidet sie sich von den Empfehlungen der DGE bzgl. einer »gesunden Ernährung«?
Da der Mensch sich nur von Säften ernähren kann, soll der Tumor durch eine Saftkur mit frisch gepressten Gemüsesäften über einen Zeitraum von 42 Tagen »ausgehungert« werden.

Abhängig von den jeweiligen Krebserkrankungen sollen nach Breuß auch noch verschiedene Tees getrunken werden.

Was sollten Sie beachten?
Es gibt keine Studie, die den Erfolg dieser Diät belegt. Im Gegenteil. Neben einer massiven Gewichtsabnahme wird auch das Immunsystem geschwächt. Grundsätzlich führt diese Diät zu einer schweren Mangelernährung und ist somit sicher keine geeignete Ernährungsweise bei der Behandlung von Krebs. Gerade während der Therapiephase ist das Hauptziel, das Gewicht des Patienten durch eine ausreichende und sinnvolle Ernährung zu stabilisieren.

Gerson-Diät

Der deutsch-amerikanische Arzt Max Gerson (1881–1959) ging von der Vorstellung aus, dass Krebs Folge einer Vergiftung mit Schadstoffen in Lebensmitteln sei. Diese giftigen Substanzen – Rückstände von Pflanzenschutzmitteln, Düngemitteln oder Chemikalien – sollen aus dem Körper ausgeschwemmt werden.

Wie unterscheidet sie sich von den Empfehlungen der DGE bzgl. einer »gesunden Ernährung«?
Die Diät ist streng vegetarisch und besteht aus Obst, Gemüse und Getreide. Obst und Gemüse werden in Form von frisch gepressten Säften getrunken, wobei jede Stunde ein Glas zu sich genommen werden sollte, 13 Mal am Tag. Außerdem werden zur Darmreinigung Kaffee-Rizinusöl-Einläufe durchgeführt. Nach 42 Tagen Verzicht auf feste Nahrung »darf« der Patient wieder langsam feste Nahrung zu sich nehmen, wobei eine laktovegetabile Kost empfohlen wird. Es wurden zwar Heilungserfolge behauptet, doch diese hielten einer wissenschaftlichen Überprüfung nicht stand.

Was sollten Sie beachten?

Die Diät führt insbesondere auch durch den langen Verlauf von 42 Tagen zu schweren Mangelerscheinungen und nachfolgend zu einer Verschlechterung der Konstitution des Patienten. Sie ist somit definitiv nicht empfehlenswert.

Makrobiotische Diät nach Kushi-Ohsawa

Sie beruht auf dem Yin-Yang-Prinzip. Yin und Yang sind entgegengesetzte Kräfte, die in der Natur, im Menschen und auch in den Nahrungsmitteln wirken. Fleisch zum Beispiel ist Yang-betont, Äpfel und Birnen sind Yin-betont. Die Patienten sollen sich vorwiegend mit Getreideprodukten ernähren. Begründer war der Japaner Yukikazu Sakurazawa (1893–1966), der in New York unter dem Namen *George Ohsawa* praktizierte. Michio Kushi (geb. 1926) war einer seiner Studenten.

Wie unterscheidet sie sich von den Empfehlungen der DGE bzgl. einer »gesunden Ernährung«?

Durch eine Folge von zehn Diätstufen, auf deren obersten Stufe eine reine Getreideernährung steht, soll der Patient gesunden. Darüber hinaus ist Ohsawa der Meinung, dass der Mensch selbst Vitamin C bilden kann. Deshalb sei die Substitution dieses essentiellen Vitamins nicht nötig, was objektiv falsch ist.

Was sollten Sie beachten?

Diese Diät kann vor allem dann problematisch sein, wenn sie streng nach Vorschrift und nicht unter ärztlicher Kontrolle durchgeführt wird. Auch sie geht von einer »inneren Vergiftung« als Krebsursache aus. Besonders nachteilig kann sich bei dieser Diät eine möglicherweise strenge Einschränkung der Flüssigkeitszufuhr auswirken. Besonders gefährlich ist die Empfehlung, auf medizinische Therapie zu verzichten und den Krebs mit organisch angebauten Lebensmitteln zu behandeln. Von dieser Diätform muss dringend abgeraten werden, da es zu einer Mangelernährung mit Kachexie, zu Austrocknung und sogar – durch den Mangel an Vitamin C – zu Skorbut kommen kann. Die Tatsache, dass von der leitliniengerechten medizinischen Therapie abgeraten wird, ist völlig unverantwortlich.

Instincto-Diät nach Burger

Diese reine Rohkostdiät wird von der Schweizer, Guy-Claude Burger (geb. 1934), empfohlen. Beruflich war er Musiker und Physiker.

Wie unterscheidet sie sich von den Empfehlungen der DGE bzgl. einer »gesunden Ernährung«?

Burger behauptet, dass Menschen ursprünglich Rohköstler waren, ihre Nahrung also ungekocht zu sich nahmen. Unserem ureigenen Instinkt (daher auch der Name) folgend, sollen wir unsere Speisen danach auswählen, wie sehr sie unseren Geruchs- und Geschmackssinn ansprechen, denn das stärke das Immunsystem. Krebs gilt hier als Folge der Nahrungszubereitung durch Hitze, weswegen nichts gekocht und gebraten werden darf.

Was sollten Sie beachten?

Wenn aber Fleisch oder Eier nicht gekocht oder gebraten werden dürfen, ist diese Diät sicher bedenklich – insbesondere wenn das Immunsystem durch den Krebs und/oder Therapien geschwächt ist. Neben der Infektionsgefahr können Mangelzustände auftreten, außerdem sind Speisen in rohem Zustand nicht gut verdaubar. Diese Diät sorgt nicht für eine ausreichende Energieversorgung, ist sehr unhygienisch und daher insbesondere für Krebspatienten, zumal während der Strahlen und Chemotherapie, nicht empfehlenswert.

Diät nach Leupold

Sie wurde um 1955 vom deutschen Arzt Ernst Leupold entwickelt. Auch Leupold glaubte, die Ursache der Krebsentstehung liege im Kohlehydratstoffwechsel.

Wie unterscheidet sie sich von den Empfehlungen der DGE bzgl. einer »gesunden Ernährung«?
Also empfahl er eine Diät, die sehr wenig Kohlehydrate (Zucker, Getreide und Getreideprodukte) enthält. Im Gegensatz dazu empfiehlt Leupold eine Ernährung mit viel Fett, bevorzugt in Form von Fleisch, Fisch, Käse und Pflanzenfetten. Parallel dazu gab er den Patienten Insulin, ein Hormon, das den Blutzuckerspiegel senkt.

Was sollten Sie beachten?
Diese Diät führt zu einer erheblichen Unterzuckerung der Patienten. Ernährungsexperten warnen davor, denn dieser Zustand kann zum Tod des Patienten führen. Im Übrigen konnte bereits 1962 die Erfolglosigkeit der Therapie nachgewiesen werden. Fazit: Alles in allem eine sehr gefährliche Diät.[32]

So weit meine Auswahl von Krebsdiäten, die zum Teil schädlich und sogar gefährlich sind. Bei diesen Diäten konnte eine Prognose- oder ein Lebensqualitätsvorteil im Vergleich zu den vorgeschlagenen Tipps zur Ernährung bei Krebserkrankung in keinem Fall bewiesen werden.

Wie eingangs empfohlen, sollten Sie alle Diäten – und klingen sie noch so überzeugend – dem Vier-Fragen-Test unterziehen, um eine kluge Entscheidung zu treffen. Lassen Sie sich auch entsprechend Ihres Therapiestadiums von Ärzten und Therapeuten beraten, fangen Sie keine Diät an ohne vorherige Konsultation. Die behandelnden Ärzte müssen wissen, ob und welche Diät Sie sich ausgesucht haben, um etwaige Veränderungen bei Ihrem Befinden richtig interpretieren zu können.

Was tun gegen Probleme bei Ernährung und Verdauung?

Appetitlosigkeit und Übelkeit

Beide sind häufige Begleiterscheinungen einer Krebserkrankung bzw. -therapie. Die Appetitlosigkeit geht oft mit einem veränderten Geschmacks- und Geruchssinn einher und stellt auch für die Angehörigen eine erhebliche Belastung dar. Eine generelle Empfehlung ist schwierig, weil jeder Patient anders reagiert.

Wie wichtig aber die ausreichende Ernährung bei Tumorpatienten ist, wurde bereits ausführlich dargestellt. Schon bei der Diagnose leiden etwa 40 Prozent aller Patienten an einer ausgeprägten Appetitlosigkeit.[33] Besonders betroffen sind Patienten mit Magen- und Speiseröhrenkrebs. Sie nehmen stark ab, der Gewichtsverlust wirkt sich auf die Prognose und die Lebensqualität negativ aus. Lässt sich das Gewicht nicht stabilisieren, kann es bei ausgeprägter Appetitlosigkeit angeraten sein, Patienten zusätzlich mit Sondenkost oder gar Infusionen mit den notwendigen Nährstoffen zu versorgen.

Es gibt aber einige Tipps, die es wert sind, ausprobiert zu werden, damit Sie als Betroffener ausreichend essen. Wie bereits im Abschnitt »Ernährung während der Therapiephase« erwähnt, sollten die Portionen nicht zu groß sein. Ein randvoller Teller schreckt bei Appetitlosigkeit eher ab, und man fühlt sich schon beim Anblick des Essens satt. Daher ist es besser, über den Tag fünf bis sieben kleine Mahlzeiten zu sich zu nehmen.

Finden Sie heraus, was Ihnen, oder, wenn Sie einen Kranken begleiten, dem Patienten gut schmeckt. Manchmal hilft es, darüber Buch zu führen, welche Speisen gut oder schlecht vertragen werden. Es gilt, insbesondere bei Appetitlosigkeit, den Speisezettel nach dem Prinzip der »gesteuerten Wunschkost« nach den Wünschen des Patienten auszurichten. Vermeiden Sie starke Gerüche in der Küche und der Wohnung und lüften Sie ausreichend. Der Duft des Essens sollte erst wahrnehmbar sein, wenn die Mahlzeit auf den Tisch kommt. Denken Sie daran, den Tisch schön zu decken und die Speisen appetitlich anzurichten. Nach dem Essen wird schnell abgeräumt.

Zelebrieren Sie das Essen, kauen und schlucken Sie langsam, genussvoll und in Ruhe. Wenn es immer noch nicht »rutschen« will, lassen Sie sich ablenken durch angenehme Gespräche mit Angehörigen oder durch Medien (Radio oder Fernsehen).

Liebe Angehörige und Partner, auf gar keinen Fall sollte der Patient unter Druck gesetzt werden. Das fällt den meisten, insbesondere den (Ehe-)Partnern, sehr schwer und kann auch zu echten Problemen in der Beziehung führen. Druck verstärkt in aller Regel die Appetitlosigkeit und die Abneigung gegen Speisen. Loben Sie stattdessen den Patienten für die Essensmenge, die er/sie zu sich genommen hat, auch wenn sie Ihnen viel zu gering erscheint.

Die Franzosen und Italiener machen es uns vor: Vor dem Essen ist ein Aperitif, ein Glas Wein oder Bier sehr appetitanregend (nur nicht zu viel). Es entspannt und kann auch für eine gute Stimmung sorgen. Ebenso kann etwas Bewegung den Appetit stimulieren. Vermeiden Sie es aber, vor einer Chemotherapie viel oder gar Ihre Leibspeise zu essen; denn sollte Ihnen nach der Chemotherapie übel sein, könnten Sie eine Abneigung gegen Ihr Lieblingsgericht entwickeln.

Trinken Sie ausreichend, insbesondere wenn Sie sich gelegentlich übergeben müssen. Trinken Sie in kleinen Schlucken, aber kontinuierlich über den ganzen Tag verteilt. Getränke, die den Appetit anregen, sind: wohlschmeckende Tees, Grapefruitsaft, Bitter Lemon, Tonic Water, Ingwertee etc., wenn es die Mundschleimhaut »erlaubt«. Manchmal hilft ein Schuss Zitronensaft, um ein ansonsten fades Getränk etwas aufzupeppen. Die Verwendung von (scharfen) Gewürzen beim Kochen sollte eher vorsichtig erfolgen, lieber einmal nachwürzen.

Nichts schmeckt mehr oder alles ganz anders

Eine häufige Nebenwirkung der Bestrahlungs- und Chemotherapie ist eine Veränderung des Geschmacksempfindens. Dies kann lästig, sogar sehr belastend sein. Bei Geschmacksstörungen sollten Sie häufig Ihren Mund spülen oder kleine Mengen trinken, um den schlechten Geschmack loszuwerden.

Einmal mehr empfehle ich Ihnen, Buch zu führen darüber, welche Speisen Ihnen gut schmecken oder welche Sie gut vertragen. Meiden Sie Gerichte, die Sie schon einmal nicht vertragen haben. So können Sie Ihre Ernährung Schritt für Schritt optimieren. Seien Sie ruhig kreativ, verwenden Sie zum Beispiel frische Kräuter oder wagen Sie sich an neue Kombinationen heran. Ich bin sicher, es wird etwas dabei sein, das Ihnen wenn irgend möglich wieder etwas Essens-Lust verschafft.

Kleiner Tipp am Rande: Manche Patienten haben speziell nach der Chemotherapie einen metallischen Geschmack im Mund. Vielleicht ist dieser unangenehme Geschmack nicht mehr so ausgeprägt, wenn Sie Plastikbesteck verwenden.

Kau- und Schluckbeschwerden

Krebserkrankungen im Mund-Hals-Bereich können, vor allem, wenn sie mit Chemo- und Strahlentherapie behandelt werden, zu Kau- und Schluckbeschwerden führen. In dieser Situation haben die Patienten sehr wohl Appetit, können aber nicht richtig essen. Diese Nebenwirkungen sind qualvoll, und der Gewichtsverlust der Betroffenen ist zum Teil beträchtlich. Wichtig ist, in dieser Situation darauf zu achten, dass trotz der Beschwerden im Mund und Gaumenbereich die Zähne weiterhin im guten Zustand bleiben.

Hier einige Tipps:

Anstelle von krümeligen und trockenen Lebensmitteln wie Knäckebrot, Cornflakes ohne Milch, Salzstangen oder frischem und knackigem Obst sollten weiche, dickflüssige oder auch pürierte Kost (z. B. Kartoffelbrei), weich gekochte Nudeln, Pudding, fertige Babynahrung (»Gläschen-Nahrung«),

Obstkompott sowie gekochtes Fleisch oder Fisch, Eier mit Sauce zu sich genommen werden.

Wenn Sie Schluckbeschwerden haben, kann es sinnvoll sein, flüssige Speisen und Getränke etwas einzudicken. Es werden in solchen Fällen neutral schmeckende Dickungsmittel angeboten. Wenn Ihnen das zu fad schmeckt, können Sie das Essen mit Butter, Sahne, Cremes, Mayonnaisen oder Öl anreichern. Trinken Sie nicht zu heiß und nicht zu kalt, vermeiden Sie kohlensäurehaltige Getränke und trinken Sie stattdessen stilles Wasser (auch Leitungswasser) oder Tee – je nach Ihrem Geschmack. Sie können diese Getränke auch mit etwas Zitronensaft aromatisieren (siehe oben), sofern Sie es vertragen.

Häufig leiden Patienten mit Tumoren im Mund-Gaumenbereich an einer übermäßigen Schleimbildung im Hals und in der Lunge (Bronchien). Bei diesen Beschwerden sollten Sie Frischmilch meiden, da sie die Schleimbildung zusätzlich fördert. In diesen Fällen empfehle ich Sauermilch, Sauermilchprodukte, Kefir und Sojadrinks.

Strahlentherapie im Mund-Hals-Bereich kann auch das Gegenteil, nämlich einen trockenen Mund, verursachen. Es gibt für diese Patienten einen sogenannten künstlichen Speichel, den der Arzt in solchen Fällen verschreibt. Aber auch hier sind einige Tricks und Tipps sicherlich hilfreich: Trinken Sie häufig kleine Mengen und betupfen Sie Ihre Lippen mit einem feuchten Schwamm oder Tuch. Man kann den Speichelfluss, der noch vorhanden ist, auch mit Zitronen-, Grapefruit- und Orangengetränken stimulieren, sofern es die Mundschleimhaut nicht zu sehr reizt. Ebenso hat sich Kaugummi ohne Zuckerersatzstoff bewährt.

Durchfall

Ein Großteil der chemotherapeutisch behandelten Patienten (50 bis 80 Prozent) leidet an Durchfall, einer der häufigsten Nebenwirkungen. Vielfach ist der Durchfall nur kurz und wenig ausgeprägt, und eine weitergehende Therapie ist in aller Regel nicht notwendig. Die zum Teil erheblichen Flüssigkeitsverluste müssen durch ausreichende zusätzliche Trinkmengen (zwei bis drei Liter) ausgeglichen werden.

Sollte der Durchfall sehr ausgeprägt und mit erheblichen Flüssigkeitsverlusten verbunden sein, so kann sich die Situation für den Patienten bedrohlich verschlechtern. Der Betroffene verliert nicht nur Flüssigkeit, sondern auch lebenswichtige Elektrolyte, was zu schweren Komplikationen bis hin zu Kreislauf- und Nierenversagen führen kann. Deshalb informieren Sie unbedingt Ihren Arzt, wenn der Durchfall länger anhält.

Hier einige Tipps zur Behandlung:

- Die wichtigste Maßnahme ist das Ausgleichen des Flüssigkeitsverlusts. Dazu sind einfaches Wasser, verdünnte Saftschorlen und Kamillentee besonders geeignet. Als Nächstes sollte der Elektrolytverlust ausgeglichen werden. Da Elektrolyte vernünftig dosiert werden müssen, lassen Sie sich von Ihrem (Haus-)Arzt beraten. Die Substitution der Elektrolyte ist in aller Regel nicht kompliziert, aber eine Überdosierung kann lebensbedrohlich sein.
- Zuckeraustauschstoffe wie Sorbit, Xylit, Mannit, Isomalt, Maltit, Laktit, Polydextrose sollten Sie meiden, denn sie können abführend wirken. Diese Stoffe stecken in der Regel in Lebensmitteln, die damit werben, keinen Zucker zu enthalten (z. B. Cola light). Vorsicht ist geboten, denn wenn Sie Ihren Flüssigkeitsverlust mit solchen Getränken ausgleichen, »treiben Sie den Teufel mit dem Beelzebub aus«. Süßstoffe (Saccharin, Aspartame, Zyklamat, Acesulfam K, Thaumatin, Neohesperidin, Sucralose) sind dagegen kein Problem.
- Meiden Sie auch Milchzucker (Milch, Buttermilch, Molke oder Produkte, denen Milch oder Milchpulver zugesetzt ist), sehr kalte Getränke, Alkohol, starken Kaffee sowie Getränke mit Kohlesäure. Sie können den Durchfall fördern.

Welche »stopfenden« Nahrungsmittel gibt es?

- Getränke, die die Darmtätigkeit etwas dämpfen, sind schwarzer und grüner Tee, der 20 Minuten ziehen sollte, und Blaubeeren (auch als Saft). Auch die Muskatnuss verzögert den Transport der Speisen im Darm. Damit lassen sich im Übrigen Speisen sehr gut würzen. Ein wichtiges Nahrungsmittel bei Durchfall ist Joghurt mit lebenden Kulturen. Verwenden Sie aber nur reinen oder probiotischen Joghurt.
- Da Joghurt aber auch Milchzucker enthält, was wiederum den Durchfall fördert, sollten Sie mit kleinen Portionen testen, ob Sie ihn gut vertragen. Reiner Joghurt fördert den gesunden Aufbau der »Darmflora«, also die natürliche gesunde Keimbesiedelung der Darmschleimhaut. Joghurt, der nach der Herstellung nochmals erhitzt wurde, damit er länger haltbar ist, enthält keine lebenden Kulturen und ist daher nicht hilfreich. Sie erkennen diese Sorten daran, dass sie nach Angaben des Herstellers auch bei Zimmertemperatur gelagert werden können.
- Es gibt auch pflanzliche Substanzen, mit denen Sie Durchfall behandeln können. Zum Beispiel eignet sich Indischer Flohsamen *(Plantago ovata)* sehr gut, um Wasser zu binden und den Stuhlgang einzudicken. Diese Flohsamen schmecken etwas schleimig, werden aber von den meisten Menschen nicht als unangenehm empfunden. Weichen Sie bitte vor dem Verzehr 5 g der Flohsamen in etwas Wasser ein, bis die Samen aufgequollen sind. Anschließend werden sie mit viel Wasser (mindestens 150 ml) zu sich genommen. Sie sollten nicht zusammen mit Milch eingenommen werden, da Milch die Samen nicht zum Quellen bringt und sie so unwirksam bleiben.
- Empfehlenswert ist auch Pektinkost. Pektine sind Ballaststoffe, die wie Flohsamen das Wasser im flüssigen Stuhlgang sehr gut binden können. Dazu müssen sie in feiner Form vorliegen. Sie können über den Tag verteilt bis zu fünf bis

sechs Mal Pektin als Mahlzeit zu sich nehmen. Pektinkost allein deckt aber nicht Ihren Bedarf an Nährstoffen. Sollten Sie über mehrere Tage unter Durchfall leiden, müssen Sie deshalb auch noch andere leicht verdauliche Lebensmittel (Magen-Darm-Schonkost) essen.

Pektinkost kann man gut selber »herstellen«. Hier folgen einige Rezepte, die ich dem blauen Ratgeber »Ernährung bei Krebs« der Deutschen Krebshilfe und der deutschen Krebsgesellschaft entnommen habe. Die Mengenangaben richten sich an erwachsene Patienten.

Roher Apfel: Pürieren Sie 300 g reife Äpfel (mit Schale, aber ohne Kerne und Kerngehäuse) im Mixer oder reiben Sie die Äpfel fein. Geben Sie etwas Zitronensaft dazu. Essen Sie diesen Apfelbrei frisch zubereitet; alternativ bereiten Sie daraus eine Rohapfelsuppe zu (250 g geriebener Apfel wird aufgeschwemmt in 500 ml Liter Schleim aus Haferflocken, Reis, Gerstengrütze, Graupen, Weizenflocken oder Stärkemehl). Das Ganze können Sie mit Obst- oder Gemüsesaft, Traubenzucker oder Salz, Gemüse- oder Fleischbrühe abschmecken.

Rohe Banane: Pürieren Sie 300 g Banane und geben Sie etwas Zitronensaft dazu.

Karottensuppe: Schälen Sie 250 g Karotten und zerkleinern Sie diese; kochen Sie die Karotten in Wasser weich und pürieren Sie sie anschließend im Mixer oder streichen sie durch ein Haarsieb. Füllen Sie die Masse mit abgekochtem Wasser auf gut einen halben Liter auf und geben Sie etwa 2 g Salz dazu. Wenn Ihnen die Zubereitung mit frischen Möhren zu aufwändig oder anstrengend ist, können Sie die Suppe auch aus Karottenkonserven herstellen.

Johannisbrotmehlsuppe: Verrühren Sie 20 bis 30 g Johannisbrotkernmehl mit einem halben Liter Wasser zu einem dünnen Schleim.

Neben der natürlichen Behandlung der Durchfallerkrankung sollten Sie bei lang anhaltendem Durchfall, wie bereits beschrieben, Ihre behandelnden Ärzte informieren. Es gibt eine Reihe von Medikamenten, die Durchfall verhindern bzw. ihn stoppen können.

Darüber hinaus empfehle ich eine leichte, gut verträgliche, nicht blähende, ballaststoffarme Vollkost. Verzichten Sie auf faserreiche Gemüse- und Obstsorten und decken Sie Ihren Energiebedarf mit z. B. Kartoffelbrei, Reis, gedünstetem Gemüse, gut verträglichem weißem Fleisch oder Fisch, fettarm zubereitet.

Verstopfung

Viele Patienten leiden unter Verstopfung *(Obstipation)*, häufig nicht erst seit der Erkrankung. Die Gründe der Verstopfung können ganz unterschiedlich sein. Neben dem Alter und mangelnder körperlicher Aktivität gibt es eine Reihe von ernährungsbedingten und organischen Ursachen.

Nach der Krebsdiagnose kann die Verstopfung auch durch verschiedene Medikamente, wie zum Beispiel Schmerzmittel und Zytostatika, ausgelöst werden. In manchen Fällen werden parallel zu solchen Chemotherapeutika daher routinemäßig Abführmittel verschrieben.

Welche Tipps gibt es, um eine Verstopfung zu beheben? Wer kennt nicht das im wahrsten Sinne sehr belastende Gefühl, nicht ausreichend Stuhlgang zu haben?

Durch folgende Tipps kann man auf einfache oder natürliche Art die Verstopfung beheben. Auch hier gilt aber: Bei andauernden Beschwerden, bei einem unerklärlichen Wechsel von Verstopfung, gefolgt von Durchfall (sogenannte *paradoxe Diarrhoe*), sollten Sie unbedingt Ihre behandelnden Ärzte informieren. Natürlich können diese Ihnen abführende Medikamente verschreiben. Bei andauernder Verstopfung kann es aber sinnvoll sein, eine weitergehende Diagnostik vorzunehmen.

Die zunächst effektivste Maßnahme gegen Verstopfung ist gleichzeitig die einfachste: Trinken Sie ausreichend, entsprechend Ihrer Größe und Ihrem Gewicht etwa zwei Liter pro

Tag. Gerade ältere Patienten trinken häufig viel zu wenig und es gibt die alte Ärzteweisheit, dass mehr Menschen im Bett als in der Wüste »verdursten«. Manchen Patienten konnte ich wunderbar helfen, indem ich ihnen bei der zweimaligen täglichen Visite jeweils kräftige Schlucke Wasser zum Trinken gab. Ein sehr billiges und häufig sehr effektives »Medikament«. Wenn Sie es gut vertragen, hilft schon ein Glas Wasser mit etwas Milchzucker auf nüchternen Magen.

Ballaststoffe in der Ernährung sind hilfreich, aber man sollte es meines Erachtens nicht übertreiben. Im Übrigen ist die Verträglichkeit von Ballaststoffen auch abhängig von der Tumorerkrankung. Bei Krebserkrankungen im Bauchbereich (z. B. Darm, Magen, Bauchspeicheldrüse) sind zu viele Ballaststoffe eher problematisch. Enthalten sind sie zum Beispiel in Vollkornprodukten, Hülsenfrüchten (Erbsen, Linsen, Bohnen), Gemüsen und Salaten als Rohkost und frischem Obst. Wichtig ist, dass Sie diese Ballaststoffe zunächst in kleinen Portionen zu sich nehmen und durch gutes Kauen und Einspeicheln (ganz wichtig!) den »Verdauungsvorgang« bereits im Mund beginnen lassen. Es besteht sonst die Gefahr, dass Sie Blähungen und Bauchschmerzen bekommen. Gleiches gilt für Sauerkraut und Sauerkrautsaft, da sonst ebenfalls die Gefahr von Bauchbeschwerden droht.

Wie bei Durchfall hilft auch bei Verstopfung reiner Joghurt zur Wiederherstellung der Darmflora. Auch Flohsamen helfen interessanterweise, durch Binden von Wasser und damit durch Eindicken des Stuhls. Bitte? Ja, Sie haben richtig gelesen! Ausgerechnet das Eindicken des Stuhls fördert den Stuhlgang und hilft bei Verstopfung. Ballaststoffe und das Eindicken des Stuhls durch Wasserbindung, wie auch die Wiederherstellung der Darmflora durch reinen Joghurt erhöhen das Stuhlgewicht. Erhöhtes Stuhlgewicht regt die Beweglichkeit des Darms an und verkürzt die Zeitspanne, in welcher der Stuhl im Darm verweilt.

Besonders gut gegen Verstopfung wirken ebenfalls Weizenkleie oder Leinsamenschrot in einer Dosierung von 20 bis 50 g pro Tag, wobei Sie, wie überhaupt, viel dazu trinken sollten. Ebenso hilfreich ist Milchzucker (20 bis 40 g pro Tag); probieren Sie aus, ob Sie ihn vertragen. Auch hier bitte vorsichtig beginnen und bei Beschwerden darauf verzichten.

Apropos verzichten: Sie sollten vor allem trockene Weizenkleie, Blaubeeren, geriebenen Apfel, pürierte Banane, pürierte Karotten, schwarzen Tee, der lange gezogen hat (siehe Behandlung von Durchfall) etc. meiden.

Verstopfung kann auch durch zu wenig Bewegung entstehen oder wird zusätzlich dadurch gefördert. Bewegen Sie sich deshalb so viel wie möglich.

Manchmal kann Verstopfung auch psychische Ursachen haben: So gehen manche Menschen ungern auf fremde Toiletten oder ekeln sich regelrecht davor. Auch wenn Sie im Krankenhaus das Bett noch nicht verlassen dürfen und deshalb eine Bettpfanne untergeschoben bekommen, kann das dazu führen, dass Sie keinen oder nur seltenen Stuhlgang haben. Dauern Ihre Beschwerden länger, informieren Sie auf jeden Fall Ihren Arzt darüber, damit er abklären kann, ob eine organische Ursache vorliegt.

8 Die häufigsten Fragen zum Thema Ernährung

Die meisten Patienten stellen längst nicht mehr »nur« Fragen zur Linderung der Nebenwirkungen ihrer Therapien, sondern wollen wissen, was sie selbst zur Verbesserung ihrer Lebensqualität und Prognose beitragen können. Gut so! Viele dieser Fragen drehen sich um Ernährung. Auch wenn ich einige dieser Fragen bereits im vorangegangen Kapitel wenigstens zum Teil beantwortet habe, möchte ich sie an dieser Stelle dennoch nicht unterschlagen.

Ich habe Übergewicht. Stimmt es, dass bei Übergewicht das Risiko eines neuerlichen Auftretens des Tumors bzw. einer neuen Tumorerkrankung erhöht ist?
Leider habe ich für alle, die kein »gesundes« Gewicht haben (siehe Tabelle 9 im 5. Kapitel), schlechte Nachrichten. Es besteht heute kein Zweifel, dass Übergewicht einen erheblichen Risikofaktor für Krebserkrankungen darstellt. Im 3. Kapitel im Abschnitt »Risikofaktor Übergewicht« sind die Erkrankungen aufgelistet, bei denen Übergewicht und/oder Fettsucht wahrscheinlich ein erhebliches Risiko, an Krebs zu erkranken, darstellt. Übergewicht erhöht auch die Wahrscheinlichkeit, dass die Krebserkrankung wieder auftritt, und verschlechtert damit die Prognose der Erkrankung erheblich.[1] Dies gilt, wie bereits 2007 vom World Cancer Research Fund festgestellt wurde, für *alle* Krebserkrankungen. Darüber hinaus erkranken Krebspatienten vor oder nach der Diagnose häufiger an anderen Krankheiten, die von erheblichem Übergewicht verursacht werden. Dementsprechend versterben 20 Prozent nicht an Krebs, son-

dern an den Nebenerkrankungen wie Herz-Kreislauf- und Stoffwechselerkrankungen, die unter dem Begriff »metabolisches Syndrom« zusammengefasst sind. Auf der anderen Seite zeigte es sich, dass Patienten, die bewusst ihr Gewicht reduzieren konnten, nicht nur gesundheitlich, sondern auch seelisch davon profitierten.

Darf ich während und nach der Primärtherapie Alkohol trinken, und wenn ja, wie viel?

Es gibt viele Studien, die einen Zusammenhang zwischen dem Trinken von Alkohol und dem Entstehen von Krebserkrankungen in Mund, Hals, Speiseröhre, Leber, Brustdrüse und wahrscheinlich Dickdarm nachweisen. Das bedeutet aber auch, dass Patienten, die bereits an Krebs erkrankt sind und bei denen die Gefahr besteht, nach einer gewissen Zeit an einem zweiten Krebs zu erkranken, ihren Lebensstil ändern und unter anderem mit Alkohol *verantwortungsvoll* umgehen sollten.[2]

Im Übrigen kann Alkohol zu einem erhöhten Blutspiegel des Hormons Östradiol führen und damit, zumindest theoretisch, die Gefahr von Brustkrebs erhöhen. Dies konnte aber in verschiedenen Studien nicht sicher nachgewiesen werden. In einer Studie jedoch zeigte sich, dass besonders die Kombination aus Übergewicht und Alkohol sich sehr negativ auf die Brustkrebsprognose auswirkte.[3] Bei Patientinnen, die drei- bis viermal wöchentlich Alkohol tranken und (vielleicht auch deswegen) übergewichtig waren, trat deutlich häufiger ein Rezidiv in der Brust auf, es starben auch mehr Patientinnen an der Krebserkrankung. Auf der anderen Seite erkrankte diese Patientengruppe seltener an Herz-Kreislauf-Erkrankungen. Das bedeutet, dass Alkohol in vernünftiger Dosierung das Herz offensichtlich schützt und die Prognose der Krebserkrankung nur dann negativ beeinflusst, wenn die Patientinnen übergewichtig sind. Gemäß dem Prinzip »allein die Dosis macht das Gift« toleriert die Deutsche Krebsgesellschaft (DKG) eine maximale Alkohol-(Ethanol)-Aufnahme pro Tag von 20 g bei Männern und von 10 g bei Frauen. Pro weiteren 10 g Ethanol/

Tag steigt das Risiko für eine Krebserkrankung und/oder ein Rezidiv rechnerisch um 10 Prozent.

Gleichwohl gilt: Auch schlanke Patientinnen sollten nicht zu viel trinken und mit Alkohol klug und maßvoll umgehen.

Darf ich Alkohol während der Chemotherapie trinken?
Viele Chemotherapeutika werden über die Leber abgebaut, und eine zusätzliche Belastung der Leber durch Alkohol kann die Abbaurate dieser Medikamente beeinflussen und somit die toxischen Nebenwirkungen verstärken. Deshalb sollte während der Chemotherapie der Alkoholkonsum auf ein Minimum beschränkt werden.

Ist Zucker schädlich und trägt gar zur »Ernährung« des Tumors bei?
Zucker an sich scheint nicht schädlich zu sein, und es gibt keine Hinweise, dass er den Tumor »ernährt« und dieser dadurch wächst. Dennoch führt Zucker – anteilig in Honig, fruktosehaltigen Sirups, Molasse sowie in stark gesüßten (Fruchtsaft-)Getränken vorhanden – dem Körper viele Kalorien zu. Übergewicht mit den oben beschriebenen Auswirkungen auf den Krankheitsverlauf kann die Folge sein. Eine Forschergruppe stellte sogar fest, dass ein übermäßiger Genuss von gesüßten Getränken die Gefahr für einen erneuten Dickdarmkrebs deutlich erhöht.[4] Also Vorsicht! Im Übrigen haben die stark zuckerhaltigen Lebensmittel außer vielen Kalorien nur einen geringen Nährwert und sollten durch gehaltvollere und wertvollere Nahrungsmittel ersetzt werden.

Kann das Wiederauftreten der Tumorerkrankung durch Obst und Gemüse auf dem Speiseplan verhindert werden?
Es ist inzwischen eindeutig nachgewiesen, dass ein hoher Anteil an Gemüse und Obst in der Ernährung das Risiko, an einem Brust-, Lungen-, Speiseröhren-, Magen- und Dickdarmkrebs zu erkranken, deutlich senkt (siehe oben).[5]

Aber was hilft es einem, wenn man bereits erkrankt ist?

Inzwischen gibt es gute Studien, die nachweisen, dass auch *nach* der Diagnose Krebs eine Ernährungsumstellung sinnvoll ist. Besonders bei Brust-, Eierstock- und Prostatakrebs kann durch einen hohen Anteil an Gemüse und Obst die Wahrscheinlichkeit einer neuerlichen Tumorerkrankung deutlich gemindert werden. Auch bei anderen Tumorarten werden positive Auswirkungen auf die Erkrankung vermutet.[6] Krebskranke sollten deshalb, sofern gut verträglich, viel »buntes« Gemüse und Obst zu sich nehmen. Zur Erinnerung: Die Deutsche Gesellschaft für Ernährung empfiehlt etwa 200 g Obst und 400 g Gemüse pro Tag. Mehr kann keinesfalls schaden! Nahrungsergänzungsmittel (NEM) können eine gemüse- und obstreiche Diät keinesfalls ersetzen! Es ist das Zusammenwirken der verschiedensten Inhaltsstoffe, das die Schutzfunktion aktiviert.[7] In jedem Fall sollte das frische Gemüse so zubereitet werden, dass der Patient gerne zugreift. Eine Essenszusammenstellung, die dem Betroffenen schlicht und ergreifend nicht schmeckt, verstärkt die möglicherweise bereits bestehenden Nebenwirkungen der (Chemo-)Therapie. Und trägt sicher nicht zu einer guten Stimmung bei.

Gibt es einen Unterschied im Nährwert von frischem, gefrorenem und in Dosen aufbewahrtem Gemüse und Obst?

Grundsätzlich ist frisches Gemüse und Obst im Hinblick auf den Nährwert vorzuziehen. Meistens schmeckt es auch besser, bereitet allerdings häufig mehr Mühe in der Zubereitung. Entscheidend für den Nährwert ist die Zeitspanne, die zwischen Ernte, Weiterverarbeitung und Verbrauch verstreicht. In manchen Fällen haben deshalb Gemüse und Obst als Tiefkühlkost sogar einen höheren Nährwert, weil sie gleich nach der Ernte schockgefroren werden. Dass es zu diesem Thema auch negative Studienergebnisse gibt, habe ich bereits erläutert.

Gemüse und Obst aus Dosen hat dagegen häufig nicht so einen hohen Nährwert, weil es stark erhitzt werden muss, um lange haltbar zu sein. Wichtige hitzeempfindliche und wasserlösliche Nährstoffe gehen dabei verloren. Im Übrigen werden insbesondere Dosenfrüchte in stark zuckerhaltigen oder sirupähnlichen Flüssigkeiten konserviert. Ähnliches gilt für Gemüse in Dosen, bei denen die Flüssigkeit stark salzhaltig ist.

Am besten kauft man/frau also frisches Obst und Gemüse, das zur Jahreszeit passt und wohnortnah angebaut wird (Stichwort regional-saisonal). Im Winter Erdbeeren aus Südafrika zu essen kann natürlich etwas Besonderes sein. Rein nährwerttechnisch ist es sinnvoller, einen Apfel aus Ihrer Nachbarschaft zu essen.

Ist der Nährwert des Essens von der Zubereitung abhängig?
Ja und nein. Es ist keinesfalls so, dass etwa Gemüse am besten roh verzehrt werden sollte. Manche Nährstoffe werden vom Körper viel besser aufgenommen, wenn das Gemüse gekocht wurde (z. B. Karotten mit dem Inhaltsstoff Carotinoide).

Am besten scheint es zu sein, das Gemüse in einem Dampfgarer zuzubereiten, da die Nährstoffe dann erhalten bleiben. Zudem sind die wertvollen Nährstoffe oft überwiegend in den Randschichten der Pflanzen, unter der Schale und in den äußeren Blättern enthalten. Deshalb sollten Obst und Gemüse vorzugweise *ungeschält* gegessen werden. Gemüse, das in viel kochendem Wasser zubereitet wird, verliert dagegen seine wasserlöslichen Nährstoffe. Ich würde aber zuallererst darauf achten, dass Ihnen das Essen schmeckt, denn was nützen die ausgefeiltesten Kochtechniken, wenn Sie sich quälen müssen?

Ist es sinnvoll, aus Gemüse und Obst Säfte zuzubereiten, um seinen täglichen Bedarf zu decken?
Es kann gelegentlich ein guter Trick sein, aus den empfohlenen Gemüse- und Obstportionen Säfte herzustellen, wenn man keine Zeit oder Lust hat, sie zu verspeisen. Auch Patienten, die an Tumoren des oberen Magen-Darm-Trakts leiden und entsprechend behandelt worden sind, können vielfach Gemüse und Obst nicht so leicht kauen und schlucken. Frisch gepresste Säfte sind hier in jedem Fall eine gute Alternative. Darüber

hinaus verbessert das Pürieren und Entsaften einiger Obst- und Gemüsesorten die Aufnahme der Nährstoffe im Körper.

Man muss sich aber im Klaren sein, dass diese Säfte naturgemäß weniger Ballaststoffe haben und nicht so sättigend sind. Da speziell bei Patienten mit Krebserkrankungen im Mund-, Speiseröhren- und Magenbereich ein zu frühes oder fehlendes Sättigungsgefühl eine Rolle spielt, sollten gerade diese Patienten zu solchen Säften oder »Smoothies« greifen. Besser in dieser Form zu sich nehmen, als auf die Nährstoffe verzichten.

Bei industriell hergestellten Säften ist darauf zu achten, dass sie zu 100 Prozent aus Gemüse und Obst bestehen (also kein Nektar oder Konzentrat, sondern »Direktsaft«) und durch Pasteurisierung keimfrei sind. Ganz besonders ist dies für Patienten wichtig, deren Abwehrsystem durch die Chemotherapie geschwächt ist.

Ist vegetarische Kost für Krebspatienten sinnvoll? Und kann man damit das erneute Auftreten des Tumors verhindern?
Die entsprechenden Studien dazu habe ich Ihnen bereits vorgestellt. Im Ergebnis scheint vegetarische Kost im Vergleich zu einer ausgewogenen mit viel Gemüse und Obst, Vollkornprodukten, viel Fisch und mit wenig rotem Fleisch für Krebspatienten nicht automatisch vorteilhafter zu sein. Zudem ist die Wahrscheinlichkeit hoch, dass die Empfehlungen der verschiedenen Ernährungsmedizinischen Gesellschaften von Vegetariern besser beachtet werden, denn in aller Regel essen sie auch weniger gesättigte Fettsäuren und mehr Ballaststoffe und sind mit Vitaminen und anderen biologisch aktiven Nährstoffe ausreichend versorgt.

Kürzlich erschien in der sehr angesehenen Zeitschrift der amerikanischen Ärztegesellschaft *(JAMA, Journal of the American Medical Association)* eine Studie aus Kalifornien. 96 000 Mitglieder der »Adventisten des Siebenten Tages« waren zu ihren Essgewohnheiten befragt worden. Die Mitglieder der religiösen Gruppe legen großen Wert auf eine gesunde Lebensführung und sind gehalten, Alkohol, Tabak und andere Rauschmittel zu meiden. Zudem werden einige biblische Speisegebote eingehalten. So soll zum Beispiel weder Schweine- noch Pferde- oder Kaninchenfleisch verzehrt werden, auch Schalentiere sind tabu. Viele Adventisten ernähren sich hauptsächlich vegetarisch.

Für die Studie wurden die Teilnehmer in fünf Diätgruppen eingeteilt: Veganer, Lakto-Ovo-Veganer, Pescovegetarier (Vegetarier, die Fisch zu sich nehmen), Personen, die sich überwiegend vegetarisch ernähren, und »Normalesser«. Nach einem Beobachtungszeitraum von sieben Jahren zeigte sich, dass die Pescovegetarier das geringste Risiko aufwiesen, an einem Dickdarm- bzw. Enddarmkrebs zu erkranken. Sehr wahrscheinlich ist diese Art der Ernährung auch bei anderen Krebserkrankungen vorteilhaft.[8]

Also nichts gegen vegetarische Kost, aber auch eine ausgewogene Vollkost (siehe oben), die schmeckt, ist zu empfehlen. Beide Ernährungsformen sind für Krebskranke aber nur sinnvoll, sofern auch ausreichend Eiweiß aufgenommen wird.[9] Also quälen Sie sich nicht, versuchen Sie, die Empfehlungen zu beachten, ohne dogmatisch zu sein – und vor allem, genießen Sie Ihre Mahlzeiten.

Hat Leinsamen einen positiven Effekt auf die Krebserkrankung?
Diese Frage wird häufig von Brustkrebspatientinnen gestellt, da in den Medien immer wieder zu lesen ist, dass Leinsamen zwar positive, aber besonders durch pflanzliche Östrogene auch negative Folgen für die Brustkrebserkrankung haben könnten.

Leinsamen weisen eine hohe Konzentration von Vitaminen, Mineral- und Ballaststoffen auf. Darüber hinaus sind sie reich an Phytoöstrogenen und Omega-3-Fettsäuren, also »guten« Fetten. In verschiedenen Tierexperimenten und in Zellkulturen scheinen Konzentrate von Leinsamen das Tumorwachstum zu verlangsamen und die Wirkungen von Chemotherapeutika, insbesondere Tamoxifen, zu verstärken. Es gibt interessanterweise zwei klinische Studien an Patienten, die *vor* einer Prostata- und Brustkrebsoperation über etwa einen Monat mit täglich 20 g Leinsamen behandelt wurden. Der entfernte Tumor dieser Patienten zeigte eine deutlich geringere Wachstumstendenz.[10]

Sicherlich kann man aus diesen relativ kleinen Untersuchungen noch keine weitreichenden Schlüsse ziehen, die Ergebnisse sind dennoch bemerkenswert und sollten durch weitere Untersuchungen an anderen Krebserkrankungen bestätigt werden. Da aber Leinsamen nach jetzigem Kenntnisstand nur vorteilhaft ist und eine negative, wachstumsfördernde Wirkung durch das pflanzliche Östrogen auch bei Brustkrebspatientinnen nicht belegt werden kann, sollte er durchaus Bestandteil der Ernährung sein, zumindest scheint er prophylaktisch der Entwicklung eines Zweitkarzinom entgegenzuwirken.

Sind Nahrungsmittel auf Sojabasis bei Krebspatienten empfehlenswert?

Sojabohnen und Nahrungsmittel auf Sojabasis sind ein sehr guter Lieferant für Eiweiße. Um unseren Bedarf an Eiweiß zu decken (siehe oben), sollten Sojaprodukte anstelle von Fleisch gelegentlich auf dem Speisezettel stehen.

Soja hat eine hohe Konzentration von sogenannten phytochemischen Stoffen, die unterschiedliche Wirkung haben. Dabei handelt es sich um chemische Naturstoffe, die in Pflanzen vorkommen und hormonähnliche Wirkungen haben, das heißt, sie agieren als »Botenstoffe«.

Stark diskutiert werden die Phytoöstrogene, sekundäre Pflanzenstoffe, die eine sehr ähnliche Struktur wie das Hormon Östrogen aufweisen und auch entsprechend wirken können. Man nimmt an, dass diese Phytoöstrogene klimakterische Beschwerden mildern und das Osteoporose-Risiko senken können. Sie sind in ihrer Wirkung ein Hormonersatz und mit einem Medikament vergleichbar.

Die relativ schwache Hormonwirkung der Phytoöstrogene in Sojaprodukten stellt somit auch einen möglichen Schutz gegen hormonabhängige Tumore in der Brust und der Prostata dar, wobei dieser Zusammenhang bislang erst im Tierversuch nachgewiesen wurde.

Interessanterweise haben Asiatinnen, die sehr viel häufiger Phytoöstrogene über Sojaprodukte zu sich nehmen, ein um etwa 25 Prozent verringertes Risiko, an Brustkrebs zu sterben, als andere Frauen vergleichbaren Alters und vergleichbarer körperlicher Verfassung. Man darf also annehmen, dass die vermehrte Aufnahme von Phytoöstrogenen in sojabasierten Nahrungsmitteln das Risiko reduziert, nach den Wechseljahren an Brustkrebs zu erkranken.[11] Nun wollten die Heidelberger Forscher herausfinden, ob die Phytoöstrogene auch einen Einfluss auf den Verlauf einer Brustkrebserkrankung haben. Zwischen 2002 und 2005 nahmen die DKFZ-Forscher im Rahmen der MARIE-Studie Blutproben von 1140 Frauen, die nach den Wechseljahren an Brustkrebs erkrankt waren. Nach etwa sechs Jahren verglichen sie die Konzentration eines wichtigen Umwandlungsprodukts der Phytoöstrogene im Darm (die sogenannten *Enterolaktone*) mit dem Krankheitsverlauf der Patientinnen. Verglichen mit den Teilnehmerinnen mit dem niedrigsten Enterolakton-Spiegel hatten die Frauen mit den höchsten Enterolakton-Blutwerten ein etwa 40 Prozent geringeres Sterblichkeitsrisiko.[12]

Neben den hormonalen Effekten von Soja wirken diese Nahrungsmittel antioxidativ, sie schützen vor Sauerstoffradikalen, die ihrerseits Zellen und die darin enthaltene Erbinformation schädigen können.

Doch zurück zu der Frage, ob Sojaprodukte oder sojabasierte Nahrungsmittel das Wiederauftreten von Brustkrebs begünstigen. Ich kann Sie beruhigen! Es gibt bis zum heutigen Tag keine Untersuchung, die diesen Schluss zulässt. Soja hat keine negativen Auswirkungen, es stimuliert kein erneutes Tumorwachstum eines hormonabhängigen Brustkrebses und verstärkt möglicherweise sogar die Wirkung des Medikaments Tamoxifen.

Teil III

Die dritte Säule der optimierten Krebstherapie – Psychoonkologie

Ein Beitrag von Franziska Neufeld, Diplom-Psychologin und Psychoonkologin

Gestatten Sie mir eine kurze Vorbemerkung: Dieses Kapitel wird eine Mischung aus Information und Erfahrungsbericht zum Thema Psychoonkologie sein und soll dazu anregen, diese Form der Unterstützung einmal, mehrmals oder therapiebegleitend im Verlauf der chronischen Erkrankung Krebs anzunehmen. Die Arten psychoonkologischer Begleitung sind sehr komplex, die einzelnen Aspekte können im Rahmen eines Kapitels keinesfalls umfassend beleuchtet werden. Aufgrund der Individualität von Menschen, Lebenssituationen, Lebensgeschichten, Erkrankungsart und Stadium treffen für den Einzelnen auch nicht alle hier dargestellten Aspekte zu. Beispielsweise wird ein Patient, der sich mit Schmerzen und einer schwierigen Diagnose herumschlägt, die Diskussion darüber, wie man seinen Wiedereinstieg in den Job gestaltet, eher als »Luxusproblem« abtun. Für eine junge Brustkrebspatientin mit guter Prognose ist das unter Umständen eine existenzielle Frage. Die Wünsche und Bedürfnisse jedes einzelnen Patienten sind anders, jeder Einzelne ist der Experte für den Weg, der im Rahmen seiner Krankheitsbewältigung vor ihm liegt. Es geht nicht um Patentrezepte, sondern um Ideen.

Dieses Kapitel will Sie dazu animieren, die Lust am Leben nicht zu verlieren. Es geht – wie bei der Löwennummer, von der ich Ihnen später erzählen werde – darum, ein Bewusstsein dafür zu entwickeln, dass die Krankheit gefährlich ist, einen die Angst davor aber dennoch nicht lahmlegen soll. Es geht darum, die Angst zu überwinden und sich auf das zu konzentrieren, was möglich ist. Aktiv sein, sich gut ernähren, in Kontakt mit Menschen bleiben, sein Leben leben, so gut es eben geht, und nicht aufgeben. Und vor allem darum, sich Hilfe und Unterstützung auf diesem Weg zu suchen. Wer sich gründlich und auf wissenschaftlicher Basis über Psychoonkologie informieren will, dem sei eine Veröffentlichung des Münchner Tumorzentrums empfohlen: *Psychoonkologie – Empfehlungen zur Diagnostik, Therapie und Nachsorge;* Manuale Tumorzentrum München, 2009, erschienen im Zuckschwerdt Verlag.

9 »Was soll ich denn beim Psychoklempner?«

Das ist eine Frage, die sich viele Krebspatienten stellen. So wie jene ältere Patientin, die ich auf Station besuchte, um ihr zu sagen, ich stünde jederzeit für ein Gespräch zur Verfügung. Sie brachte es auf gut Bayerisch so auf den Punkt: »Wissens, des brauch i net! I glaub, i bin ganz normal, i hab bloß Krebs.«

Natürlich ist man noch »ganz normal« – obwohl nach einer Krebsdiagnose eigentlich nichts mehr normal ist. Doch allein der erste Teil des Begriffs Psychoonkologie löst bei vielen Betroffenen und Angehörigen eine eher skeptische Reaktion aus. Ganz nach dem Motto: »Es reicht schon, dass ich krebskrank bin, nun soll ich auch noch zum Psychologen!«

Psychoonkologie – was ist das eigentlich?

Als Fachgebiet ist die Psychoonkologie eine vergleichsweise junge Disziplin. Es begann unter anderem damit, bestimmte psychosoziale Faktoren zu untersuchen, die möglicherweise für eine Krebserkrankung mitverantwortlich sein könnten. Schnell machte die These von der »Krebspersönlichkeit« die Runde, jahrelang geisterte sie durch die Studienlandschaft und die Medien. Bestimmte Persönlichkeitszüge würden dazu führen, dass man Krebs bekommt: Überangepasstheit, Passivität und Depressivität etwa. Wer alles in sich hineinfresse, seine Gefühle oder Wünsche nicht äußern könne, habe ein erhöhtes Risiko, irgendwann Krebs (vorzugsweise Magenkrebs!) zu bekommen, so der Tenor. Inzwischen gilt das Konstrukt der »Krebspersönlichkeit« erstens als zu vereinfachend, zweitens als nicht fundiert belegbar und drittens generell als überholt. Niemand ist aufgrund bestimmter Charakterzüge prädestiniert, Krebs zu bekommen. Gleichwohl gibt es Verhaltensweisen und bestimmte Aspekte der Lebensführung, die Auswirkungen haben können. Ungesunde Ernährung, mangelnde Bewegung, Rauchen, übermäßiger Alkoholkonsum usw. In wissenschaftlichen Fachkreisen wird auch immer wieder darüber diskutiert, ob Stress und belastende Lebensereignisse nicht die Abläufe im Körper so durcheinanderwirbeln, dass daraus auch Krebs entstehen könnte.

Es gibt einige groß angelegte Studien, die zu dem Ergebnis kamen, dass es keinen direkten Zusammenhang zwischen Stress und der Entstehung einer Krebserkrankung gibt. Möglicherweise besteht aber ein *indirekter* Zusammenhang zwischen Stress, ungünstigen Lifestyle-Faktoren und Bewältigungsmechanismen. Die Einordnung, was Stress bedeutet, kann jeder nur für sich selbst vornehmen, auch ist es sehr individuell, wie sich Stress beim Einzelnen auswirkt bzw. womit das Stresserleben kompensiert werden kann. Das Immunsystem, das zwischen dem erlebten Stress und möglichen körperlichen Folgen steht, ist ebenfalls hochkomplex. Und auch das noch junge Gebiet der Epigenetik, bei der es um Auswirkungen von Umweltfaktoren auf unsere Gene geht, dürfte in Zukunft sicher einige überraschende Erkenntnisse bereithalten. Derzeit lässt sich die Komplexität und Individualität des Themas meiner Meinung nach nicht ausreichend auf einzelne Fragestellungen herunterbrechen, ohne dass dabei bestimmte Aspekte verloren gingen (siehe im Kapitel 4 »Wie wirkt Sport präventiv gegen Krebs«).

Seit den Anfängen der psychoonkologischen Forschung geht man verstärkt der Frage nach, welche Belastungen mit einer Krebserkrankung verbunden sind. Welche Folgen sie für die Lebensqualität der Betroffenen und ihrer Angehörigen hat: psychisch, körperlich und sozial. Diese Folgen können teils so massiv sein, dass sie denen einer psychischen Störung ähneln, dass Patienten ausgeprägte Depressionen und Angststörungen entwickeln. Bei Patienten, die im Laufe ihres Lebens ein Trauma erlitten haben, kann es zudem passieren, dass alte psychische Wunden wieder aufreißen, die Vergangenheit mit aller Macht nach oben drängt.

Um hier eine Abgrenzung vornehmen zu können, wurde der Begriff »Distress« eingeführt. Darunter versteht man die sozialen, psychischen, spirituellen und körperlichen Belastungen von Patienten, also all die Faktoren, die die Befindlichkeit, die Lebensqualität und die Krankheitsbewältigung des Erkrankten betreffen. Durch die Einführung dieses Begriffs wollte man vermeiden, dass Reaktionen auf eine schwere Krankheit wie Krebs als »krankhaft« angesehen werden. Gerade die Zeit zwischen Diagnose und Behandlungsbeginn erleben die meisten Patienten als eine Phase größter Belastung. Zu viele Fragen, zu viele Unsicherheiten, Ängste, Sorgen gehen einem durch den Kopf. Welche Therapien brauche ich? Mit welchen Nebenwirkungen ist zu rechnen? Werde ich Schmerzen haben? Wie lange muss ich ins Krankenhaus? Und wie geht es danach weiter? Zu solchen eher medizinisch-technischen Fragen kommen weitere: Wie soll ich mit der Erkrankung zurechtkommen? Wie erkläre ich das meinen Kindern? Was wird aus meinem Job? Wird mich mein Partner noch lieben, wenn ich krank bin? Wird er mir beistehen, vielleicht über Jahre hinweg? Und geht es hier überhaupt noch um Jahre?

All diese Fragen treffen einen mit enormer Wucht, denn nach der Diagnose erleben viele Betroffene bei sich eine bislang unbekannte Dünnhäutigkeit, die dazu führt, dass die Tränen schneller fließen, als man das Taschentuch findet. Die Diagnose führt zu Stimmungsschwankungen, einem Gefühl der Wut oder Traurigkeit, lässt Ängste hochsteigen oder führt zu depressiven Verstimmungen.

Inzwischen gibt es dazu verschiedene Screening-Instrumente, die in zertifizierten Krebszentren zum Einsatz kommen, um ermessen zu können, ob und welche Art der Unterstützung notwendig ist. Dass Patienten einen Anspruch auf psychoonkologische Unterstützung haben, ist relativ neu. 2008 wurde vom Bundesministerium für Gesundheit ein nationaler Krebsplan formuliert. Unter Punkt 9 heißt es:

»Alle Krebspatienten erhalten bei Bedarf eine angemessene psychoonkologische Versorgung:

- Verbesserung der Erkennung psychosozialen Unterstützungsbedarfs sowie behandlungsbedürftiger psychischer Störungen bei Krebspatienten und Angehörigen.
- Sicherstellung der notwendigen psychoonkologischen Versorgung im stationären und ambulanten Bereich.«

2014 wurde die »S3-Leitlinie Psychoonkologie« veröffentlicht. Generell handelt es sich bei solchen S3-Leitlinien um evidenzbasierte Leitlinien, also solche, die auf qualitativ hochrangigen Studienergebnissen basieren. Jedes Jahr wird eine Vielzahl von Studien durchgeführt und veröffentlicht. Zum Teil mit gegensätzlichen Ergebnissen. Und deshalb ist es wichtig, die Qualität einer Studie genau zu betrachten. Werden womöglich Äpfel mit Birnen verglichen? Wie viele Personen werden überhaupt untersucht oder befragt? Wie ist die verwendete Methode bei der Datenerhebung und der statistischen Auswertung zu beurteilen? Nur Studienergebnisse, die den kritischen Augen der Fachleute standhalten können, werden letztendlich in Leitlinienempfehlungen mit einbezogen. An der Leitlinie Psychoonkologie arbeiteten Experten von 51 Fachgesellschaften drei Jahre lang. Sie beinhaltet Empfehlungen zur Diagnostik, Beratung und Behandlung von erwachsenen Krebspatienten und dient als roter Faden für die psychoonkologische Arbeit in Kliniken und im ambulanten Bereich.[1]

In der Leitlinie heißt es zur Definition: »Die Psychoonkologie ist ein eigenes Fachgebiet im onkologischen Kontext, das sich mit dem Erleben und Verhalten sowie den sozialen Ressourcen von Krebspatienten im Zusammenhang mit ihrer Erkrankung, deren Behandlung sowie den damit verbundenen Problemlagen befasst.« Entscheidend ist dabei, dass sich die Psychoonkologie nicht nur unmittelbar mit dem Patienten, sondern auch mit den Belangen der Angehörigen und des sozialen Umfelds befasst.

Dass eine solche Betreuung sinnvoll und notwendig ist, belegen viele Untersuchungen: Etwa ein Drittel aller Krebspatienten äußert »psychosoziale Unterstützungsbedürfnisse«. Das reicht vom Umgang mit Ängsten, Depressivität und Traurigkeit bis hin zu Sorgen über Angehörige, Sorgen über die Zukunft, Sinnfindung, Umgang mit Schmerzen und Erschöpfung, Problemen mit dem Körperbild und der Sexualität, Schwierigkeiten im Arbeitsalltag und vieles mehr.

Von der Diagnose über die Therapie bis hin zum Wiedereinstieg in Job und Alltag soll die Psychoonkologie Patienten und Angehörigen helfen, mit ihren Problemen besser umzugehen. Wichtig ist dabei, dass sich der Psychoonkologe einfühlt in die Lebenssituation und Gefühlswelt der Betroffenen. Dieses Ein- und Mitfühlen nennt man auch Empathie. Anders als viele Angehörige, gerät der professionelle Helfer dabei nicht in den Sog der Gefühle, sondern bewahrt die nötige Distanz, um trotz des Mitfühlens Stütze und Halt zu sein. Ebenso wichtig ist ein möglichst umfassender Einblick in die Gesamtsituation, weshalb Psychoonkologen insbesondere im stationären Bereich auch mit anderen Disziplinen zusammenarbeiten – mit Ärzten, Sozialdiensten, Seelsorgern, Physiotherapeuten, Ernährungsberatern und anderen Fachleuten, die das Wohl des Patienten im Fokus haben.

Das Besondere an der Psychoonkologie ist, dass man methodenübergreifend arbeiten kann. Genauso individuell wie jeder Mensch ist seine Art, mit den Belastungen der Erkrankung und mit der Krankheitsbewältigung umzugehen. Auch die Lebenssituationen der Betroffenen sind sehr verschieden. Ob man auf dem Land lebt oder in der Stadt, mit Kindern oder ohne, allein oder mit Partner, noch im Job ist oder schon in Rente, ob man in der Familie Erfahrungen mit Krebserkrankung hat, eine bekannte genetische Mutation vorliegt oder nicht, ob man schon andere Schicksalsschläge im Leben hinnehmen musste … all das hat Auswirkungen auf den Weg des einzelnen Patienten. Und da ist es gut, sich als Therapeut aus verschiedenen Schulen Therapiebausteine holen zu können.

Neben Gesprächen spielen Imaginationsverfahren (also Verfahren, bei denen man mit der Vorstellungskraft des Patienten arbeitet, zum Beispiel, indem sich der Patient unter Anleitung des Psychoonkologen in der Fantasie an einen sicheren Ort der Ruhe begibt, um sich zu entspannen), Techniken zum Stressmanagement, Verbesserung des Kommunikationsverhaltens, Atemtherapie, Kunst- und Musiktherapie, Körpertherapie, Achtsamkeitstraining usw. eine Rolle. Therapien können einzeln, in der Gruppe, mit dem Partner oder der Familie stattfinden. Es geht darum, individuelle Angebote für individuelle Problemlagen zu erstellen.

Generell spricht man von Psychoonkologie als einer »supportiven Therapie«. Die supportive Therapie umfasst Anteile sowohl von Beratung als auch von psychotherapeutischen Verfahren, sie ist sozusagen eine Schnittmenge davon. Es geht vor allem um Unterstützung im Hier und Jetzt. Es ist also nicht vorrangiges Ziel, etwa nach Problemen in der Kindheit zu suchen und diese aufzudecken. Die akuten Probleme durch die Erkrankung liegen auf der Hand. Der Therapeut arbeitet in erster Linie stützend. Es geht darum, zuzuhören, eine Resonanz und Bestätigung zu geben. Oftmals ist es für den Patienten sehr erleichternd zu hören, dass seine eigenen Gefühle und Ängste auch bei anderen Patienten vorkommen, dass es sich keineswegs um eine »individuelle Schwäche« handelt.

Ein weiteres Hauptaugenmerk in der Therapie ist die Ressourcenarbeit, also die Suche nach Unterstützungsmöglichkeiten und Kraftquellen. Ressourcen sind die inneren Potenziale eines Menschen, seine Fähigkeiten, Fertigkeiten, Kenntnisse, Geschicke, Erfahrungen, Talente, Neigungen und Stärken – über einiges ist man sich im Klaren, anderes ist einem oftmals gar nicht bewusst. Die folgenden Fragen helfen dabei, etwas Struktur in das Gefühlschaos zu bringen und einen ersten Zugang zu seinen Kraftquellen zu bekommen:

- Wie habe ich frühere schwierige Lebensphasen in den Griff bekommen?

- Was sind meine Stärken?
- Worauf kann ich aufbauen oder was wollte ich immer schon lernen?
- Wer kann mich jetzt unterstützen?
- Wer tut mir gut?
- Wie kann ich mich entspannen?
- Wie kann ich mich ablenken?
- Was kann ich unterstützend zur medizinischen Therapie leisten?

Manchmal sieht man in der ersten Zeit nach der Diagnose »den Wald vor lauter Bäumen nicht«, man ist verwirrt, weiß gar nicht, wie man an die Sache rangehen und mit wem man darüber reden soll. Wenn Sie sich über Ihre eigenen Ressourcen und die Ihres Umfelds bewusst werden und lernen, diese sinnvoll auszuschöpfen, können Sie »die Zügel wieder in die Hand nehmen«. Denn nichts ist schlimmer als das Gefühl von Hilflosigkeit: der Krankheit und dem »Schicksal« gegenüber, den Ärzten und der Medizin gegenüber. Es ist dieses Ausgeliefertsein auf vielen Ebenen, das Gefühl, zum Opfer zu werden, seine Selbstbestimmtheit und Würde am Empfang der Klinik oder Praxis abgeben zu müssen – und sie auf unbestimmte Zeit nicht wiedererlangen zu können.

Was bringt eine psychoonkologische Begleitung?

Wir alle kennen Menschen, denen es trotz widriger Lebensumstände oder nach schweren Schicksalsschlägen gelingt, ein gutes Leben zu führen. Die es geschafft haben, eine Krise zu bewältigen und sogar gestärkt daraus hervorzugehen. Es gibt ein ganzes Forschungsgebiet, das sich mit den Fragen beschäftigt, was diesen Menschen dabei geholfen hat – die Resilienzforschung (von lat. *resilire,* »zurückspringen« oder »abprallen«). Resilienz bedeutet also mehr als »bloßes« Durchhaltevermögen. Sondern die Fähigkeit, sich seiner bekannten, erprobten Problemlösestrategien zu besinnen und diese zu nutzen und für das Bewältigen der Krise noch Neues dazuzulernen.

Sich Hilfe zu suchen und anzunehmen ist ein wichtiger Aspekt, wenn es um psychische Widerstandsfähigkeit geht. Man muss nicht alles alleine stemmen, im Gegenteil, ein Blick »über den Tellerrand« kann zu neuen Lösungen führen. Schafft man es, den Blickwinkel auf seine Probleme zu ändern, und lässt neue Entwicklungen zu, wächst man über sich hinaus und gelangt wieder zu einer Form der Selbstbestimmung. In erster Linie wird man sich Hilfe aus der Familie und dem Freundes- und Kollegenkreis holen. Aber das sollte man nicht überstrapazieren, gerade die Familie hat nach einer solchen Diagnose ein ziemliches Päckchen zu tragen. Die Hilflosigkeit und Überforderung angesichts der Diagnose zeigen sich eben nicht nur bei den Betroffenen selbst, sondern auch beim Umfeld. Partner und enge Angehörige müssen den Spagat schaffen zwischen der Unterstützung des Patienten einerseits und der Bewältigung des eigenen Alltags andererseits. Gerade wegen dieser zusätzlichen Belastung und Sorge ist es wichtig, dass auch sie bei Kräften bleiben, sowohl körperlich als auch psychisch.

Vielleicht kennen Sie ja einen sogenannten römischen Brunnen: Eine Wasserquelle füllt ein Becken so lange, bis dieses überläuft und nun das darunter liegende Becken füllt, bis auch dieses überläuft, sich das Wasser dann im nächsten Becken sammelt und so weiter. Die Becken laufen nur so lange über, wie die Wasserquelle ganz oben sprudelt; wird sie abgestellt, fallen sie trocken. Im übertragenen Sinne heißt das, wenn ein Angehöriger nicht für sich sorgt – durch Auszeiten, Bewegung, Entspannung, Ablenkung –, dann hat er womöglich irgendwann auch keine Reserven mehr, um den Patienten zu unterstützen. Es hilft also niemandem, sich pausenlos zu verausgaben und zu überfordern.

Dem folgenden Paar ist genau das passiert:

Ich hatte einen Anruf erhalten, ein Ehepaar bat um ein Gespräch, die Frau stand kurz vor einer Operation wegen einer Krebserkrankung. Am Telefon sagte ihr Mann, sie sei sehr belastet und ängstlich. Ich ging also davon aus, dass vor allem die Frau Unterstüt-

zung benötigte. Doch genau das Gegenteil war letztlich der Fall. Herr S. übernahm sofort das Wort: »Ich bin ganz verunsichert. Meine Frau ist neuerdings so gereizt. Wir kennen uns nun schon 30 Jahre, aber so hab ich sie noch nie erlebt. Mir macht das Angst. Außerdem weiß ich gar nicht, wie ich mich verhalten soll. Wenn ich ihr Dinge abnehmen will, dann sagt sie, sie schaffe das schon. Aber wie soll ich sie dann unterstützen? Wenn ich frage, wie es ihr geht, dann sagt sie, frag doch nicht dauernd. Inzwischen reden wir kaum noch miteinander, weil ich Angst habe, etwas Falsches zu sagen. Ich weiß wirklich keinen Rat mehr.«

Der Grund, warum Herr S. um ein Gespräch gebeten hatte, war eigentlich, dass er das Gefühl hatte, seine Frau brauche dringend Hilfe. Im weiteren Verlauf stellte sich heraus, dass er nicht nur den größeren Gesprächsbedarf hatte, sondern auch, dass er sich seit der Zeit der Diagnose permanent überforderte.

Das Gespräch bot ihm den nötigen Raum, seinen Sorgen Ausdruck zu verleihen. Viele hatten natürlich mit seiner Frau zu tun, ein Großteil aber auch mit ihm selbst. Und über allem stand die Frage, ob die Beziehung dem gewachsen sein würde – weil man nicht mehr miteinander redete, sondern ein Stück weit aneinander vorbei. Selbst Paare, die es über Jahrzehnte geschafft haben, eine lebendige Kommunikation zu pflegen, verfallen angesichts einer solchen Diagnose in Sprachlosigkeit. Partner, Familie und Freunde sind eine wertvolle Unterstützung für die Patienten; oft gibt es aber auch die Tendenz, sich gegenseitig schonen zu wollen und Dinge zu verschweigen, um niemanden zusätzlich mit seinem »Innenleben« zu belasten. Mit dem Effekt, dass der Betroffene sich zurückzieht. Auch die gegenteilige Reaktion gibt es: Freunde, die Abstand nehmen, weil sie mit den »Krebsgeschichten« nicht umgehen können. Weil sie Erwartungen haben, die der Patient in dem Moment nicht erfüllen kann oder will. Die Vermittlung eines Psychoonkologen und die Begegnung auf »neutralem« Boden kann hier sehr gut helfen, den Gesprächsfaden wiederaufzunehmen.

Für Herrn S. war außerdem wichtig, loslassen zu lernen. Das »frag doch nicht dauernd« seiner Frau war auch ein Versuch ihrerseits, eine gewisse Normalität wiederherzustellen, nicht ständig an eine mögliche Schwäche oder Überforderung und damit an die Krankheit erinnert zu werden.

Aufgefangen zu werden in der Krise, unterstützt beim Umgang mit belastenden Gefühlen und begleitet zu werden auf dem Weg der Krankheitsbewältigung – all das ist sehr hilfreich. Es tut gut, in einem geschützten Rahmen alles aussprechen zu können, was einem im Zusammenhang mit der Erkrankung durch den Kopf geht. Ohne dass man eine Wertung oder gar Zurückweisung befürchten müsste.

Dass eine psychoonkologische Begleitung sehr positive Auswirkungen auf die Lebensqualität von Patienten und Angehörigen hat, lässt sich durch Studien belegen.[2] Da mögliche Beeinträchtigungen immer auch mit dem Stadium der Erkrankung zusammenhängen, werden unterschiedliche Ansprüche und Erwartungen an die Unterstützung durch den Psychoonkologen gestellt (dazu gleich mehr aus der Praxis). Grundsätzlich sollte die Begleitung immer darauf abzielen, die Lebensqualität zu verbessern. In der Medizin und insbesondere in der Onkologie fließt dieser Aspekt in den letzten Jahren vermehrt in die Diskussion über Therapieentscheidungen mit ein. Gerade in der Onkologie ist das Abwägen zwischen dem medizinisch Machbaren und dem medizinisch Sinnvollen oftmals eine Gratwanderung. Statistiken zufolge bringen belastende Chemotherapien im fortgeschrittenen Stadium einer Erkrankung oftmals nur einige wenige Monate an Lebensverlängerung – zum Preis einer durch die Nebenwirkungen erheblich eingeschränkten Lebensqualität.

Das Abwägen, ob es besser ist, eine Therapie zum Wohle des Patienten zu machen oder lieber nicht, ist eine relativ neue Entwicklung; eine Entscheidung darüber bedarf vieler Diskussionen aller am onkologischen Behandlungsprozess Beteiligter. Selbstverständlich immer unter Einbeziehung der Wünsche und der Ziele des Patienten, der ja letztendlich auch die Entscheidung trifft (Stichwort *choosing wisely*; siehe dazu auch Kapitel »Lebensqualität und Sport«)

Es ist ein bisschen wie die Wahl zwischen Pest und Cholera. Spare ich mir diese letzte Therapieschleife, sterbe ich womöglich schneller. Aber die Zeit, die mir bis dahin verbleibt, kann ich vielleicht mit einer höheren Lebensqualität verbringen. Doch was ist Lebensqualität überhaupt? Gibt es »die eine, allgemeingültige«, oder hat jeder ein anderes Verständnis? Kann man Lebensqualität messen, und wenn ja, wie?

Ciaran O'Boyle, ein irischer Psychologe, definiert Lebensqualität mit einem einzigen Satz: »Quality of life is whatever the patient says it is.« Sinngemäß: Lebensqualität ist, was der einzelne Patient darunter versteht. Es geht also nur um das subjektive Empfinden.

Die Wissenschaft tut sich immer schwer mit solchen Aussagen, sie will messen, mit Instrumenten und Tests erfassen und einordnen. Um dieses schwierige und etwas schwammige Feld ein wenig strukturieren und eingrenzen zu können spricht man von »verschiedenen Dimensionen«, aus denen sich die subjektive Lebensqualität herauskristallisiert. Eine Rolle spielen immer gesundheitliches und psychisches Wohlbefinden, Zufriedenheit über die Behandlung, in der Familie und im Beruf sowie eine generelle Zufriedenheit mit der Lebenssituation.

Mithilfe dieses Grobrasters kann man dem Thema Lebensqualität etwas näherkommen. Gleichwohl bleibt die Schwierigkeit, dass sie von Mensch zu Mensch unterschiedlich definiert werden wird und sich auch im Lauf des Lebens, selbst im Verlauf einer Krankheit, ändert. Relativ gesunde Menschen stellen tendenziell große Ansprüche an ihre Lebensqualität, jammern manchmal »auf hohem Niveau«, klagen auch eher über Schmerzen, da sie diese nicht gewohnt sind. Je kränker ein Mensch wird, desto eher ist er mit seiner Situation zufrieden und spricht auch dann noch von hoher Lebensqualität, wenn dies für Außenstehende nur schwer oder nicht nachvollziehbar ist. Ein Schwerkranker sieht kleine Lichtblicke, die einem Gesunden keinen Blick wert wären. Weil das große Ganze möglicherweise zu Ende geht, bekommen die vermeintlich kleinen Dinge einen höheren Stellenwert.

Egal, in welcher Phase ein Patient Gesprächsbedarf hat: Es ist wichtig, ihn mit seinen Problemen und Fragen ernst zu nehmen, ihm Raum zu geben und Resonanz. Wahrgenommen zu werden ist ein Grundpfeiler der psychischen Gesundheit. Wenn sich diese verbessert und damit die Lebensqualität insgesamt, ist das ein großer Sieg, den der Betroffene auf dem Weg der Krankheitsbewältigung errungen hat.

Wie finde ich den richtigen Psychoonkologen?

Wer sich heute zur Behandlung einer Krebserkrankung an ein zertifiziertes Zentrum wendet, der sollte auch in den Genuss einer psychoonkologischen Begleitung kommen. Denn das ist eine der Forderungen der Deutschen Krebsgesellschaft, die eine Klinik erfüllen muss, um eine entsprechende Zertifizierung zu erhalten. Somit ist der Patient im stationären Bereich eines Krebszentrums hinsichtlich psychosozialer Themen gut versorgt. Doch nicht jede Klinik, die onkologische Patienten behandelt, ist zertifiziert.

Ganz anders sieht es leider immer noch im ambulanten Setting aus. Wer vor der Krebserkrankung bereits mit Depressionen, Angststörungen oder ähnlichen Beschwerden zu tun hatte, sollte sich unbedingt ab Diagnose von einem Fachmann unterstützen lassen. Auch die Patienten, die erst durch die Krebserkrankung in eine psychische Störung rutschen, brauchen gezielt Unterstützung. Wer deswegen einen ärztlichen oder psychologischen Psychotherapeuten aufsucht, kann damit rechnen, dass sowohl die gesetzliche als auch die private Krankenkasse die Kosten der Therapie übernimmt. Dazu muss der Therapeut tiefenpsychologisch, psychoanalytisch oder verhaltenstherapeutisch ausgebildet sein, eine Kassenzulassung haben und idealerweise eine Weiterbildung als Psychoonkologe.

Gleiches gilt für Patienten, für die die Erkrankung sozusagen »nur noch« das Fass zum Überlaufen bringt; also jene, die schon lange daran gedacht haben, dass ihnen eine Psychotherapie guttäte, und sich während oder nach der Krebserkrankung dafür entscheiden. Im Sinne von: »Wissen Sie, ich wollte schon lange einmal eine Psychotherapie machen, in meiner Kindheit ist manches schiefgelaufen, und ich spüre, dass ich immer noch darunter leide. Seit ich erkrankt bin, kommen mir die alten Geschichten ständig in den Sinn, ich weiß gar nicht warum.«

Oder die Patienten, bei denen die Krebserkrankung nicht das erste traumatische Erlebnis ist, sie bisher aber immer wieder schnell, vielleicht zu schnell, zur Tagesordnung übergegangen waren und es diesmal anders machen möchten.

Dann gibt es aber noch einen anderen, ungleich größeren Patientenkreis: Wer sich »nur« belastet fühlt, aufgrund des Diagnoseschocks schnell einen Gesprächstermin braucht, in Krisen oder phasenweise gezielt Unterstützung benötigt oder mit einer Fatigue kämpft, jener chronischen Erschöpfung bei einer Krebserkrankung, der braucht nicht gleich eine langfristige Psychotherapie.

Aber wohin kann sich dieser Patient wenden? Diese Aufgabe übernehmen vielerorts Beratungsstellen und Selbsthilfegruppen mit ehrenamtlichen Leitern; die Betreuung ist in der Regel kostenfrei für den Patienten und wird über Spendengelder und Zuschüsse finanziert. Doch nicht überall gibt es diese Stellen, oder aber der Patient möchte lieber einen niedergelassenen Psychoonkologen, zu dem er ein Vertrauensverhältnis aufbaut, um im Therapieverlauf immer wieder einmal, je nach Bedarf, zu seiner Entlastung zu einem Gespräch zu kommen. Vielleicht möchte er oder sie auch sein Stressmanagement verbessern, sich coachen lassen beim Wiedereinstieg in den Job, um seine Vorstellungen gut kommunizieren zu können, Schlafprobleme verringern oder sich nach langer Therapiephase dem Partner auch sexuell wieder nähern, ohne zu wissen, wie das gelingen kann. Es gibt eine Menge Fragestellungen, mit denen Patienten zum Psychoonkologen gehen können, um sich auf ihrem individuellen Weg der Krankheitsbewältigung helfen zu lassen.

In so einer Situation ist es wichtig, dass Sie Kontakt mit Ihrer Krankenkasse aufnehmen und abklären, inwieweit diese die Kosten für eine psychoonkologische Begleitung übernimmt. Da es leider für Psychoonkologen keine abrechenbare Ziffer gibt, die vielleicht heißen könnte »Belastungen im Zusammenhang mit einer Krebserkrankung« oder »Probleme mit der Krankheitsbewältigung«, weichen Psychotherapeuten manchmal auf die Diagnose Anpassungsstörung oder ähnliches aus, um eine Kostenerstattung durch die Krankenkassen zu ermöglichen. Das ist nicht ideal, aber im Moment leider noch die Realität. Umso wichtiger ist, dass Patienten ihren Krankenkassen signalisieren, dass Beratungsbedarf da ist.

Im Internet gibt es verschiedene Plattformen mit Listen ambulant tätiger Psychoonkologen (z. B. www.krebsinformationsdienst.de), Sie können sich aber auch direkt an eine Krebsberatungsstelle nahe Ihres Wohnorts wenden. Dort ist man in der Regel gut vernetzt und kennt die entsprechenden Angebote. Auch Hausärzte oder mit der Nachsorge betreute Ärzte sollten Ihnen weiterhelfen können. Das Allerwichtigste bei der Aufnahme einer psychoonkologischen Therapie ist es, dass Sie sich bei Ihrem Therapeuten/Ihrer Therapeutin gut aufgehoben fühlen, dass Sie ein Gefühl des Vertrauens spüren, sich öffnen können. Wenn der Therapeut eine Kassenzulassung hat, werden fünf probatorische Stunden bezahlt. Erst danach muss ein Therapieantrag gestellt werden. Man hat also Zeit, herauszufinden, ob man zueinander passt.

Generell kann nur geraten werden, sich individuell zu erkundigen, ob die jeweilige Kasse Therapiestunden für Psychoonkologie oder eine kreative Form wie die Kunsttherapie übernimmt. Auch um so zu signalisieren, dass eine Nachfrage seitens des Patienten besteht und der Wunsch, nicht den Umweg über eine psychische Störung nehmen zu müssen.

Meine Krankenkasse schickte mir erst neulich ein Info-Heft, in dem der Nutzen der Psychoonkologie für die Verbesserung der Lebensqualität hervorgehoben wurde. Ich habe angerufen und mich für diese interessante Broschüre bedankt. Zum Abschluss sagte ich, dass ich da nur noch eine Frage hätte. Ob sie denn psychoonkologische Hilfe bezahlen würden. Betretenes Schweigen am anderen Ende der Leitung.

»Warum?«

Die Patienten schildern oft, dass sich ihre Gedanken nur noch im Kreis drehen würden, man gar keine Freude mehr habe so wie früher, oder einfach nicht mehr der oder die Alte sei. Dabei tauchen bei den meisten Patienten – wie auch bei ihren Angehörigen – sehr ähnliche Fragestellungen und Probleme auf. Auf die gängigsten möchte ich auf den folgenden Seiten eingehen.

Die Diagnose Krebs ist für Betroffene und Angehörige immer ein Schock. Ein Gefühl, als täte sich unter einem der Boden auf. Ein Gefühl der Hilflosigkeit und des Ausgeliefertseins.

Frau M. ist 45, verheiratet und Mutter von zwei Kindern im Alter von acht und 14 Jahren. Eine Woche nach ihrer Brustkrebsdiagnose bat sie mich um einen ersten Termin. Ich wollte wissen, wie es ihr gehe, wie sie die Nachricht verkraftet habe. Sie erzählte mir, dass sie immer noch völlig neben sich stehe und nicht wisse, was sie zuerst machen solle. Ich fragte nach, wie sie genau von ihrer Erkrankung erfahren hatte.

Frau M.: »Ich wollte kurz vor dem Urlaub noch eine Routineuntersuchung abhaken, eine klassische Vorsorgemaßnahme. Als der Arzt dann eine Ewigkeit auf die Bilder schaute und sagte, man müsse noch weitere Untersuchungen machen, da habe ich sofort gespürt, da stimmt was nicht. Aber gleich Krebs? Ich war doch gesund, jedenfalls fühlte ich mich so, hatte keine Schmerzen, und nun das! Ich wusste überhaupt nicht, was ich denken oder sagen sollte. Ein einziges schwarzes Loch tat sich vor mir auf. Und in diesem Loch sitze ich immer noch. Ich habe auch das Gefühl, dass ich die Informationen, die mir mein Arzt gegeben hat und noch gibt, gar nicht richtig einordnen kann. Das, was er sagt, rauscht alles irgendwie an mir vorbei. Gleichzeitig hämmert es nur noch so in meinem Kopf: ›Du hast Krebs. Krebs. Krebs.‹«

Nach dem ersten Schock suchen viele Patienten nach einem Grund für ihre Erkrankung: Warum ich? Warum jetzt? Warum streikt mein Körper, warum wendet er sich gegen mich?

Wenn etwas schiefgeht oder anders läuft, als wir uns das vorgestellt haben, suchen wir nach Gründen und Ursachen. Warum tun wir das? Wenn wir herausfinden, woher das Unheil gekommen ist, dann gibt uns das die Chance, uns in Zukunft davor zu schützen. Wir wollen vermeiden, dass uns so etwas noch einmal passiert.

Den oder die Auslöser für die Entstehung von Krebs zu finden ist der Wissenschaft bisher nicht eindeutig gelungen. Es ist die Rede von Risikofaktoren, davon, dass Reparaturmechanismen des Körpers versagen, von Genveränderungen und Lifestyle-Faktoren bei einzelnen Krebsarten, aber auch schlicht von Zufall. Auch wenn die Frage nach dem Warum wissenschaftlich nicht eindeutig zu beantworten ist – für die Betroffenen ist sie von großer Bedeutung. Das Kreisen auch um die vermeintlich eigene Verantwortung für diese Situation ist besonders quälend:

Seit ich vor Kurzem die Diagnose Krebs bekommen habe, geht es mir schlecht. Ich lasse alles stehen und liegen, bin dauernd am Weinen und weiß nicht, wie ich das alles schaffen soll. Ich habe schon lange gespürt, dass es so nicht weitergehen kann, dass ich zu oft über meine Grenzen hinausgegangen bin, nicht auf mich geachtet habe. Der Job, die Kinder, meine Eltern, die schon alt sind und um die ich mich kümmern muss, das war wohl alles zu viel. Kein Wunder, dass ich Krebs bekommen habe. Das habe ich mir wohl selbst zuzuschreiben. Aber wie hätte ich es anders machen sollen?

Wie in diesem Beispiel stellt ein Teil der Patienten für sich einen Zusammenhang her zwischen erlebten Belastungen, einschneidenden traumatischen Erlebnissen, Verlusten, stressigen

Situationen oder einem ungünstigen Lebensstil. Für sie ist die Erkrankung eine Konsequenz, die beinahe logische Folge einer sich lange anbahnenden Entwicklung.

Es ist nicht leicht, aus diesem Denkmuster wieder herauszukommen. Immer wieder wird man sich mit der vermeintlich eigenen »Schuld« quälen, mit sich hadern und in der Vergangenheit verharren. Die selektive Wahrnehmung blockiert den Blick auf die Gegenwart und die Zukunft, die ja bei aller Dramatik der Diagnose da ist.

Theoretisch wissen wir alle, dass wir unser Leben jederzeit ändern können, so wir das wollen. Wir sind uns oft genug darüber bewusst, dass etwas falsch läuft, dass wir unsere Bedürfnisse nicht achten, ständig unter Strom stehen. In der Praxis braucht es meist einen Auslöser, dass man sich aus verkrusteten oder ungesunden Strukturen und Denkweisen löst. Leider ist es oft erst der berühmte Schuss vor den Bug, der uns aufrüttelt. Aber: Selbst wenn dieser Schuss vor den Bug eine Krebserkrankung ist, kann etwas Positives daraus erwachsen.

Oftmals sage ich zu Patienten: Wir werden nicht herausfinden, woher die Erkrankung genau kommt. Sie ist da und mit ihr der Knick in der Lebenslinie. Sie sollten diese Zäsur nicht als Beleg dafür werten, was in der Vergangenheit möglicherweise schiefgelaufen ist. Lösen Sie sich von dem Gedanken, dass Sie durch ein irgendwie falsch gelebtes Leben womöglich selbst »schuld« sind am Krebs. Nehmen Sie diese Zäsur stattdessen zum Anlass für Fragestellungen wie: Was läuft gut in meinem Leben, was möchte ich in Zukunft anders machen, und wie gelingt mir das? Wie kann ich meinen Gefühlen näherkommen, meinen Bedürfnissen mehr Raum geben, mir klarer über mich und meine Vorstellungen vom Leben werden? Das ist kein Egoismus, das ist Selbstfürsorge! Nicht über seine Kräfte hinaus für andere da zu sein, Mitgefühl mit sich selbst, seinen eigenen Bedürfnissen und Schwächen zu haben.

Viele Patienten sagen im Rückblick: »Es war nicht alles schlecht, was sich durch die Krebserkrankung verändert hat.« Wenn es gelingt, aus dem Negativen etwas Positives mitzunehmen, wenn es gelingt, sich nicht als Spielball des Schicksals zu sehen, wenn man sich als Betroffener wieder selbst ermächtigt, können sich wie bei einer Knospe Stück für Stück neue Blütenblätter entfalten.

»Ist das normal?«

Frau W., 64, war gerade frisch in Rente, als sie die Diagnose Brustkrebs erhielt. Aus heiterem Himmel und gerade jetzt, wo sie mit ihrem Mann ihr neues Leben genießen wollte. Reisen, sich um die Enkelkinder kümmern, Zeit füreinander haben. So lange hätten sie viele Bedürfnisse hintangestellt, nicht zuletzt wegen der Arbeit. Und in genau dieser Art ging sie die Therapie an.

»Ich hab die ganzen Arzttermine wahrgenommen, hab alles über mich ergehen lassen, Operation, Chemo, Bestrahlung, das ganze Programm. Ich bin da regelrecht durchmarschiert und habe versucht, nebenbei noch, so gut es eben ging, den Haushalt und den Alltag zu bewältigen. Manchmal hatte ich das Gefühl, durch diesen Aktionismus ein Stück weit vor der bitteren Diagnose davonlaufen zu können. Ich glaube, bis heute ist mir die Tragweite nicht richtig bewusst. Ich verdränge und ich denke, das ist vielleicht nicht richtig.«

Darf man verdrängen? Ja, man darf. Das sind zunächst ganz gesunde Mechanismen, die unser Körper/unsere Seele als Handwerkszeug zur Verfügung hat, wenn eine Belastung zu groß wird. Dann wird die emotionale Auseinandersetzung auf später vertagt. Nicht selten kommen Patienten erst nach Abschluss der Therapie und Reha-Phase zu einem Gespräch, weil sie erst jetzt dazu bereit sind, sich mit der Bedeutung dieser inzwischen häufig chronisch verlaufenden Krankheit auseinanderzusetzen.

Das Verhalten von Frau W. ist also durchaus »normal«, eine verständliche, nachvollziehbare Reaktion auf die Diagnose einer schweren Erkrankung. Tatsächlich war auch sie erst zu mir gekommen, als die Therapiephase längst hinter ihr lag. Der bisherige Verlauf gab Anlass zu Hoffnung. Doch erneut stellte sie sich die Frage nach der »Richtigkeit« ihrer Reaktion:

»Ich weiß nicht, was mit mir los ist, eigentlich sollte ich mich freuen, dass ich so weit alles geschafft habe, es eigentlich vorbei ist. Aber ich kann mich gar nicht freuen. Außerdem kommt mir ständig der Gedanke an den Tod in den Sinn – obwohl ich dem doch noch einmal von der Schippe gesprungen bin.«

Auch das ist eine völlig »normale« Reaktion. In gesunden Zeiten verdrängen wir den Gedanken an die Endlichkeit des Lebens, im Augenblick der Diagnose trifft er uns mit voller Wucht. Einige Patienten können an nichts anderes mehr denken, entwickeln Panikattacken und Angstzustände. Das ist ebenso nachvollziehbar wie das Wegschieben dieses Gedankens, das Stürzen in Aktionismus, das Abhaken von Therapien. Das gibt Struktur, man hat das Gefühl, aktiv etwas tun zu können. Ist die Reha-Phase abgeschlossen, kehren langsam wieder Ruhe und Alltag ein, kehrt das Bewusstsein dafür, was eigentlich passiert ist, langsam zurück.

Gerade in dieser Phase der »Bewusstwerdung« kann eine psychoonkologische Begleitung helfen. Denn es geht für Patienten wie Angehörige darum, sich emotional mit dem Erlebten auseinanderzusetzen, um sich dann in ihrer neuen Normalität zurechtzufinden.

Neue Normalität leben

Erst einmal war ich erleichtert, als ich endlich meine Therapie hinter mir hatte, die OP, die Chemo, die Bestrahlung, das ganze Programm. Ich bin eigentlich ganz gut durchgekommen. Danach war ich auf Reha. Die Gespräche, die Bewegung, die Begegnungen mit anderen Patienten haben mir Mut gemacht für die Zukunft. Als ich zurückkam, war ich sehr motiviert und freute mich, wieder in meinen Job zurückzukehren. Anfangs sollten es nur ein paar Stunden sein, dann wollte ich die Belastung langsam steigern. In zwei

Wochen soll es losgehen, aber jetzt verlässt mich auf einmal der Mut. Meine Kollegen haben schon ein paar Mal angerufen, alle freuen sich, dass ich wiederkomme. Doch ich habe Angst, dass ich das alles nicht schaffe. Und Angst, dass ich sofort wieder in die alten Muster zurückfalle, wieder zu wenig Zeit habe für Dinge, die mir wichtig geworden sind. Ich bin nicht mehr der, der ich vor der Erkrankung war.

Den Satz »die Krankheit hat mich verändert« höre ich von vielen Patienten. Die Veränderung erfasst viele Ebenen. So wie der 45-jährige Manager aus dem gerade geschilderten Beispiel empfinden viele: Können sie die beruflichen Anforderungen noch erfüllen? Schaffen sie das körperlich, sind sie auch psychisch dem Stress noch gewachsen? Der zweite, vielleicht noch wichtigere Aspekt ist aber: Wollen sie sich dem noch stellen?

Ganz der oder dieselbe wie vor der Erkrankung ist man nach einer Krebstherapie in der Regel nicht mehr. Man hat vieles erlebt und durchlitten, was sich andere aus dem sozialen Umfeld eigentlich gar nicht vorstellen können. Man hat sich Gedanken über das eigene Leben gemacht, gemerkt, wie sehr alles »an einem seidenen Faden hängt«, man bewertet Dinge anders, hat keine Lust mehr, sich über Kleinigkeiten aufzuregen. Freunde haben sich möglicherweise zurückgezogen, und man muss mit dieser Enttäuschung klarkommen, neue Freundschaften haben sich ergeben, die Beziehung hat eine lange Durststrecke erlebt oder aber an Intensität zugenommen, die Kinder sind zwangsläufig selbstständiger geworden usw. Nicht wenige Patienten stellen fest, dass sie viel zu lange keinen Zugang mehr zu ihren Wünschen und Gefühlen hatten, der Alltag alles überlagert hat und sie nun ihr Leben noch einmal neu ausrichten wollen.

Kurz: Die Erkrankung hat in alle Lebensbereiche entscheidend eingegriffen, zu Veränderungen beim Patienten und seinem Umfeld geführt. Deshalb habe ich eingangs bewusst von »neuer Normalität« gesprochen.

Diese neue Normalität zu bewältigen ist eine große Aufgabe,

die nicht von jetzt auf gleich zu lösen ist. Sie ist vielmehr ein längerer Prozess, der mit der Diagnose beginnt und bei jedem anders verlaufen wird. Es gibt kein Patentrezept, sondern, wie ich bereits sagte, nur individuelle Lösungen für individuelle Probleme.

»Ich brauche einen Termin bei Ihnen, ich muss jetzt unbedingt so schnell wie möglich mit der Krankheit fertigwerden und wieder in den Alltag zurückkehren. Ich will nichts mehr wissen vom Krebs!«

Mit diesen Worten meldete sich eine resolute 35-Jährige telefonisch zu einem Gesprächstermin an. *»Es ging mir in letzter Zeit recht gut, ich war zurück im Job, hatte das alles schon abgehakt. Jetzt ist eine Bekannte an Krebs erkrankt, und der ganze Mist ist wieder da. Außerdem steht mein Nachsorgetermin an, das regt mich auch auf. Ich dachte, nach der Therapie ist endlich Ruhe mit dem Thema Krebs.«*

Bei unserer Begegnung fragte ich sie, welche Erwartungen sie an unser Gespräch habe. Die Antwort kam wie aus der Pistole geschossen: *»Sie müssen mir irgendwas sagen, was ich gegen meine Angst machen kann. Da muss es doch etwas geben. Sie sind doch die Psychoonkologin, wozu bin ich denn hergekommen?«*

Leider wird es nicht so einfach gehen, wie diese Patientin sich das vorgestellt hat. Auch die Psychoonkologie kann keinen Schalter umlegen, das kann nur der/die Betroffene selbst. Aber man kann diesen Prozess des Schalter-Umlegens begleiten und unterstützen. Die Krebserkrankung bestimmt einen Großteil des Denkens und des Alltags. Sehr bewusst in der akuten Phase, weniger oft oder nicht so bewusst, wenn der Krebs tatsächlich oder vermeintlich überwunden ist. Da viele Krebsarten heute eher einen chronischen als abrupt tödlichen Verlauf nehmen, heißt das, dass man die Erkrankung für längere Zeit in sein Leben integrieren muss. Das gelingt in Phasen mal besser, mal weniger gut.

Aspekte der Krankheitsbewältigung

Es gibt ein grobes Raster, das Ihnen bei diesem Prozess helfen kann – »grob« deshalb, weil jeder für sich die Schwerpunkte etwas anders setzen dürfte.

- *Informationen* zu Krankheit und Therapie sind für viele Patienten ein wichtiger Baustein, um besser mit der eigenen Erkrankung umgehen zu können. Es kann wichtig sein, »vom Kopf her« zu verstehen, welche Nebenwirkungen zum Beispiel auftreten können, was es mit Fatigue auf sich hat.
- *Unterstützung* durch Familie, Freunde und Kollegen ist eine sehr wichtige Kraftquelle, die aber nicht jeder Patient selbstverständlich zur Verfügung hat. Und sie ist eine Kraftquelle, die bei Überbelastung zu versiegen droht (Sie erinnern sich an den römischen Brunnen?).
- *Bewegung und Sport.* Sie verbessern körperliche Fitness und emotionales Wohlbefinden, oftmals sind damit auch neue oder mehr Sozialkontakte verbunden – und sie sind das beste Mittel gegen Fatigue.
- *Professionelle therapeutische Begleitung* kann hier helfen und ergänzen. Nutzen Sie entsprechende soziale Netze wie Selbsthilfegruppen, Kontaktcafés und andere Gruppenangebote der Krebsberatungsstellen. Auch Seelsorger oder psychoonkologisch geschulte Therapeuten sind wichtige Anlaufstellen.
- Eigene *Ressourcen* entdecken und nutzen.
- *Entspannung und Meditation* können helfen, mit Belastung und Stress besser umzugehen.
- *Spiritualität* kann eine sehr große Kraftquelle sein, für Angehörige wie für Patienten. Welche Rolle sie zu spielen vermag, ist allerdings individuell; finden Sie für sich heraus, ob und in welcher Hinsicht Sie sich als spirituell empfinden, was das für Sie bedeutet und ob Sie dabei jemand begleitet.

Diese Fragen gehören auch zu einem psychoonkologischen Gespräch.

- *Kreativität* zu spüren kann entlasten, Freude bereiten, Ängste reduzieren, Selbstvertrauen und Selbstwirksamkeit stärken und – je nach Setting – auch psychotherapeutisch genutzt werden. Nicht im Sinne von oberflächlicher Deutung, sondern als Annähern an Probleme und Lösungen auf andere Weise als durch die Sprache. So dringt man in Bereiche vor, die sozusagen »vorsprachlich« in uns gespeichert sind.
- *Achtsamkeit und Selbstfürsorge* sind entscheidende Bausteine für eine gute Lebensqualität. Auch Ernährung hat übrigens viel mit Selbstfürsorge zu tun, sie sorgt für ein gutes Körpergefühl und Energie.

Achtsamkeit und Selbstfürsorge

Wichtige Aspekte bei der Krankheitsbewältigung sind Selbstfürsorge und Achtsamkeit. Doch was ist das eigentlich? Es war bereits die Rede von den Angehörigen, die den Spagat zwischen Helfen und Bewältigung des eigenen Alltags schaffen müssen. Wichtig ist, sich dabei nicht zu verausgaben, da sonst »nichts mehr sprudelt« und »der Brunnen« vertrocknet. Nur wer gut für sich sorgt, seine Bedürfnisse und Grenzen kennt und dies auch formulieren kann, kann seine Aufgaben erfüllen und auch für andere da sein.

Gleiches gilt für den Patienten. Achtsamkeit gegenüber sich selbst heißt zunächst einmal, in sich hineinzuspüren: Wie geht es mir jetzt in diesem Moment? Bin ich angespannt oder entspannt? Bereitet mir etwas Freude oder eher negative Gefühle?

Es heißt nichts anderes als ein Sich-Einlassen mit allen Sinnen auf das, was man in diesem Moment »tut« oder was in diesem Moment »ist«. Das ist manchmal gar nicht so einfach. Ich denke, jeder von uns kennt die folgende Situation: Man steht unter der Dusche, und während man sich abbraust, ist man in Gedanken beim Geburtstagsgeschenk für die Großmutter, bei der Steuererklärung, einem dringenden Geschäftstermin und hechelt im Geiste noch schnell durch, was für das Abendessen noch alles gekauft werden muss.

Achtsamkeit geht anders: Beim Duschen das Wasser auf der Haut zu spüren, die wohlige Wärme, die Intensität des Wasserstrahls, den Geruch des Pflegemittels, die entspannende Wirkung – das könnten wir haben, wenn wir für einen Moment im Augenblick verharren und nicht schon gedanklich durch den ganzen Tag hetzen würden.

Oder wenn man sich beispielsweise beim Gemüseschneiden nur darauf beschränkt, die Farben der verschiedenen Sorten wahrzunehmen, den Geräuschen des Messers auf dem Schneidebrett zu lauschen, den Geruch des Gemüses zu erschnuppern und Schalen oder Blätter mit den Fingern zu erspüren, ist das eine kleine Achtsamkeitsübung im Alltag. Man kommt in Kontakt mit sich, spürt seinen Körper und verharrt einen Moment in der Gegenwart.

Ich weiß, manchmal ist das leichter gesagt als getan, aber wir brauchen solche kleinen Oasen. Wir erhalten Schritt für Schritt Zugang zu uns selbst und unseren Gefühlen. Das ist keine Übung, die man ein paarmal macht und dann kann für sein Leben. Das ist eher eine Lebensaufgabe, so, wie manche sagen, ich möchte gerne gelassener werden. Ja, wenn das so einfach wäre, aber es lohnt, einen ersten Schritt zu machen. Und wenn dieser erste Schritt gelingt, dann kommt oftmals »der Frust«, dass sich mit so einer Übung nicht gleich Entspannung einstellt, dass die Gedanken manchmal einfach nicht aufhören wollen, sondern munter ihre Kreise ziehen. Dann wollen wir das nicht haben, möchten irgendetwas ändern. Nein, der erste Schritt ist es, einfach zu registrieren, wie es in uns aussieht. Nicht gleich wieder in Aktionismus zu verfallen. Einfach wahrnehmen, annehmen und beobachten, ob es so bleibt, sich ändert oder was passiert. Ähnlich, wie wenn man auf aufgewirbeltes Wasser schaut, nur schaut und mit der Zeit feststellt, wie es wieder klar wird, wenn der aufgewirbelte Grund sich setzt.

Viele Krebspatienten haben manchmal Angst, sich die Gefühle anzuschauen, vor allem wenn es um Gefühle geht, die sie im ersten Moment mit etwas Negativem verbinden.

Eine 40-jährige Patientin, alleinstehend und in einem anspruchsvollen, stressigen Job tätig, erzählte mir in einem unserer Gespräche: »Ich tue mich sehr schwer mit der Erkrankung. Ich bin es gewöhnt, den ganzen Tag zu arbeiten. Nun sitze ich zu Hause, die Decke fällt mir auf den Kopf, von meinen Bekannten hat keiner Zeit, die arbeiten ja alle. Dann denke ich darüber nach, ob ich meinen Job in Zukunft überhaupt noch machen kann und wovon ich leben soll, wenn ich es nicht mehr schaffe. Vor Kurzem hat mir mein Arzt auch noch gesagt, ich solle während der Chemo Menschenmengen vermeiden, weil mein Immunsystem in dieser Phase geschwächt ist. Dabei bin ich ein sehr unternehmungslustiger Mensch. Und jetzt bin ich irgendwie von allem abgeschnitten. An manchen Tagen bin ich darüber so verzweifelt, dass ich nur noch heulen könnte. Gleichzeitig will ich das nicht zulassen, denn wenn ich nur noch traurig bin und ständig weine, ist das schlecht für die Erkrankung, dann werde ich doch nicht gesund. Es heißt doch immer, dass man mit positiven Gedanken so vieles bewirken kann.«

Tränen sind Medizin gegen die Traurigkeit. Und sie bringen auch Erleichterung. Manchmal geht es nicht anders, manchmal müssen sich die Schleusen einfach öffnen. Wenn man das Bedürfnis hat zu weinen, sollte man das nicht gewaltsam unterdrücken – das führt nur dazu, dass sich noch mehr aufstaut. Zudem kostet es sehr viel Kraft, alles positiv zu färben; es ist wesentlich authentischer und erleichternder, seine Gefühle aussprechen zu dürfen und seine Tränen laufen zu lassen. Danach ist man in der Regel auch besser in der Lage, neue Wege zu suchen, um mit der Situation umzugehen.

Die eben erwähnte Patientin, die ich während unseres Gesprächs ermunterte, ihren Gefühlen nachzugeben, sagte am Ende zu mir: *»Das hat jetzt richtig gutgetan, irgendwie fühle ich mich jetzt tatsächlich leichter. Und dass Sie mir gesagt haben, dass* *es anderen Patienten ebenso geht, das erleichtert mich wirklich sehr. Ich dachte schon, nur ich stelle mich so an …«*

Solche fatalen Einschätzungen wie »Wenn ich dauernd weinen muss oder düstere Gedanken habe, dann ist das schlecht für die Erkrankung, dann werde ich doch nie gesund« habe ich nicht nur einmal gehört. Dabei ist es gerade umgekehrt: Seine Gefühle wegzudrücken, sie irgendwann gar nicht mehr wahrzunehmen, das ist ungesund. Gerade das Zulassen, Spüren und Aussprechen von Schwäche, Wut, Angst, Enttäuschung und Trauer kann zu neuer Stärke führen. Wer das unterdrückt, sich zwingt, nicht so zu empfinden, wird schnell auch unter zusätzlichen körperlichen Beschwerden wie Verspannungen leiden.

Das In-sich-Hineinhören ist auch sehr wichtig, um bei zu großen Belastungen auf die Bremse treten zu können oder auch, um aktiver zu werden. Dazu zwei Beispiele:

»Ich merke jetzt erst durch die Erkrankung, wie müde ich eigentlich schon vorher war. Mein Mann ist selbstständig, ich habe ihn immer im Büro unterstützt und mich um die Kinder gekümmert. Für meine Hobbys blieb keine Zeit mehr. Früher habe ich gerne gemalt, aber ich weiß gar nicht, wann ich das letzte Mal einen Pinsel in der Hand hatte«, erzählte mir Frau A. Die Krankheit habe dazu geführt, dass in der Familie die Aufgaben neu verteilt wurden. Manches davon habe sie aber auch einfordern müssen – und das sei ihr nur gelungen, weil sie sich selbst nun bewusster wahrnehme: »Ich sage zu meiner Familie jetzt regelmäßig, dass ich mal eine Stunde für mich brauche. Zum Malen oder zum Walken. Anschließend helfe ich gerne oder mache den Fahrdienst für die Kinder, aber diese Zeit ist für mich wichtig, da bestehe ich jetzt drauf. Das hätte ich früher nicht gemacht, da hatten immer andere Dinge Vorrang, und oft genug habe ich mich hinterher darüber geärgert. Aber geändert habe ich nichts.«

»Ich hatte immer solche Schwierigkeiten mit meiner Schwiegermutter«, erzählte mir eine 55-jährige Patientin, die in einem klei-

nen Ort auf dem Land wohnt. »Sie lebt bei uns im Haus, ich muss mich um sie kümmern, obwohl sie eigentlich noch recht gut beisammen ist. Jahrelang hat sie mir das Leben schwer gemacht, mich immer bevormundet, nie hab ich ihr was recht machen können. Neulich hat sie mich wieder getriezt, wollte dies und dann das, und dann hab ich gesagt, nein, das mach ich jetzt nicht, ich bin krank!

Sie hat mich verdutzt angesehen, mich aber dann in Ruhe gelassen. Und stellen Sie sich vor, seitdem läuft es besser mit uns. Ich lasse mir nicht mehr alles gefallen, setze Grenzen – und sie scheint das auch zu akzeptieren. Jedenfalls ist sie freundlicher zu mir geworden.«

Die Krankheit ist auch eine große Chance, das Neinsagen zu üben. Das Verständnis der Umgebung ist groß, wenn man sagt, man könne dieses oder jenes nicht machen, nicht schaffen. Man wird feststellen, die Welt bricht nicht zusammen, die Dinge arrangieren sich irgendwie anders, ich muss gar nicht immer alles für alle organisieren. Vielleicht läuft es anders, als ich es machen würde, vielleicht auch nicht so perfekt, aber muss das überhaupt sein?

Sie werden feststellen, dass Sie mit der Zeit die Begründung Krebs und die damit zusammenhängende Erschöpfung nicht mehr brauchen werden, um eine Grenze zu setzen. Und Sie brauchen deswegen keine Schuldgefühle zu haben – schließlich ist die Welt nicht zusammengebrochen, und Ihnen geht es besser dabei.

Es gibt auch die umgekehrten Beispiele, jene, bei denen lieb gemeinte Unterstützung und Entlastung die Betroffenen in eine Passivität drängen, die sie gar nicht wollen. »Lass mich das machen, du bist doch krank, das ist zu viel für dich!«

Ein gut gemeinter Satz wie dieser kann dazu führen, dass sich ein Patient noch kränker und hilfloser fühlt, als er ist. Für die Angehörigen ist es wichtig, nicht nur auf die »kranken« Anteile zu blicken, sondern auch und gerade auf die »gesunden«. Auf Signale zu achten, wann Hilfe angebracht ist und wann nicht. Aktivität im möglichen Rahmen steigert die Lebensqualität und gibt dem Betroffenen das Gefühl, die Dinge wenigstens ein Stück weit selbst in der Hand zu haben. Sie hilft, depressive Symptome zu reduzieren oder zu verhindern und trägt dazu bei, die Erkrankung anzunehmen.

Für den Erkrankten selbst heißt das aber auch, in sich hineinzuhören und auszuloten, was geht und was nicht – und das auch auszusprechen. Fordern Sie Unterstützung ein, sofern Sie das wollen. Auch dann, wenn einem das Umfeld signalisiert, dass man jetzt doch krank ist und sich auch so verhalten soll. Nein, alles, was man weiterhin selbst machen kann, soll man auch selbst machen. Lassen Sie sich das Zepter nicht aus der Hand nehmen. Lassen Sie sich nicht kränker machen, als Sie sich fühlen. Achten Sie auf sich, damit Sie merken, wenn Sie an Grenzen stoßen.

Fatigue und Psyche

Tumor-Fatigue ist jene Erschöpfung, die sowohl während der Krebstherapie als auch (lange) nach deren Abschluss auftreten kann und selbst durch ausgiebige Ruhephasen kaum nachlässt bzw. schnell unvermindert zurückkehrt. Schlaf kann die Kraft nur bedingt zurückbringen. Fatigue gilt als die in Studien am häufigsten beklagte Nebenwirkung, die von Patienten sehr viel belastender als etwa Schmerz erlebt wird.

Die Symptome wurden bereits ausführlich erläutert, hier seien nur noch einmal die wichtigsten genannt: Schlafprobleme, Schwäche, Konzentrationsschwierigkeiten und Antriebslosigkeit. Da diese Symptome auch in Zusammenhang mit anderen (psychischen) Problemen stehen können, ist gerade bei Fatigue ein Gespräch mit einem Psychoonkologen wichtig. Es geht darum herauszufinden, wann und in welchen Situationen diese Erschöpfung auftritt und wie sich der Alltag des Patienten insgesamt gestaltet. Es geht um die Lebensumstände, die Anforderungen, Belastungen und um die Erwartungen an sich selbst. Der Körper braucht Zeit, um mit Eingriffen wie

Operationen, Bestrahlungen oder Chemotherapie fertigzuwerden. Das geht alles nicht von heute auf morgen. Manchmal muss man einfach leiser treten und dem Körper Zeit zur Regeneration geben.

Manche Patienten wollen das nicht wahrhaben und fühlen sich minderwertig, wenn sie ihren eigenen Erwartungen oder denen ihrer Mitmenschen nicht entsprechen können. Manchmal muss man erst lernen, den eigenen Perfektionismus etwas herunterzuschrauben. Auch mal Sachen liegen lassen zu können, es aushalten zu können, wenn der Partner eine Aufgabe anders löst, als man das selbst getan hätte. Oder Hilfe annehmen zu können, auch mal Nein zu sagen oder mehr Pausen zu machen.

Im Gespräch wird der Psychoonkologe anhand bestimmter Fragestellungen eine Abgrenzung vornehmen können zu einer möglichen Depression oder eine medizinische Abklärung empfehlen, was möglicherweise zu dieser »Schwäche« geführt haben könnte. Stellt sich heraus, dass tatsächlich Fatigue hinter den Symptomen steckt, macht es Sinn, wenn der Patient eine Art Tagebuch führt und dabei angibt, welche Tätigkeiten oder Aufgaben im Alltag zu bewältigen sind und wie viel Energie ihn/sie die jeweilige Tätigkeit kostet. Gemeinsam mit dem Psychoonkologen kann man – auch unter Einbeziehung des Partners oder der Familie – nun klären, was Priorität hat, was delegiert oder anders organisiert werden kann. Wichtig ist dabei, dass auch das soziale Umfeld verstehen lernt, was Fatigue bedeutet. Es geht nicht um ein Nicht-Wollen, sondern um ein Nicht-Können. Wo dieses Nicht-Können anfängt, lässt sich nicht mit objektiven Maßstäben messen. Es geht allein um das subjektive Empfinden des Einzelnen.

Eine Patientin, die die primäre Therapiephase längst hinter sich und auch ganz gut überstanden hatte, kam völlig aufgelöst zu unserem Gesprächstermin; in ein paar Wochen würde ihre Tochter heiraten. Sie freute sich sehr darauf, hatte andererseits aber große Befürchtungen, ob sie diesen Tag überstehen würde.

»Wissen Sie, momentan ist es nämlich so, dass mich jeden Tag nachmittags um drei schlagartig die Energie verlässt. Dann geht nichts mehr. Ich muss mich sofort hinlegen, schlafe auch gleich ein, aber hinterher bin ich völlig gerädert und möchte am liebsten liegen bleiben.«

Ich riet ihr, in jedem Fall ihren Arzt aufzusuchen, um abklären zu lassen, ob medizinische Ursachen hinter ihrer Erschöpfung stecken könnten. Und auch, ob er sie medikamentös für diesen wichtigen Tag stärken könnte. Parallel dazu gingen wir systematisch ihr Tagespensum durch. Ich bat sie, zwei Wochen lang jeden Tag zu notieren, was sie wann tut, wie lange sie dafür braucht und wie viel Energie sie das kostet. Klassisch Frau neigte sie dazu, sich sehr viel Verantwortung aufzubürden. Die Rentnerin »wuppte« zu Hause alles, vom Einkaufen und Kochen über die Wäsche bis hin zum Unkrautjäten. Beim nächsten Termin kam ihr Mann mit, und wir gingen die ganze Liste noch einmal durch; am Ende hatte die Patientin einiges »delegiert«, kleinere Ruhepausen zwischendurch sorgten für Entlastung, sodass sie nachmittags gut durchhielt.

Ein solches – begleitetes und begleitendes – Gespräch kann entlastend für den Patienten und seine Angehörigen sein. Es kann helfen, eine Überforderung wie auch eine Unterforderung aller zu verhindern. Vor allem aber geht es darum, sicherzustellen, dass Energie bleibt für schöne Dinge, für das Auffüllen von Ressourcen, für eine gute Lebensqualität insgesamt. Leider gehen nicht alle Fälle so gut aus wie im oben genannten Beispiel und der Weg raus aus der Fatigue ist ein sehr mühsamer, bei dem es der Zusammenarbeit aller beteiligten Therapeuten bedarf, um dem Patienten etwas Linderung zu verschaffen.

Eine oft zitierte Studie aus den Anfängen der psychoonkologischen Forschung aus dem Jahr 1989 kam zu dem Ergebnis, dass sich nicht nur die Lebensqualität, sondern auch die Lebenserwartung durch Psychoonkologie verlängern lässt.[3] Aufgrund methodischer Unzulänglichkeiten konnte dieses Ergebnis in

Folgestudien allerdings nicht wiederholt und bestätigt werden. »Auf Umwegen« kann es jedoch trotzdem sein, dass eine psychoonkologische Begleitung indirekt zur Verbesserung der Prognose führt.

»Ich habe nun mehr als die Hälfte der Chemo hinter mir, aber nun kann ich nicht mehr. Ich bin so müde und erschöpft, habe zu gar nichts mehr Lust, Appetit habe ich auch keinen mehr. Am liebsten würde ich in der Früh gar nicht mehr aufstehen und die Behandlung abbrechen. Das hat doch alles keinen Sinn.«

Völlig niedergeschlagen war Herr E. an jenem Tag zu mir gekommen. Der 61-Jährige hatte bereits während seinem stationären Klinikaufenthalt mein Gesprächsangebot angenommen, seitdem hatten wir uns einige Male getroffen. In der ersten Phase seiner Behandlung war es um ganz andere Fragestellungen und Probleme gegangen als nun in der nächsten Phase. Da der Patient gerne wandern ging, hatten wir gleich zu Anfang schon das, was vor ihm lag, mit einer anstrengenden Bergtour verglichen. Nun war es an der Zeit, eine Pause zu machen, den Rucksack abzunehmen und zu schauen, was da alles so drückte und wie der weitere Weg geschafft werden könnte.

Die Aufgabe eines Psychoonkologen ist hier zu schauen, was hinter den genannten Symptomen steckt, was den Patienten so lähmt, oder ob es sich um ein Sammelsurium an Problemen handelt. Geht es um durch die Medikamente verursachte Erschöpfung oder geht es um die Sorge, dass die Krankheit womöglich durch die Chemo doch nicht geheilt wird, geht es um die Schwäche, die man erlebt, als Gefühl der Minderwertigkeit oder Wertlosigkeit, geht es um Probleme in der Beziehung, wo »Mann« nun nicht mehr den gewohnten starken Part übernehmen kann, oder worum geht es eigentlich? Geht es um die Enttäuschung, aus dem Arbeitsleben und dem Kontakt mit den Kollegen vorzeitig herausgerissen zu sein, ohne dass man sich darauf vorbereitet hat? Hier sieht man deutlich, dass es nicht reicht, die geschilderte Fatigue zu nennen, auch wenn eine Benennung einer Gegebenheit manchmal entlastend sein kann. Dass sie zwar eine wesentliche Begleiterscheinung einer Krebsbehandlung ist, aber nichts über ihre Wirksamkeit und damit die Prognose aussagt. Gelingt es im Verlauf des Gesprächs, eine vertrauensvolle Beziehung aufzubauen, damit der Patient sich öffnen und über seine Gefühle sprechen kann, den Patienten dadurch zu stärken und zu stützen, ein paar »Hilfestellungen« zu erarbeiten und ihm die Motivation zurückzugeben, auch noch die folgenden Zyklen der Chemotherapie anzugehen, dann hat das psychoonkologische Gespräch indirekt zur Verbesserung der Prognose beigetragen.

Sport und Psyche

Gerade bei Fatigue ist Bewegung ein wichtiger Pfeiler für die Lebensqualität. Umgekehrt gilt auch: Das beste Mittel gegen Fatigue ist Bewegung.

Patienten haben ganz unterschiedliche Erfahrungen mit dem Thema Sport. Für die einen gehörte Sport immer schon zum Leben, die anderen hatten damit noch nie etwas am Hut, für sie ist Sport gleichbedeutend mit »Mord« oder damit, die *Sportschau* vom Sofa aus zu verfolgen. Natürlich steht es außer Frage, dass ein gutes Maß an Bewegung für jeden von uns nicht schlecht wäre. Doch oft genug scheitert man schon daran, sich aufzuraffen. Kürzlich habe ich dazu einen wunderbaren Spruch gelesen:

»Ich bin der Tatendrang.
Ich fang gleich an.
Gleich fang ich an …
doch davor dreh ich noch drei Runden
mit meinen Schweinehunden.«

Für Patienten, die noch nie Sport getrieben haben und nun die Empfehlung bekommen, damit anzufangen, sind die Schweinehunde gewaltig, sprich die Gründe, warum es gerade nicht geht, vielfältig. Selbstverständlich gibt es während der Therapie

Phasen, in denen es wirklich nicht geht. Oder Erkrankungen, bei denen man genau prüfen muss, ob und ab wann ein moderates Training möglich und richtig ist. Dazu haben Sie an anderer Stelle dieses Buchs bereits ausführliche Informationen erhalten.

Von wenigen Ausnahmen abgesehen ist es sinnvoll, ein Bewegungstraining durchzuführen. Das muss nicht im Fitnessstudio sein, das muss nicht Joggen sein und schon gar nicht etwas, das sie noch nie tun wollten. Bewegung ist mit vielen Dingen verbunden, nicht nur mit »sportlichen« Tätigkeiten. Fragen Sie sich, was Sie früher schon gerne gemacht haben oder was Sie schon immer mal ausprobieren wollten. Tanzen, Yoga, Qi-Gong zählen ebenso wie Gartenarbeit, ein kleiner Spaziergang mit dem Nachbarhund oder zum Café in der Stadt, um sich mit Freunden zu treffen. Vielleicht brauchen Sie dazu Motivation in Form eines Gruppenangebots, den Austausch mit anderen Betroffenen. Durchforsten Sie die entsprechenden Angebote der Krebsberatungsstellen oder auch der Volkshochschulen. Notieren Sie sich, wenn etwas Sie spontan anspricht, ohne groß nachzudenken, ob das nun tatsächlich zu realisieren ist, also ohne den Filter »Vernunft« anzusetzen. Schreiben Sie sich auf, was Sie im Lauf des Lebens schon alles an Bewegung gemacht haben, und Sie werden sich wundern, was sich da für vergessene Schätze finden. Gehen Sie gemeinsam mit Ihrem Partner, mit Freunden oder dem Psychoonkologen durch, was Ihnen daran gefällt (oder auch nicht), und finden Sie so schrittweise eine Form der Bewegung, die zu Ihnen passt.

Es ist wichtig, gerade für jemanden, der mit Bewegung nicht viel am Hut hatte/hat, »klein« anzufangen, sich nicht zu überfordern, sondern langsam zu steigern, wenn man merkt, es tut einem gut. Es kommt auf die Kontinuität an, eben deshalb ist es so wichtig, dass man etwas findet, das einem Freude macht und zu dem man sich nicht aus Verpflichtung hinquält.

Trotzdem wird der Schweinehund natürlich immer mal wieder kläffen. Überlisten Sie ihn! Sagen Sie ihm, wir gehen jetzt nur fünf Minuten raus und dann gleich wieder heim. Wer weiß, vielleicht werden daraus am Ende dann doch zwanzig Minuten. Raus an die frische Luft zu gehen hat ganz komplexe Wirkungen. Selbst in der grauen Zeit im Herbst ist es heller als im Zimmer, und dieses Licht regt die Hormonproduktion an und trägt zu einer besseren Stimmung bei. Außerdem entdeckt man unterwegs immer irgendetwas, das einen ablenkt oder inspiriert. Sei es die Farbenexplosion der Blätter an den Bäumen im Herbst, spielende Kinder, ein Hund, der einen wilden Lauf hinlegt und nur so vor Lebensfreude sprüht, und und und. Wenn das Rausgehen, auch nur kurz und auch nur langsam, zum festen Bestandteil des Tagesablaufs wird, beugt das depressiven Symptomen effektiv vor. Eine Struktur wird aufgebaut, die Bewegung an sich ist aktivierend und die Ablenkung hilfreich gegen das Gedankenkarussell.

Manchmal ist es notwendig, sich Zeit und Raum zu schaffen, damit die Bewegung in den Alltag eingebaut werden kann. Es hilft, sich einen festen Termin für die Aktivität zu setzen und diesen auch zu verteidigen. Es ist wichtig, sich Zeit für sich zu nehmen und dabei von der Familie und Freunden Unterstützung einzufordern. Mit anderen Worten: Dieser Termin sollte genauso respektiert werden wie jeder andere Termin auch. Ihn nicht schnell und bereitwillig unter den Tisch fallen zu lassen, wenn (vermeintlich) wieder mal »Not am Mann« ist – auch das ist Selbstfürsorge.

Nicht vergessen sollten Sie, dass zur Spannung auch immer die Entspannung gehört. Bei manchen Aktivitäten ist das Teil der Übung, z. B. beim Yoga oder beim Auslaufen nach einem Spurt. Daraus können Sie gleich eine kleine Achtsamkeitsübung machen: Wie fühlt es sich an, von der Spannung in die Entspannung zu gehen? Merken Sie den Unterschied? In der Spannungsphase sollten Sie sich nie komplett verausgaben, sondern nur so viel tun, dass Sie sich freuen, es geschafft zu haben. In der Entspannungsphase sollten Sie versuchen, alles loszulassen. Ich weiß, das klappt nicht immer, aber Übung macht ja bekanntlich den Meister. Keine anderen Gedanken, kein Karussell, nur Sie selbst und Ihr Körper. Das wohlige Gefühl von leichter Erschöpfung und Zufriedenheit wird sich wärmend ausbreiten wie ein Wärmekissen. Das Sie sich übrigens trotzdem nach einer Anstrengung auf den Bauch oder Nacken legen können.

Es ist natürlich schön, wenn jemand schon vor der Erkrankung Sport betrieben und Bewegung und Aktivität immer als wohltuenden Bestandteil seines/ihres Lebens betrachtet hat. In diesen Fällen entsteht manchmal eher das Problem, dass der Patient oder die Patientin sagt, ich kann im Moment gar nicht den Sport machen, den ich gewöhnt bin, ich habe dazu keine Kraft, und das frustriert mich. Das ist verständlich, wenn statt der anspruchsvollen Bergtour »nur« ein Spaziergang drin ist.

Hier ist man mit enttäuschten Erwartungen konfrontiert, manchmal auch mit viel Druck. Einige meiner Patienten sind regelrecht sauer auf ihren Körper, dass der plötzlich nicht mehr wie gewohnt funktioniert:

»Wissen Sie, mein großes Hobby ist Schwimmen«, erzählte mir eine 42-jährige Brustkrebspatientin. »Früher habe ich das als Leistungssport betrieben. Nach der Operation konnte ich erst mal nicht ins Wasser, weil die Wunde heilen musste. Chemo brauchte ich zum Glück nicht, aber auch während der Bestrahlung ist Schwimmen tabu. Als ich dann zum ersten mal wieder im Schwimmbad war, dachte ich, ich komme nicht mehr lebend aus dem Wasser. In der Reha kamen sie mir dann mit lauter so esoterischem Kram. Yoga und Meditation, also das ist nun wirklich nicht mein Ding. Jetzt mache ich gar nichts mehr, ist halt so, schließlich habe ich Krebs.«

Der Medizinsoziologe Aaron Antonovsky (1923–1994) entwickelte in den 1980er-Jahren ein Rahmenkonzept, das sich mit der Entstehung und Erhaltung von Gesundheit beschäftigt. Das Konzept der sogenannten Salutogenese ist eines, das auf einem Prozess beruht, auf dynamischen Wechselwirkungen. Es geht dabei darum, zu erkennen, dass man ist nie ganz krank oder nie ganz gesund ist. Es geht um Möglichkeiten: Ist man krank, dann geht vieles nicht, aber einiges geht trotzdem. Was geht, kann sich manchmal auch schnell ändern, ein netter Anruf kann die Stimmung heben, eine Hühnersuppe kann einem das Gefühl zurückgeben, dass es jetzt aufwärts geht, weil das während der Kindheit auch so gewesen ist. Kranksein bedeutet leider oft, einen Teil seiner Souveränität aufgeben zu müssen, zumindest vorübergehend. Aber lassen Sie nicht zu, dass die Krankheit Ihr komplettes Leben in den Griff nimmt.

Im Gespräch mit der Patientin ging es also darum, ihr die Augen für all die Dinge zu öffnen, die möglich sind. Sie zu ermutigen, für den Moment kleinere Brötchen zu backen, Alternativen zum Schwimmen zu finden, das immer noch mit dem Leistungsanspruch verbunden war. Während einer längeren Behandlungsphase ließ sich Schwimmen nun einmal nicht in der gewohnten Form realisieren. Auch wenn es schwerfällt: Für eine gewisse Zeit muss man das akzeptieren. Nicht damit hadern, sondern sich sagen, wenn es mir körperlich wieder besser geht, wird auch das wieder gelingen. Haben Sie Geduld mit sich – und konzentrieren Sie sich auf das, was geht, was Ihnen der »gesunde Anteil« ermöglicht. Das ist oft mehr, als man denkt.

Ernährung und Psyche

Es war bereits die Rede davon, dass Gemüseschneiden eine Achtsamkeitsübung sein kann. Hört sich vielleicht erst einmal banal an, soll aber zeigen, dass man diese Übungen ohne Aufwand in den Alltag integrieren kann. Das hat Ihnen schon einen Anhaltspunkt dafür geliefert, dass es bei der Ernährung nicht nur um die reine Aufnahme von Kalorien gehen muss. Etliche Patienten erzählen, dass sie gerne kochen oder backen. Dass sie das entspannt und dass sie hier ihre Kreativität ausleben können.

Essen, auch das wissen Sie aus den entsprechenden Kapiteln dieses Buchs, hält Leib und Seele zusammen. In vielen, wenn nicht in allen Kulturen dieser Welt gehört zu einer Feier Essen und Trinken. Und eine Feier bedeutet immer auch Gespräche,

Lachen, Gemeinschaft. Alles Dinge, die uns auf andere Gedanken bringen, die uns entspannen, vorausgesetzt, man sitzt mit lieben Menschen zusammen.

Wenn man gesund ist, macht man sich keine Gedanken und auch keine Vorstellungen darüber, welche Bedeutung Essen im Fall einer Erkrankung haben kann. Viele Krebspatienten haben je nach Stadium und Therapiephase so ihre liebe Not mit dem Essen. Sie haben Probleme mit Gerüchen, leiden unter Appetitlosigkeit, haben während der Chemo einen metallischen Geschmack im Mund, das Schlucken macht Beschwerden, die Verdauung ebenfalls. Noch schlimmer ist es, wenn durch den Krebs Organe betroffen sind, die mit dem Essen direkt zu tun haben. Etwa die Speiseröhre oder der Magen-Darm-Trakt. Wenn man nicht wie gewohnt essen und dabei Freude und Genuss empfinden kann, merkt man erst, wie viel Essen mit Lebensqualität zu tun hat.

Wenn nach gut überstandener Therapie die Normalität langsam wieder Einzug hält, sollte man versuchen, Essen ein Stück weit zu zelebrieren – auch das ist Selbstfürsorge. Verwöhnen Sie sich oder lassen Sie sich verwöhnen mit einer Speise von guter Qualität und einem nett gedeckten Tisch. Natürlich steht einem nicht immer der Sinn nach Gesellschaft. Doch gerade wenn es schwierig ist mit dem Essen, kann es helfen, nicht allein am Tisch zu sitzen. Freunde bieten oftmals ihre Unterstützung an – »sag, wenn du was brauchst« –, allerdings wissen sie oft nicht so recht, was denn genau gebraucht wird. Und der Betroffene selbst hat oft Mühe zu äußern, dass Hilfe benötigt wird und in welcher Form. Eine Patientin erzählte mir, dass eine Nachbarin ihr hin und wieder einen kleinen Topf mit Essen vor die Tür stellt und dann eine SMS schickt: »Wenn du Hunger hast, es steht eine Kleinigkeit vor der Tür.« Für die Patientin war es ungewohnt, eine solche Unterstützung – noch dazu ungefragt – auch anzunehmen. Sie sei doch immer für alle da gewesen, habe immer für alle gesorgt. »Eben deshalb«, möchte ich hinzufügen: Erlauben Sie den anderen, Ihnen einen Teil Ihrer Unterstützung zurückzugeben, und freuen Sie sich darüber. Inzwischen gibt es nicht mehr nur das Töpfchen mit Essen vor der Tür, die beiden Frauen verabreden sich regelmäßig zum gemeinsamen Kochen und Essen. Sich darauf einzulassen, auch wenn man in einer schwierigen Situation ist, vielleicht auch keinen großen Appetit hat oder gerade nicht so gesprächig ist, bedeutet Aktivität und Ablenkung. Und vielleicht schwappt in geselliger Runde auch ein wenig Lebensfreude über.

Freude ist ein gutes Stichwort: Überall ist zu lesen, dass sich Krebspatienten prinzipiell so gesund ernähren sollen wie gesunde Menschen. Sie brauchen also auf nichts zu verzichten, ein gutes Mittelmaß ist schon in Ordnung. Es ist vielfach nicht nötig, sich mit bestimmten Diäten zu quälen, sondern es ist wichtig, sich die Freude am Essen so gut es geht zu erhalten.

Versuchen Sie, das Leben so normal wie möglich weiterzuleben. Und auch mal unkonventionell zu sein und sich kleine Verrücktheiten zu erlauben, sozusagen als Belohnung für das, was alles auszuhalten ist.

»Stellen Sie sich vor, ich war auf dem Oktoberfest!« Mit diesem Satz begrüßte mich Frau O. mit strahlenden Augen. »Erst dachte ich, nein, das geht doch nicht, ich mit meiner Krebsglatze. Aber eigentlich hatte ich richtig Lust drauf, meine Kollegen zu treffen. Wir haben da jedes Jahr einen gemeinsamen Abend in einem der Zelte, es gibt ein halbes Hähnchen und eine Maß für jeden. Als ich mit meiner Glatze raus bin auf die Wiesn, hab ich schon gemerkt, dass ich einige Leute mit meinem Anblick irritiere. Aber ich habe auch einige nette, aufmunternde Blicke geerntet, das hat mich sehr gefreut. Das Hendl war herrlich, auch wenn ich es nicht ganz geschafft habe; an die Maß habe ich mich allerdings nicht getraut. Nach zwei Stunden war ich müde und wollte heim. Aber insgesamt war ich so stolz auf mich! Ich hab mich nicht unterkriegen lassen, und ich hatte Spaß.«

Mit der Angst leben

Einen »Kampf« aufzunehmen angesichts einer lebensbedrohlichen Erkrankung erscheint erst einmal angemessen. Die Zähne zusammenbeißen und mit allen Mitteln versuchen, aus diesem Kampf als Sieger herauszugehen. Täglich Sport, eine bestimmte Ernährung, sich in einen strengen Tagesablauf pressen, um nicht in eine Depression zu fallen und noch dazu seine Prognose zu verbessern. Ist dies das Mittel der Wahl? Ja und nein.

Ein Beispiel: Martin Lacey jr. ist Raubtierdompteur und hat unter anderem 2010 beim Internationalen Zirkusfestival in Monaco den Goldenen Clown gewonnen. Es ist sehr beeindruckend, wenn man sieht, wie er mit 20 Löwen in der Manege arbeitet. Der Puls des Zuschauers steigt, wenn die Tiere auch mal fauchen, mit den Tatzen nach ihm schlagen, bevor sie sich wieder verschmust geben.

Wie kann ein Mensch ein Rudel von Löwen bändigen? Martin Lacey ist mit Löwen aufgewachsen, sein Vater war ebenfalls Dompteur, er kennt das Verhalten der Tiere von klein an. »Keinen Augenblick darf man vergessen, dass Löwen immer Raubkatzen bleiben«, warnt er. »Ihren Instinkt verlieren sie nie.« Diese Gefahr gehört dazu. Und das wichtigste Gegenmittel ist, keine Angst zu haben, wie Lacey sagt. Sollte er nur ein einziges Mal mit Angst in der Manege stehen, wäre das auch das letzte Mal. Aber genau das reizt ihn. Sonst könnte er ja auch »Schweine und Ziegen dressieren«.

Was hat das nun mit einer Krebserkrankung zu tun?

Martin Lacey tut das, was er tut, aus Leidenschaft, er tut das, wofür er brennt. Von Gefahr lässt er sich nicht abhalten, er ist sich ihrer bewusst. Die Angst, die wir naturgemäß vor Raubtieren haben, hat er gelernt zu kontrollieren. Damit wir uns nicht falsch verstehen, hier soll niemand dazu ermuntert werden, zu 20 Löwen in einen Käfig zu steigen. Aber sehr wohl dazu, das eigene Leben mit »Leben« zu füllen, mit Freude am Leben, mit Leidenschaft für das Leben. Zumal wenn man durch die Diagnose einer Krebserkrankung vor Augen geführt bekommen hat, dass sich alles ganz schnell ändern kann. Die Angst bekommen wir bei einer solchen Diagnose gleich mitgeliefert. Vor dem Tod, vor dem Fortschreiten der Krankheit, einem erneuten Ausbrechen.

Angst ist eigentlich etwas Gutes, Sinnvolles und Hilfreiches. Sie bewahrt uns davor, uns in Gefahr zu begeben, oder löst einen Fluchtimpuls aus. Aus evolutionärer Sicht ist sie also wichtig für unser Überleben.

Angst vor einer möglicherweise lebensbedrohlichen Erkrankung ist eine legitime Angst. Um von ihr nicht gelähmt zu werden, gilt es, einen Weg für sich zu finden, damit umzugehen. Vielen Patienten hilft es, diese Angst in ein Bild zu übertragen, zum Beispiel ein Tier: Was wäre das in Ihrem Fall für ein Tier? Egal, ob Ihre persönliche Angst nun ein Löwe, eine Maus oder eine Schlange ist, dieses Tier gehört ab jetzt zu Ihnen. Sie müssen es zähmen, überlisten oder irgendwie in Schach halten. Sie sind der Herr oder die Frau in der Manege, lassen Sie sich diese Rolle nicht streitig machen.

Besonders dann, wenn die Prognose nicht die beste ist. Gerade dann sollte man versuchen, so lange und so gut es geht, seine Träume zu verwirklichen, das zu tun, was einem wichtig ist, im Rahmen seiner Möglichkeiten. »We cross the bridge, when we come to it.« Versuchen, dieses Sprichwort umzusetzen, auf Entwicklungen und Rückschläge zu reagieren, wenn sie tatsächlich eintreten, und sich nicht vorher schon mit dem Gedanken zu lähmen, was alles sein könnte. Es kann, aber es muss nicht.

»Unsere Gedanken sind frei, und unsere Seele will schwingen«, diesen Satz habe ich einmal in einem Vortrag gehört. Es ging um Folgendes: Angenommen, Sie haben jemanden kennengelernt und ein Date geplant. Sie können nun in Vorfreude schwelgen, sich ausmalen, wie schön alles werden wird – oder Sie können sich die Wartezeit vermiesen, indem Sie sich ausmalen, was alles schiefgehen kann und dass am Ende ja ohnehin wieder nichts daraus werden wird. Im ersten Fall haben Sie ein paar herrliche Tage mit erfreulichen Gedanken, und auch wenn das Treffen am Ende nicht den erhofften Erfolg bringt, hat zumindest die Vorfreude Ihre Seele zum Schwingen gebracht. Im zweiten Fall haben Sie, wenn es dumm läuft, einfach nur schlechte Karten gezogen. Die Zeit vor dem Treffen war mies, das Treffen selbst und die Zeit hinterher auch.

Wenn es wissenschaftlich auch keine Studie gibt, die besagt, dass man nur gelassen genug sein muss, um sich gesund zu halten, so haben wir doch zumindest mehr Lebensfreude verspürt, als wenn wir uns Tag für Tag vor Augen halten, was alles passieren könnte. Ich sage nicht, dass uns das jeden Tag gelingen wird, aber wir sollten versuchen, eher diese Richtung einzuschlagen. Und wenn gefühlsmäßig schlechte Tage dazwischen sind, dann ist es eben so, dann stehen wir zu diesen Gefühlen, reden mit einem lieben Menschen drüber oder mit dem Psychoonkologen und lassen sie vorübergehen.

Es ist mir durchaus bewusst, dass es manchen Patienten aufgrund der Schwere der Erkrankung nicht leichtfällt, so aktiv mit der sogenannten Progredienzangst umzugehen, also der Angst vor dem Wiederkommen oder Fortschreiten der Erkrankung. Gleichwohl gibt es heute zum Beispiel bei Brust- und Darmkrebs sehr gute Heilungschancen, und die Menschen müssen lernen, mit ihrer chronischen Erkrankung Krebs über viele Jahre und Jahrzehnte ein möglichst »normales« Leben zu führen.

Angst hat immer auch etwas mit Kontrollverlust zu tun. Sicherheitscheck am Flughafen, ABS und ESP im Auto, Feinstaubmesswerte, Vorsorgeuntersuchungen, Gesetze und Regeln ... Wir tun unendlich vieles, um unser Leben unter Kontrolle zu bringen, denn das gibt uns Sicherheit. Dabei vergessen wir gerne, dass man eben nicht alles unter Kontrolle bringen kann. Schon gar nicht im gesundheitlichen Bereich und auch dann nicht, wenn man sein Leben lang gesund gelebt und nie geraucht hat, keinen Alkohol getrunken und Sport getrieben hat. Eine meiner Patientinnen, bei der sämtliche »klassische Risikofaktoren« schlicht nicht vorhanden waren, sagte während eines Gesprächs denn auch zu mir: »*Und ausgerechnet ich kriege Krebs, das will einfach nicht rein in meinen Kopf, wo ich doch alles richtig gemacht habe.*«

Manchmal bekommen auch Patienten ein Rezidiv, die nach der Ersterkrankung ihr Leben umgestellt haben – hin zu mehr Selbstfürsorge und Achtsamkeit, die sich sportlich betätigen, bewusst und gesund ernähren, kreativ sind und vieles mehr. Wie wir gesehen haben, lässt sich dadurch die Lebensqualität und bei vielen Krebsarten auch die Prognose deutlich verbessern. Insofern ist eine Lifestyle-Änderung durchaus angeraten.

Aber: Ein Restrisiko bleibt. Das Leben ist endlich, für alle Menschen. Man kann nicht mehr tun, als Verantwortung für sein Leben zu übernehmen, für sich selbst gut zu sorgen und auf seinen Körper und seine Gefühle zu hören. Tun wir das, haben wir uns nichts vorzuwerfen. Mehr Möglichkeiten haben wir leider nicht. Genau wie bei dem Löwendompteur bleibt ein Restrisiko, mit dem er leben muss.

Schwierig wird es, wenn man sich zu sehr darauf verlässt, dass man Kontrolle hat. Ich habe erlebt, wie verzweifelt Patienten waren, wenn die Krankheit trotzdem zurückkam: trotz erfolgreicher Chemo- oder Strahlentherapie, trotz einer Lebensumstellung, trotz, trotz, trotz. Sie haben in diesem Moment nicht gesehen, wie sehr es ihnen geholfen hat, die Krankheit gut zu bewältigen indem sie aktiv waren. Sie haben nur ihr Scheitern gesehen. Sie hatten Angst davor, von anderen als Versager bezeichnet zu werden, oder haben sich schuldig gefühlt. Dafür gibt es keinen Grund. Wir alle sollten uns klarmachen, dass es keine absolute Sicherheit gibt und wir nicht alles kontrollieren können.

Den Krebs zu »besiegen« kann auch heißen, aus der Schockstarre gleich nach der Diagnose herauszukommen, das Auftreten der Erkrankung zu akzeptieren und die dadurch frei gewordenen Kräfte zu nutzen, um zu einer neuen Normalität zu finden. Wieder zu Lebensfreude und Lebensqualität zu gelangen, sich seinen Ängsten zu stellen, ohne sich von ihnen unterkriegen zu lassen. Die Prognose im Blick zu haben, trotzdem in der Gegenwart zu bleiben und das Leben jeden Tag neu anzugehen. Jeder Moment, in dem man mit Freude etwas tut, im Garten arbeitet, mit einem Freund einen Spaziergang macht, ein schön angerichtetes Essen verspeist oder auch nur vom Bett aus einen Vogel beobachtet oder die Wolkenstimmung am Himmel, ist ein Sieg über den Krebs. Denn in diesem Moment hat das Leben gewonnen.

Teil IV

Aktiv gegen Fatigue und verschiedene Tumorarten – eine Zusammenfassung

10 Fatigue

Sie erinnern sich: Gleich zu Anfang dieses Buchs ging es um das Problem Fatigue, unter dem ein Großteil der Krebspatienten leidet. Die Sensibilität für dieses eigenständige Krankheitsbild ist weder bei den Betroffenen noch bei den behandelnden Ärzten ausreichend vorhanden. Wird eine Fatigue festgestellt, sollte so früh wie möglich – also bereits während der Primärtherapie – mit einer Behandlung begonnen werden.

Meist erfolgt die entsprechende Diagnostik allerdings eher spät. Deshalb empfiehlt die amerikanische Krebsgesellschaft NCCN regelmäßige Kontrollgespräche mit den behandelnden Ärzten: Falls Sie unter entsprechenden Symptomen leiden, halten Sie damit nicht hinter dem Berg. Seien Sie offen, fragen Sie Ihren Arzt gezielt nach Fragebögen, die klären helfen, ob Sie an einer Fatigue leiden.

Falls ja, sollten Sie sich nicht mit einem kurzen »Aufklärungsgespräch« zufriedengeben. Das ist viel zu wenig und wird der Erkrankung nicht gerecht, denn sie kann Ihr Leben langfristig beeinträchtigen. Fragen Sie Ihren Arzt nach psychologischer Unterstützung, idealerweise nach einem Therapeuten mit psychoonkologischer Ausbildung.

Einen generell geltenden Therapieansatz mit entsprechenden Leitlinien für Patienten, die an Fatigue leiden, gibt es nicht. Muss es auch nicht geben, denn die Behandlung richtet sich ganz nach den persönlichen Problemen und der speziellen Situation des Patienten. Insofern kann hier auch nur ein Überblick über die verschiedenen Möglichkeiten gegeben werden, die je nach Symptomatik individuell kombiniert werden können.

Psychotherapeutische Verfahren

Die Ähnlichkeiten der Beschwerden bei Fatigue und Depressionen im klassischen Sinne haben Forscher veranlasst, auch Fatigue-Patienten mit Antidepressiva zu behandeln. Die bisherigen Versuche mit diesen Medikamenten haben allerdings zu keinen messbaren Erfolgen geführt.[1]

Vielversprechender sind hier psychotherapeutische Verfahren, vor allem verhaltenstherapeutische Maßnahmen in Einzel- oder Gruppengesprächen. Sie sollen dem Patienten helfen, sich selbst zu helfen. Das heißt, die Therapeuten machen die Betroffenen mit Methoden vertraut, die es ihnen ermöglichen, die psychischen Beschwerden zu überwinden oder abzumildern.

In verschiedenen Studien konnte gezeigt werden, dass dieser verhaltenstherapeutische Ansatz die kognitiv-mentale Fatigue-Symptomatik deutlich verbessern kann.[2] Durch die Behandlung war es möglich, die typischen Symptome wie Mattigkeit, depressive Gedanken, Schlafprobleme, Motivations- und Konzentrationsschwierigkeiten nicht nur akut zu lindern, sondern im weiteren Krankheitsverlauf ein Wiederauftreten zu verhindern. Als ähnlich hilfreich für den Umgang der Patienten mit den gängigsten Symptomen erwiesen sich internetbasierte Lernprogramme, die Informationen zu Fatigue, körperlicher Aktivität, gesundem Schlaf und gesunder Ernährung sowie praktische Übungen zu den einzelnen Themengebieten enthielten.[3]

Das zeigt einmal mehr, wie wichtig eine ausreichende Aufklärung und vor allem weitergehende Informationen sind, denn es ist sehr quälend, wenn man unter schwerwiegenden Symptomen leidet, für die man selbst und teils nicht einmal die Ärzte eine Erklärung haben. Wenn Patienten und behandelnde Ärzte sich der Diagnose Fatigue bewusst sind, ist dies ein erster Schritt in Richtung erfolgreiche Behandlung.

Deshalb noch einmal der Rat, sich in jedem Fall den Ärzten zu öffnen und die Symptome offen zu schildern. Auf keinen Fall sollten Sie Ihre Probleme verschweigen, aus dem Gefühl heraus, Sie seien willensschwach, weinerlich oder gar gescheitert!

Fast alle Krebspatienten haben mit dieser Problematik zu kämpfen, es liegt nicht an Ihnen und Ihrer Art, mit dem Krebs umzugehen.

Neben den seelischen Auswirkungen leiden Patienten vor allem unter der Veränderung ihrer Aufmerksamkeits-, Konzentrations- und Merkfähigkeit. Gerade für vormals geistig sehr aktive Menschen ist das in erheblichem Maße irritierend, sie ziehen sich häufig aus dem sozialen Leben zurück. Auch hier gilt, dass eine individuelle Beratung und psychoonkologische Begleitung helfen kann, die Gründe für die Einschränkungen in den verschiedenen Bereichen des täglichen Lebens zu verstehen und durch gesprächs- oder verhaltenstherapeutische Ansätze zu mindern. Führt dies nicht zum Erfolg, kann je nach Lebenssituation des Patienten eine gut strukturierte Tages- und Wochengestaltung, die der verminderten körperlichen und intellektuellen Leistungsfähigkeit Rechnung trägt, zumindest zur Besserung der Beschwerden beitragen. Dazu ist es sicherlich sinnvoll, die Angehörigen des Patienten bzw. sein soziales Umfeld miteinzubeziehen.

Sport und körperliche Aktivität

Verschiedene Untersuchungen beschreiben positive Auswirkungen von körperlicher Aktivität auf physische und psychische Fatigue-Beschwerden. Der Wissenschaftler Timothy Puetz fasste die Ergebnisse von sieben Studien mit insgesamt 4900 Krebspatienten zusammen und stellte fest, dass moderate körperliche Betätigung die Symptome um über 60 Prozent im Vergleich zu inaktiven Patienten reduzierte. Der Effekt war umso stärker, je früher mit dem Training begonnen wurde. Eine Erkenntnis, die abermals belegt, wie wichtig eine frühzeitige Diagnostik bei Fatigue ist.

Die Untersuchungen zeigten auch, dass Patienten, bei denen die Symptome noch nicht so stark ausgeprägt waren und die sehr aktiv trainierten, besonders profitierten. Die Wissenschaftler gelangten daher zu der Überzeugung, dass das Bewegungsprogramm über einen längeren Zeitraum kontinuierlich durchgeführt werden sollte.[4] Zu einem ähnlichen Ergebnis kam eine andere Forschergruppe: In ihrer Meta-Analyse beschrieben sie, dass leistungsgerechtes, nicht übertriebenes, aber beständiges Training zu einer Reduzierung der Symptome um mehr als 40 Prozent führte.[5]

Wir wären nicht in der Wissenschaft unterwegs, wenn es nicht auch Untersuchungen gäbe, die das Gegenteil nahelegen ... In einem Vergleich von 77 Studien wurden die Auswirkungen verschiedener Behandlungsstrategien auf die Fatigue-Symptomatik überprüft. Mit dem Ergebnis, dass Sport nicht in allen Studien am besten wegkam. Teils zeigten Entspannungsübungen und verhaltenstherapeutische Maßnahmen die weitaus besseren Erfolge.[6]

Sie sehen, die Wissenschaft ist nicht immer eindeutig – aber schließlich sind auch nicht alle Patienten gleich. Das Trainingsprogramm und die Behandlung der Symptome müssen individuell gestaltet werden. Meine Erfahrung als praktizierender Arzt deckt sich allerdings mit den Beobachtungen vieler Kollegen, dass Sport und körperliche Aktivität die Lebensqualität der Patienten in dieser für sie schwierigen Situation verbessern helfen. Und bei einer verbesserten Lebensqualität ist das Beschwerdebild allgemein geringer ausgeprägt. Insofern kann Sport also nicht schaden.

Ein gutes Maß für Aktivität ist die von der amerikanischen Gesellschaft für Sportmedizin empfohlene »Dosis« von 150 Minuten Bewegung pro Woche. Damit erreicht man in aller Regel 9 bis 18 MET-h, also einen Aktivitätsgrad, der nachweislich auch die Prognose häufiger Krebserkrankungen verbessert. Beginnen kann man – ohne größere Herz- und Kreislaufuntersuchungen durchlaufen zu haben – mit einfachem Gehen oder Nordic Walking. Das Schöne an diesem Training ist, dass man draußen an der (hoffentlich) frischen Luft ist, dass man sich dabei unterhalten und vielleicht neue Kontakte knüpfen kann. Das beugt der sozialen Isolation vor.

Darüber hinaus sollte man durch gezieltes Training dem Muskelabbau entgegenwirken. Dabei geht es nicht nur darum, nach einer vielleicht längeren Phase der erzwungenen Inaktivität (z. B. wegen eines Krankenhausaufenthalts) die bereits geschwundene Muskulatur wieder zu stärken. Je nach Art der Krebserkrankung und anschließender Behandlung kann man so spezifischen Beschwerden vorbeugen: etwa einer Beckenbodenschwäche und damit verbundenen Problemen beim Halten von Urin und Stuhl. Es ist sicher für jeden nachvollziehbar, dass Schwierigkeiten mit diesen wichtigen Körperfunktionen massive Auswirkungen auch auf die Psyche haben. Ist das seelische Gleichgewicht aus dem Tritt, wiegen auch die Fatigue-Symptome schwerer.

Alternative Methoden

Gibt es neben körperlicher Aktivität und verhaltenstherapeutischen Maßnahmen noch weitere Möglichkeiten, Fatigue entgegenzuwirken? Wie ich bereits erwähnt habe, könnte auch Entspannungstraining hilfreich sein.[7] Bei Patienten mit chemotherapeutischer Übelkeit und Erbrechen wurde dies bereits erfolgreich angewendet.

Bei Fatigue belegt aber bislang nur eine Studie eine kurzfristige Verbesserung der Symptome. In einer kleinen Studie aus Südkorea wurden Patienten mit Stammzellentransplantation per Tonbandaufnahme angehalten, 30 Minuten etwas Gymnastik und danach entspannende Atemübungen zu absolvieren. Das Ergebnis war eine deutliche Verbesserung verschiedener Aspekte der Fatigue-Beschwerden.[8] Auch ein Gesprächsprogramm, das mit entsprechend geschulten Pflegern in zwei Studien kurz nach der Chemotherapie durchgeführt wurde, besserte die Beschwerden. Das Programm heißt »Psychoeducation« und könnte frei mit »Information und Zuwendung« übersetzt werden.[9]

Aus meiner eigenen Erfahrung rate ich, dass Sie Entspannungstechniken nicht nur bei Übelkeit und Erbrechen, sondern auch bei Fatigue auszuprobieren. Geeignete Entspannungsübungen wären beispielsweise Yoga, Tai-Chi, autogenes Training oder Progressive Muskelentspannung. Untersucht wurden in der südkoreanischen Studie auch entspannende Atemübungen als erfolgreiche Methode. Solche Übungen helfen definitiv dabei, herunterzukommen, das Gedankenkarussell im Kopf eine Zeit lang anzuhalten und Ruhe zu finden, wobei jeder Patient selbst entscheiden muss und kann, welche Technik für ihn/sie am geeignetsten ist.

Im Vergleich zur Teilnahme an einem Programm wie »Psychoeducation« gibt es noch einen entscheidenden Vorteil: Entspannungsübungen kann man als Patient alleine durchführen – sofern man in seinem Leben einen Platz dafür einräumt. Also seinen Lebensstil im Zweifelsfall ein kleines bisschen ändert!

Andere Möglichkeiten, das komplexe Fatigue-Syndrom zu behandeln, untersuchte die Forschergruppe um Timothy Puetz am National Institute of Health in Maryland, USA. In einer Meta-Analyse gingen sie der Frage nach, welchen Effekt eine »handwerkliche« Tätigkeit auf Patienten mit seelischen Problemen hat. Unter Anleitung von Therapeuten wagten die Studienteilnehmer einen Ausflug ins Kunsthandwerk. Die manuelle und gleichzeitig geistig anspruchsvolle Arbeit verminderte klassische Angststörungen und Depressionen und verbesserte die Lebensqualität der Betroffenen. Krebsbegleitende Fatigue-Beschwerden wurden interessanterweise nicht vermindert. Und nach dem Ende der konkreten Arbeitsphase unter Anleitung kamen auch Ängste und Depressionen leider wieder zurück.[10]

Entmutigen lassen sollte man sich davon dennoch nicht. Wer weiß, vielleicht entdecken Sie im Rahmen einer solchen Therapie Ihre künstlerische Ader und machen auch ohne Anleitung weiter. Eine kreative Beschäftigung lenkt ab, sie fordert verschiedene Bereiche (Hand und Hirn) – und allein die Tatsache, dass sich das Lebensgefühl der Studienteilnehmer zumindest eine Zeit lang verbessert hat, spricht dafür, einen Versuch zu wagen.

Falls körperliche Aktivität, Entspannungsübungen oder psychoonkologische Therapien nicht wirklich helfen, können die behandelnden Ärzte versuchen, medikamentös gegenzusteuern. Die Ergebnisse der verschiedenen Studien hierzu sind nicht eindeutig, sodass diese Therapieoption ebenfalls nicht für alle Betroffenen das erste Mittel der Wahl sein dürfte. Interessanterweise zeigte sich in verschiedenen Studien, die aber meist wenig Patienten umfassten, dass Akupunktur und auch Akupressur die typischen Beschwerden während und nach Chemotherapie verbesserten. Ein eindeutiger Effekt dieser Methoden speziell bei Fatigue war nicht sicher feststellbar, weil auch die Qualität der Untersuchungen nicht besonders gut war.[11] Kürzlich konnten chinesische Forscher anhand von zehn Studien mit insgesamt 750 Patienten zeigen, dass sich die Beschwerden nach Gabe traditioneller naturheilkundlicher Mittel, die die Autoren als »Chinese herbal medicine« definierten, besserten.[12] Um daraus fundiert Rückschlüsse ziehen zu können, bedarf es allerdings weiterer Untersuchungen an großen Patientengruppen.

Zusammenfassend lässt sich zur Behandlung des sehr komplexen Krankheitsbildes Fatigue feststellen:

Fatigue ist für viele Tumorpatienten ein relevantes Problem, insbesondere, wenn sie eine anstrengende Chemo- und/oder Strahlentherapie erhalten.

Wenn man sich der Erkrankung bewusst ist und seine Beschwerden mit den behandelnden Ärzten bespricht, ist ein erster Schritt in Richtung Besserung schon getan.

Die Therapie muss sehr individuell gestaltet, der Erfolg der Behandlung in regelmäßigen Abständen kontrolliert werden.

Psychotherapeutische Unterstützung, körperliche Aktivität, aber auch Entspannungsübungen wie Yoga, Meditation etc. sind sehr gute Strategien, um die Beschwerden zu verringern.

Bei der Bewältigung der schwierigen Lebensphase ist ein mitfühlender Partner, der in die Behandlung miteinbezogen wird, von großem Wert.

Machen wir zum Abschluss noch einmal einen großen Sprung zurück zu Herrn B. Die Operation seines Narbenbruchs verlief ohne Komplikationen. Während des stationären Aufenthalts aber fiel mir und anderen Mitarbeitern immer wieder auf, wie »lätschert« er im Bett lag. Auch die Physiotherapeutin verzweifelte an ihm. Im Abschlussgespräch machte ich ihn nochmals auf seine Fatigue-Beschwerden aufmerksam. Ich riet ihm, sich zu bewegen und irgendeinen Sport seiner Wahl zu betreiben, denn alle Laborwerte waren in Ordnung. Es gab medikamentös also keinen Therapieansatz.

Er erwiderte, er habe noch nie sehr gerne Sport gemacht, selbst als Schüler sei er eher unsportlich gewesen. Er war wirklich ein hoffnungsloser Fall – bis ich ihn nach seinen Hobbys fragte. Herr B. sagte mir, er habe keine Hobbys. Aber bevor ich nun endgültig die Flinte ins Korn werfen konnte, ergänzte er: »Mei, früher, da haben wir ein Haus am Stadtrand mit Garten gehabt. Jetzt wohnen wir mittendrin … Die Arbeit im Garten, die fehlt mir schon. Und an einen Schrebergarten kommt man ja gar nicht erst ran.«

Ein Ansatzpunkt, immerhin! Ich fragte ihn, ob er schon einmal etwas von »urban gardening« gehört habe. In vielen Städten werden zunehmend Freiflächen genutzt, um darauf Obst, Gemüse und Blumen anzupflanzen. Leute aus den jeweiligen Vierteln kümmern sich unter Anleitung darum. Ich schlug ihm vor (und vorsichtshalber auch seiner Frau), sich über die verschiedenen Möglichkeiten und Gruppen zu informieren.

Der Vorteil, den ich für ihn sah, war gleich ein dreifacher: »Garteln« bedeutet Bewegung an der frischen Luft, die Produkte wie Gemüse und Obst müssen natürlich auch geerntet und anschließend gegessen werden, und man ist mit Gleichgesinnten zu-

sammen. Ein guter Weg, um Bewegung, gesunde Ernährung und Sozialkontakte zu kombinieren.

Als Herr B. Monate später noch einmal in meine Sprechstunde kam, berichtete er mir freudestrahlend, dass er die »Gartenguerilleros« in seinem Stadtbezirk schon kontaktiert und einen »Pflanzevent« besucht habe. Seine Hausärztin erzählte mir vor Kurzem, dass es ihm deutlich besser gehe und er sich aktiv in die ungewöhnliche »Gartel-Gemeinschaft« einbringen würde.

11 Aktiv gegen Brustkrebs

Ein wesentlicher Schritt in Richtung Gesundheit ist *immer* die Stabilisierung des Gewichts – das gilt vor einer Erkrankung und in besonderem Maße danach. (Was unter einem »gesunden Gewicht« zu verstehen ist, entnehmen Sie bitte der Tabelle 9.) Ein Großteil der hier bereits vorgestellten Studien zeigt eindeutig, dass Übergewicht oder Adipositas (dieser Fachausdruck hört sich einfach besser an als »Fettsucht«) nicht nur das Risiko für eine Brustkrebserkrankung deutlich erhöht, sondern dass es auch den Krankheitsverlauf negativ beeinflusst. Übergewichtige Patientinnen haben interessanterweise zudem ein ungünstigeres Tumorstadium, das heißt, die Lymphknoten in der Achselhöhle sind häufiger von Tumoren befallen. Hinzu kommt ein deutlich gestiegenes Risiko für ein Rezidiv, also für ein Wiederauftreten des Krebses.

Eine Gewichtszunahme *während* des Krankheitsverlaufs hat ebenfalls negative Auswirkungen. In einer Studie wurde festgestellt, dass sich bei Frauen, deren BMI um zwei Einheiten anstieg (also zum Beispiel von 24 auf 26), die Gefahr eines neuerlichen Auftretens des Tumors (Rezidiv) um 40 Prozent erhöhte. Bei einem Anstieg des BMI um mehr als zwei Einheiten lag die Wahrscheinlichkeit eines Rezidivs um 53 Prozent höher als bei Patientinnen, die ihr Gewicht halten konnten.[1]

Um die Prognose nicht zu verschlechtern, geht es also nicht nur darum, abzunehmen, sondern eine Gewichtszunahme während der Therapie zu verhindern. Ein zu hohes Gewicht beeinflusst nicht nur die Prognose, sondern belastet auch das Herz-Kreislauf-System.

Eine Gewichtszunahme zu verhindern ist mitunter gar nicht

so einfach. Tatsächlich weiß man seit über zehn Jahren, dass spezifische Chemo- und hormonale Therapien eine Zunahme des Fettgewebes auslösen, ohne dass das Muskelgewebe anteilig zunehmen würde.[2] Frauen, die eine solche Therapie erhalten, sollten daher nicht nur versuchen, ihr Gewicht zu stabilisieren, sondern durch Bewegung, Sport und Krafttraining den Anteil an Muskelgewebe gezielt zu erhöhen.[3]

Selbst wenn es nicht immer auf Anhieb gelingt, das sogenannte Idealgewicht zu erreichen, sollte man *nach* der primären Therapie zumindest einen entsprechenden Versuch unternehmen. Diätprogramme sind nach individueller Beratung (bitte nicht auf eigene Faust, sondern nach Rücksprache mit Ihrem Arzt!) gut und sicher durchzuführen. Sie sind immer dann besonders erfolgreich, wenn die Gewichtsreduktion mit körperlicher Aktivität und einer generellen Veränderung des Lebensstils einhergeht. Eigentlich eine Binsenweisheit – oder ist es Ihnen schon einmal gelungen, nach einer »Crash-Diät« im Frühjahr dauerhaft »abzuspecken«? Es kommt immer darauf an, die Ernährung dauerhaft anzupassen und sich zu bewegen.

Bereits eine Gewichtsabnahme um 5 bis 10 Prozent, verteilt auf ein Jahr nach Diagnosestellung (in der Regel also nach der Chemo- und/oder Strahlentherapie), verbessert die generelle Gesundheit. Die Fettwerte und die gefährlichen Insulinkonzentrationen wie auch die Östrogen- und Entzündungswerte im Blut normalisieren sich, was allemal ein gutes Zeichen ist.[4] Und nicht nur das! Eine Gewichtsabnahme erhöht die Lebensqualität, lindert das Fatigue-Syndrom und Depressionen. Das Körpergefühl wird besser, Gelenkschmerzen nehmen ab, und sogar Lymphödeme an den Armen der vom Krebs betroffenen Seite bilden sich schneller zurück.[5]

Aber bitte nicht hudeln, wie der Bayer sagt! Sie erinnern sich: *Während* der Chemotherapie ist das vordringliche Ziel, dass Sie Ihr Gewicht stabilisieren. Erst wenn Sie die Chemo- oder hormonelle Therapie gut überstanden haben, gilt es, aktiv zu werden und Ihr Gewicht zu reduzieren. Es ist sehr sinnvoll, sich dabei von entsprechenden Experten beraten und begleiten zu lassen. Und zwar über einen längeren Zeitraum, sonst schlägt der sogenannte Jo-Jo-Effekt zu.

Ein Gewichtsverlust aber, ohne dass dem eine entsprechende Diät vorangegangen wäre, kann ein Alarmsignal sein. Die Ursachen dafür sollten unbedingt abgeklärt werden. Es wäre fatal, wenn ein solcher Gewichtsverlust positiv interpretiert würde – und doch nur ein indirektes Zeichen für einen sich wieder entwickelnden Tumor wäre.

Ernährungsumstellung

Eine ganze Reihe von Studien beschäftigt sich mit der relevanten Frage, wie wir uns ernähren sollten, um gesund zu leben und Krebs zu vermeiden. In einer großen europäischen Untersuchung wurden etwa 400 000 Teilnehmer über acht Jahre hinweg immer wieder zu ihren Ernährungsgewohnheiten befragt und nachbeobachtet. Es zeigte sich, dass in südlichen Ländern wie Italien, Spanien und auch Frankreich deutlich mehr Gemüse und Obst gegessen wird als in nördlichen Ländern – die vielfach erwähnte »mediterrane Diät«. Die deutschen Teilnehmer der Studie aßen im Durchschnitt 328 g Obst und Gemüse und somit ein Drittel weniger als die Südeuropäer. Immerhin standen Gemüse und Obst nahezu in gleichen Teilen auf dem deutschen Speiseplan. In den südlichen Ländern wird hauptsächlich Obst der Vorzug gegeben.

Es zeigte sich aber, dass Teilnehmer, die insbesondere viel Gemüse zu sich nahmen, etwas seltener an einem bösartigen Tumor erkrankten. Besonders auffällig war der Zusammenhang von gemüsereicher Ernährung und Krebs bei Frauen.[6]

In einer Untersuchung aus dem Jahr 2007 erkrankten Frauen, die überdurchschnittlich viel Gemüse und Obst zu sich nahmen, seltener an Brustkrebs als diejenigen, die sich fettreich ernährten und viel rotes Fleisch auf ihrem Speisezettel hatten. Eine solche fettreiche Diät mit hohem Fleisch- und geringem

Anteil an frischem Gemüse und Obst bezeichnet man als »westliche Diät«, da dieses Ernährungsmuster häufig in Ländern der westlichen Hemisphäre vorzufinden ist.[7]

Ein wesentlicher Unterschied zwischen einer »mediterranen« und einer »westlichen« Diät ist der Anteil an Fett, insbesondere an gesättigten tierischen Fette. In den USA wurden dazu zwei Studien durchgeführt, die den Zusammenhang von Brustkrebs und Fettanteil in der Ernährung untersuchten. Beide kamen interessanterweise zu durchaus unterschiedlichen Ergebnissen. In der bereits erwähnten WIN-Studie wurden zwei Gruppen gebildet. Die eine Gruppe von Brustkrebspatientinnen änderte ihre Ernährungsweise nicht, die andere versuchte, den Fettanteil in der Ernährung zu reduzieren und mehr Obst und Gemüse zu essen.

Das Ergebnis war nicht ganz so eindeutig, wie erhofft. Zwar zeigte sich, dass bei den Patientinnen, die ihre Ernährung verändert hatten, das Risiko eines Rezidivs um 24 Prozent niedriger war; doch hatten diese Patientinnen aufgrund der Umstellung auch abgenommen.[8] Es lässt sich, wie schon beschrieben, also nicht eindeutig belegen, ob das positive Ergebnis von der Gewichtsabnahme oder der Nahrungsumstellung herrührt.

In der ebenfalls schon erwähnten WHEL-Studie aus den USA konnten die positiven Ergebnisse zunächst nur für eine kleine Gruppe von Brustkrebspatientinnen bestätigt werden.[9] Hier profitierten zunächst nur solche Patientinnen von der gemüse- und obstreichen Kost, wenn sie noch ausreichend hohe Östrogenspiegel im Blut hatten, also noch nicht in den Wechseljahren waren.[10] Allerdings wurden die Patientinnen weiter beobachtet. Und zwei Jahre später stellten die Wissenschaftler fest, dass bei Frauen, die bereits vor der Diagnose und auch weiterhin viel »buntes« Gemüse (z. B. Karotten, Zucchini, Paprika mit einem hohen Carotin-Gehalt) aßen, das Risiko eines neuerlichen Auftretens des Krebses deutlich gesenkt werden konnte.[11] Also bringt speziell Gemüse und in geringerem Maße auch Obst doch Vorteile.

Die Patientinnen der WIN-Studie wurden ebenfalls weiter

beobachtet. Nach fast 20 Jahren zeigte sich, dass jene Patientinnen, die zunächst den Fettanteil in ihrer Ernährung reduziert (auf nur 15 Prozent der Gesamt-Energiezufuhr) und dies auch beibehalten hatten, ihr Gewicht und damit ihren BMI im Vergleich zur Kontrollgruppe nachhaltig senken konnten. Die Gefahr eines Rezidivs lag bei dieser Gruppe um 24 Prozent niedriger, die Überlebensrate von Patientinnen mit hormonunabhängigem Brustkrebs war um über 50 Prozent höher.[12] Eine gesunde Ernährungsweise mit viel Gemüse, Obst und Vollkornprodukten, wenig Zucker, Fleisch und tierischen Fetten schützte die Frauen auch vor Herz-, Kreislauf- und Stoffwechselerkrankungen.[13] Bedenkt man, dass nicht nur Krebs, sondern auch diese Zivilisationskrankheiten tödlich verlaufen können, ist das eine wichtige Botschaft. Der Speiseplan sollte diesen Ergebnissen Rechnung tragen, denn letztlich ist es unerheblich, ob nun die mediterrane Diät an sich oder die Gewichtsabnahme indirekt den Verlauf der Erkrankung positiv verändert.

Vitamin D

Im Kapitel über Ernährung habe ich bereits ausführlich dargelegt, dass eine zusätzliche Einnahme von Mikronährstoffen und Vitaminen nicht notwendig ist, sofern man sich ausgewogen ernährt. Lediglich bei zu niedrigen Konzentrationen von Vitaminen und Nährstoffen im Blut ist eine entsprechende Substitution sicherlich sinnvoll.

Tatsächlich liegt bei 76 Prozent der Brustkrebserkrankten ein Mangel an Vitamin D vor, obwohl sich die Frauen in aller Regel normal ernähren können.[14] Bei jenen, die die Wechseljahre bereits hinter sich haben, war der Mangel besonders ausgeprägt.

Vitamin-D-Mangel ist nichts Brustkrebsspezifisches. An die 70 Prozent aller Krebspatienten und auch viele Gesunde sind davon betroffen.[15] Vitamin-D-Mangel erhöht das Risiko für Dickdarm- und Eierstockkrebs sowie für Tumore der Harnblase und im besonderen Maße für Brustkrebs.[16]

Laut einer kanadischen Untersuchung haben Patientinnen mit einem Vitamin-D-Mangel häufig einen besonders aggressiven und schnell fortschreitenden Brustkrebs. Am Mount Sinai Hospital in Toronto wurde der Krankheitsverlauf von etwa 600 Frauen mit Brustkrebs über zwölf Jahre verfolgt. Bei Diagnosestellung hatte etwa ein Drittel einen schweren Vitamin-D-Mangel, die meisten hatte zu niedrige Werte, und nur ein Viertel der Patientinnen hatte einen ausreichend hohen Vitamin-D-Spiegel. Am Ende des Beobachtungszeitraums waren 83 Prozent der Frauen, die ausreichend mit Vitamin D behandelt worden waren, metastasenfrei und lebten. Demgegenüber war der Krankheitsverlauf bei Patientinnen mit weiter bestehender niedriger Vitamin D-Konzentration im Blut deutlich schlechter. Das Risiko, Metastasen zu entwickeln und/oder an der Tumorerkrankung zu versterben, war bei ihnen um 71 bzw. 60 Prozent erhöht. Die Autoren kamen daher zu dem Schluss, dass ein niedriger Vitamin-D-Spiegel auch die Prognose von Brustkrebs verschlechtert.[17]

Eine aktuelle Meta-Analyse bestätigte die Ergebnisse der kanadischen Studie. Bei der Analyse von fünf Studien mit 4400 Patientinnen zeigte sich, dass ein normaler Vitamin-D-Spiegel mit einer besseren Prognose verbunden war. Bei »bester Versorgung« mit diesem wichtigen Vitamin konnte das Sterblichkeitsrisiko um 44 Prozent gesenkt werden.[18]

Was aber ist mit »bester Versorgung« gemeint?

Laut einer Harvard-Studie liegt die »optimale« Vitamin-D-Konzentration im Blut – besonders bei Frauen nach den Wechseljahren – zwischen 27 und 35 ng/ml. Ein Mehr an Vitamin D bringt keinen weiteren positiven Effekt. Da auch die Chemo- und Strahlentherapie den Vitaminspiegel beeinflussen können, sollten Sie eine mögliche Angleichung gemeinsam mit Ihrem Hausarzt durchführen. Vor allem anthrazyklin- und taxanhaltige Chemotherapeutika können einen deutlichen Abfall des Vitamins verursachen und ein bereits bestehendes Defizit verstärken – mit den oben beschriebenen Risiken. Bei Patientinnen, die solche Mittel erhalten, gibt es Empfehlungen, die Vitaminkonzentration sogar auf 40 bis 60 ng/ml anzuheben.[19]

Die kontrollierte Gabe von Vitamin D kann nicht nur das Risiko für eine Erkrankung senken und deren Prognose verbessern, sie kann auch Nebenwirkungen der primären Therapie vermindern. Schleimhautentzündungen, Geschmacksstörungen, Gelenkschmerzen und das Fatigue-Syndrom können mit Vitamin D erfolgreich behandelt werden.[20] Und sollten Sie wegen Entkalkung und Knochenbrüchigkeit sogenannte Biphosphonate bekommen, ist ein normaler oder optimaler Vitamin-D-Spiegel essentiell. Bei einer zu geringen Konzentration im Blut ist die Biphosphonat-Therapie wirkungslos und sogar gefährlich! Sie sollten also im Vorfeld Ihren Vitamin-D-Spiegel bestimmen und gegebenenfalls durch Substitution auf etwa 40 bis 60 ng/ml anheben lassen. Aber bitte das Vitamin nicht selbst unkontrolliert einnehmen, sondern nur in Absprache mit Ihren Ärzten.

Selen

Bei über 50 Prozent der Brustkrebspatientinnen ist auch der Selen-Spiegel im Blut zu niedrig. Selen ist ein wichtiges, essentielles Spurenelement und hat in Enzymen (z. B. Glutathionperoxidase) die Aufgabe, Sauerstoffradikale zu entgiften. Die Messungen waren vor der Strahlentherapie durchgeführt worden. Am Ende der Therapie war die Selen-Konzentration weiter abgefallen, über 80 Prozent der Patientinnen wiesen sogar einen richtigen Selen-Mangel auf. Bei zwei Dritteln war dieser Mangel sogar als gravierend zu bezeichnen.

Nicht in allen Studien konnte festgestellt werden, dass Selen-Mangel mit einem erhöhten Risiko, an Brustkrebs zu erkranken, einhergeht. Gleichwohl konnte kürzlich eine Forschergruppe aus Teheran in einer Meta-Analyse mit 16 Studien und etwa 6000 Patientinnen zeigen, dass niedrige Selen-Werte im Blut tatsächlich mit einem erhöhten Brustkrebsrisiko einhergehen.[21] Viel wichtiger jedoch ist die Tatsache, dass im Rahmen der Chemo- und Strahlentherapie Sauerstoffradikale entstehen und daher der Bedarf an Selen erhöht sein kann. Dennoch ist die Gabe von Selen während der Chemo- und Strahlentherapie umstritten, denn verschiedene Chemotherapeutika wie auch die energiereichen Strahlen schädigen den Tumor durch Radikalbildung. Selen, insbesondere wenn es in hohen Dosen substituiert wird, könnte diese tumorschädigenden Effekte möglicherweise schmälern oder abschwächen, was eindeutig kontraproduktiv wäre.

Gegen diese Annahme sprechen eine Reihe von Untersuchungen und Studien. Entsprechend dosiert, führt Selen zumindest in Tumorzellkulturen zu keiner Minderung der Tumorzellschäden durch Zytostatika.[22] Die gleichzeitige Gabe von Selen kann, im Gegenteil, sogar die Wirksamkeit verschiedener Chemotherapeutika erhöhen.[23]

In klinischen Studien verringerte Selen die Blutveränderungen und Beeinträchtigungen der Nierenfunktion, die durch die Chemotherapie hervorgerufen werden. Auch die Nebenwirkungen der Strahlentherapie werden durch Selen geringer, wobei dieses Ergebnis auf Studien von Patientinnen mit Gebärmutterkrebs beruht. Ebenfalls kann man Erschöpfung, Appetitlosigkeit und andere Beschwerden gut mit einer vernünftigen Substitution von Selen behandeln.

Wie bei Vitamin D sollte diese nicht unkontrolliert erfolgen, die Selen-Werte im Blut sollten engmaschig kontrolliert werden. Eine zu hohe Konzentration an Selen kann erhebliche Nebenwirkungen nach sich ziehen. Zeichen einer Vergiftung sind Haarausfall, Schwellungen der Haut, Nagelveränderungen bis hin zu Leber- und Nervenschäden. Ihre behandelnden Ärzte kennen die entsprechenden Obergrenzen und werden Sie richtig einstellen. Selen also bitte auf keinen Fall auf eigene Faust und ohne regelmäßige Kontrolle einnehmen.

Noch ein wichtiger Hinweis: Falls Sie parallel Vitamin C einnehmen, sollten Sie mindestens ein bis zwei Stunden zwischen der Einnahme der beiden Substanzen verstreichen lassen. Gleichzeitig eingenommen, verliert das Spurenelement Selen seine Wirkung.

Kombinierte Lebensstiländerung

Mit der richtigen Ernährung, einem normalen Gewicht und guten Vitamin-D- und Selen-Spiegeln im Blut lässt sich schon ein positiver Effekt auf den Krankheitsverlauf erzielen. Sie können aber noch mehr tun: Ein Forscherteam aus San Diego, USA untersuchte 1500 Patientinnen, im Durchschnitt 50 Jahre alt, die an einem Brustkrebs erkrankt und bereits leitliniengerecht behandelt worden waren. Die Frauen mussten verschiedene Aspekte der Lebensführung wie ihre Ernährung und körperliche Aktivität regelmäßig dokumentieren. Nach sieben Jahren Nachbeobachtung stellten die Forscher fest, dass Frauen, die »nur« viel Gemüse und Obst aßen, keine wesentliche Verbesserung der Prognose aufwiesen. Wenn sich die Patientinnen aber insgesamt mediterran ernährten und ihr Leben körperlich aktiv gestalteten, konnten sie ihre Prognose um etwa 50 Prozent verbessern. Interessanterweise konnten dieser überaus positive Effekt der *kombinierten Lebensstiländerung* auch bei übergewichtigen Frauen beobachtet werden (siehe Abb. 11).

Die körperliche Aktivität der Frauen entsprach dabei sechsmal pro Woche 30 Minuten gehen. Lassen Sie uns das auf der Basis der MET-Tabelle kurz hochrechnen. 6 × 30 Min. gehen = 6 × 1,5 MET-h = 9 MET-h/Woche. Diese 9 MET-h/Woche entsprechen genau dem Maß an körperlicher Aktivität, ab der für Brustkrebs (wie auch für andere Krebsarten) ein erster positiver Effekt auf die Prognose der Erkrankung zu erwarten ist.

Fazit:

Nur die Ernährung umzustellen oder nur auf körperliche Aktivität zu setzen bringt nicht die gleichen Vorteile wie die Kombination beider Lebensstiländerungen.

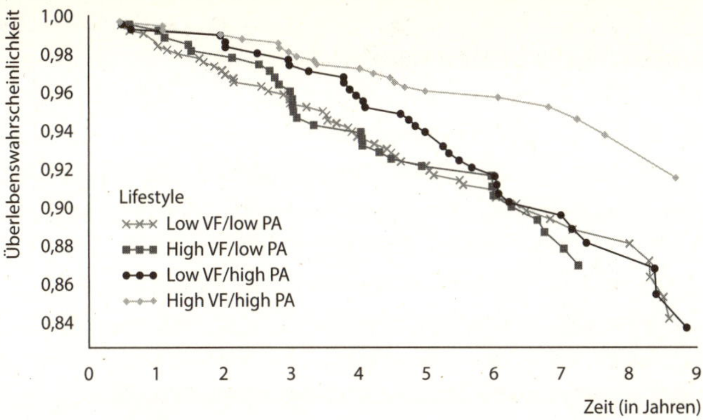

Low VF = wenig Obst und Gemüse
High VF = viel Obst und Gemüse
Low PA = geringe körperliche Aktivität
High PA = ausreichende körperliche Aktivität (9 MET-h/Woche)

Abb. 11: Einfluss von Ernährungsumstellung und körperlicher Aktivität auf die Prognose von Brustkrebs. Quelle: nach Pierce et al. 2007.

Zu keiner Krebserkrankung wurden so viele Studien zum Thema körperliche Aktivität durchgeführt wie zum Brustkrebs (siehe auch Kapitel 4: »Sportliche Aktivität bei einer Krebserkrankung« Abschnitt »Brustkrebs«). Dementsprechend hat die Arbeitsgemeinschaft der gynäkologischen Onkologie e.V. (AGO) in den sogenannten Leitlinien (die letzte Version vom Februar 2016 kann als PDF bei www.ago-online.de heruntergeladen werden) festgelegt, dass Patientinnen frühzeitig – also bereits während der Chemotherapie – mit Bewegung und Training anfangen sollten. Das Training sollte sich nicht nur auf Ausdauer beschränken, sondern auch ein moderates Krafttraining beinhalten[24] und zur Behandlung des Fatigue-Syndroms eingesetzt werden[25]. Leitlinien sind Behandlungsstandards, an die sich die Ärzte in aller Regel halten sollten, und die, je nach sogenanntem Empfehlungsgrad, auf der Auswertung wissenschaftlicher Studien basieren.[26] Die oben erwähnten Empfehlungen der AWMF zum Thema Bewegung haben den Empfehlungsgrad »A«, den höchsten also, und *sollen* so durchgeführt werden. (Die Notwendigkeit körperlicher Aktivität bei Brustkrebs sowie die wissenschaftlichen Grundlagen der Empfehlung habe ich ausführlich bereits im Kapitel »Ausruhen war gestern« dargestellt.)

Ziel des körperlichen Trainings bei Brustkrebs (wie im Grunde bei allen Tumorerkrankungen) ist ganz allgemein die Verbesserung

- der körperlichen Leistungs- und Funktionsfähigkeit,
- der Lebensqualität,
- der Fatigue-Beschwerden,
- der Prognose.

Das *Bewegungs- und Krafttraining* speziell bei Brustkrebspatientinnen sollte zusätzlich noch spezifische Probleme, die während und nach der Behandlung entstehen können, berücksichtigen. Diese sind

- Verminderung des gefürchteten Lymphödems,
- Vermeidung einer Fehl- und Schonhaltung,
- Ausgleich der Kraftunterschiede zwischen gesunder und behandelter Seite,
- Vorbeugung und Therapie von begleitender Osteoporose.

Wie man am besten sein Training – insbesondere das *Ausdauertraining* – gestaltet, konnten Sie den vorangegangenen Kapiteln bereits entnehmen. Schon ein Ausdauertraining von etwa 9 MET-h/Woche hat positive Auswirkungen auf die körperliche Leistungsfähigkeit, die Lebensqualität und die Prognose. Und je mehr frau trainiert und sich bewegt, umso größer ist der positive Effekt.

Welche Sportarten sind geeignet? Einfache Antwort: Vor allem die, *die Ihnen am meisten Spaß machen*. Häufig bevorzugen Frauen, insbesondere, wenn sie keine eindeutige Präferenz haben, zügiges Gehen, auf Neudeutsch auch als »Walking« bezeichnet. Diese Form der körperlichen Aktivität kann praktisch überall durchgeführt werden, bedarf keiner besonderen Ausrüstung und hat ein sehr geringes Verletzungsrisiko.

Da nach Operation und primärer Therapie auch auf die Beweglichkeit und Funktion der Schulter und des Arms besonderes Augenmerk gelegt werden sollte, hat sich ein Variante des »Walkings«, nämlich das »Nordic Walking«, sehr bewährt. Durch den Stockeinsatz wird die Muskulatur im Arm-, Schulter- und Brustbereich stimuliert, und die Funktionsfähigkeit des Schultergelenks bleibt erhalten.

»Nordic Walking« wird vielfach auch als »Gruppenevent« angeboten, besonders für Krebspatientinnen. Die moderate Intensität dieser sportlichen Aktivität gibt den Patientinnen die Möglichkeit, miteinander zu reden (ohne gleich aus der Puste zu kommen), und beugt so auch der Vereinsamung vor.

Schwimmen, speziell Unterwassergymnastik, ist ebenfalls sehr gut geeignet, da durch den Wasserwiderstand die kräftigenden Übungen langsam durchgeführt werden müssen. Gleichzeitig fördert der sanfte Wasserdruck auf den Körper und auf die Arme den Lymphabfluss. Schwimmen ist überhaupt eine ideale Sportart, die das MET-Konto schnell auf ein hohes Niveau hebt (eine Stunde Schwimmen = 8 MET, siehe Tabelle 1). In den meisten Fällen ist der Besuch des Schwimmbads schon früh nach der Operation möglich, sofern man seine Aktivität auf moderates Brust- oder Rückenschwimmen mit Beinantrieb (also angelegten Armen) beschränkt. Erst wenn die Beweglichkeit des Schultergürtels beschwerdefrei wiederhergestellt ist, kann frau vorsichtig versuchen zu kraulen.

Weitere geeignete Sportarten sind Radfahren, Wandern, Skilanglauf und Joggen – aber letztlich sollten Sie sich das heraussuchen, woran Sie am meisten Freude haben.

Wie lange und wie viel Sport Sie betreiben, ist letztlich Ihnen überlassen, wobei die MET-Tabelle eine gute Orientierung gibt, denn eine Überanstrengung sollten Sie vermeiden.

Genügt diese Art der Ausdaueraktivität allein?

In den letzten Jahren wurden mehrere Studien zur Bedeutung des Krafttrainings bei Brustkrebs durchgeführt. Eine wichtige Untersuchung wurde in Kanada von Courneya und seinen Mitarbeitern organisiert. Brustkrebspatientinnen wurden wie allgemein üblich chemotherapeutisch behandelt. Während dieses Behandlungszeitraums wurden sie in drei Gruppen eingeteilt: Die erste Gruppe sollte sich während der Chemotherapie schonen. Die beiden anderen Gruppen unterzogen sich einem gezielten Ausdauer- bzw. einem Krafttraining. Die Ergebnisse waren bemerkenswert. Bei Patientinnen beider Trainingsgruppen stieg das Selbstwertgefühl, das Fettgewebe schrumpfte, die Muskulatur stabilisierte sich und nahm zu, die allgemeine Fitness verbesserte sich. An die 90 Prozent der Patientinnen konnte die Chemotherapie erfolgreich beenden, während jene Frauen, die kein Trainingsprogramm durchlaufen hatten, die Therapie häufiger abbrachen. Da man davon ausgeht, dass ein messbarer Erfolg dieser belastenden Behandlung erst festzustellen ist, wenn 85 Prozent der Chemotherapiezyklen erfolgreich beendet werden, beantwortet sich die Frage nach dem Trainingsbeginn und der Effekt auf die Prognose eigentlich von selbst.[27]

Grundsätzlich hat sich das *dynamische Krafttraining,* das möglichst viele Muskelgruppen involviert, als besonders sinnvoll erwiesen. Die Intensität sollte wie beim Ausdauertraining moderat sein, die Belastungsintensität 60 bis 85 Prozent nicht übersteigen. Ich empfehle Ihnen, sich von einem Physiotherapeuten beraten zu lassen und nach entsprechender Einweisung vorsichtig die Übungen durchzuführen. Viele Programme zum Krafttraining lassen sich danach und bei entsprechender Einweisung gut im häuslichen Rahmen durchführen.

Gehen Sie insbesondere im Schulter-Arm-Bereich nicht bis zur Schmerzgrenze.[28] Sollten Sie dennoch Schmerzen verspüren oder der Arm dicker werden, reduzieren Sie ganz einfach die Intensität.

Entsprechend der Empfehlung beim Schwimmen sollten auch beim Krafttraining zunächst keine Zugübungen über dem

Kopf durchgeführt werden. Solche Übungen sollten grundsätzlich erst nach abgeschlossener Wundheilung und bei Beschwerdefreiheit begonnen werden, wobei ein leichtes Ziehen tolerabel erscheint.

Das Krafttraining sollte zwei- bis dreimal wöchentlich mit reduzierter Intensität Eingang in das allgemeine (Ausdauer-) Trainingsprogramm finden. Einen exemplarischen Trainingsplan finden Sie in der Tabelle 10 im folgenden Abschnitt.

Training bei Lymphödem und Metastasen

Das Lymphödem ist eine gefürchtete Komplikation nach Brustkrebsoperationen, weshalb man Patientinnen bislang riet, sich zu schonen. Die Bedenken, dass etwa durch Krafttraining die Entwicklung eines Lymphödems begünstigt werde oder sich ein bereits vorhandenes Ödem verschlimmern könnte, ließen sich durch verschiedene Untersuchungen ausräumen.

In einer Untersuchung an 140 Brustkrebspatientinnen mit Lymphödem an der betroffenen Seite zeigte sich, dass moderates Krafttraining mit Gewichten und kräftigenden Oberkörperübungen nicht zu einer negativen Veränderung führte. Im Gegenteil: Die Krafttrainingsgruppe hatte weniger Beschwerden im betroffenen Arm und mehr Kraft im Schulter-Oberkörper-Bereich. Die inaktiven Patientinnen hingegen litten doppelt so häufig an einer Verschlechterung des Ödems mit den entsprechenden Symptomen.[29] Wie Sie sehen, halten manche »lieb gewonnene« Vorstellungen und alte Empfehlungen einer kritischen Überprüfung nicht stand.

Gleichwohl ist es sinnvoll, insbesondere hinsichtlich der Wundheilung, nicht zu früh mit Sportarten zu beginnen, die einen Zug oder starke Vibrationen auf die (noch zu frische) Wunde ausüben. Zu diesen Sportarten gehören Volleyball, Handball, Basketball sowie Tennis, Squash und Badminton. Meiden Sie also auch »Kontaktsportarten« und solche, die ruckartige und reißende Bewegungen erfordern. Bei einem

Gerät	Dauer	Watt bzw. km/h	Herzfrequenz	Besonderheiten
Fahrradergometer	10 min	25–50 Watt		In der Regel bereits direkt nach der Operation möglich
Laufband	10 min	2,5–6,0 km/h (0–4 % Steigung)		
Handkurbelergometer	5–10 min	10–25 Watt (kurze Grifflänge)	50–70 % der maximalen Sauerstoffaufnahme	• Ab der 4. Woche nach der Operation aufgrund mobilisierender Komponente sinnvoll • Schmerzfreiheit sollte gegeben sein • Armlänge und Sitzhöhe so einstellen, dass kein Stress im Narbenbereich auftritt • Bei Vorliegen eines Ports reduzierte Bewegungsamplitude
Crosstrainer	5 min	15–25 Watt		• Ab der 4. Woche nach der Operation einsetzbar • Narbe sollte verheilt sein • Schmerzfreiheit sollte gegeben sein • Nur bei relativ gutem Leistungsstand möglich

Tab. 10: Beispiele eines strukturierten Krafttrainings bei Brustkrebspatientinnen. Quelle: Rank, Freiberger, Halle: Sporttherapie bei Krebserkrankungen. Stuttgart 2012.

bereits vorhandenen Lymphödem empfiehlt es sich, an der betroffenen Seite einen »Kompressionsstrumpf« über den Arm zu ziehen. Und wenn Sie sich unsicher sind, was Sie sich schon zutrauen sollen und können, besprechen Sie sich mit den behandelnden Ärzten.

Ärztlichen Rat sollten Sie ebenfalls einholen, wenn bei Ihnen Metastasen festgestellt wurden. Aufgrund der medizinischen Entwicklung können Frauen inzwischen auch mit einer fortgeschrittenen Brustkrebserkrankung mit einer guten Lebensqualität und aktiv weiterleben. Dazu bedarf es aber gut strukturierter unterstützender Maßnahmen (Stichwort »best supportive care«), damit Sie wirklich von den positiven Auswirkungen einer Bewegungstherapie profitieren.

In jedem Fall sollte jedwede körperliche Aktivität genau mit den behandelnden Ärzten abgesprochen werden. Bei Knochenmetastasen etwa ist die Gefahr von Knochenbrüchen hoch. Groß angelegte Studien gibt es zu diesem komplexen Thema noch nicht, wird es vielleicht nie geben. In einer kleineren Untersuchung zeigte sich, dass Bewegungsprogramme, die im häuslichen Rahmen durchgeführt wurden, die Fatigue-Problematik bei den Patientinnen deutlich besserten.[30] Die sportliche Aktivität beschränkte sich auf Kräftigungsübungen im Sitzen. In der Literatur finden sich Beschreibung von Einzelfällen, die nahelegen, dass solche Bewegungsprogramme auch bei Patienten mit Knochenmetastasen sicher durchführbar sind und zu einer Leistungssteigerung führen.[31]

Wie Sie wissen, sind der Erhalt und die Stabilisierung der Mobilität ganz entscheidend für eine gute Lebensqualität. »Ausruhen war gestern« gilt also – entsprechend reduziert – auch im fortgeschrittenen Stadium einer Krebserkrankung. Moderates Bewegungstraining und vorsichtige, gut strukturierte Kräftigungsübungen sind sinnvoll und machbar. Einschränkungen etwa durch Knochenmetastasen müssen dabei berücksichtigt werden, weshalb die Übungen unter ärztlicher oder physiotherapeutischer Kontrolle erfolgen sollten.

Der positive Effekt von Bewegung in dieser schwierigen Situation beschränkt sich aber nicht nur auf die Lebensqualität, sondern wirkt sich auch auf die Knochenstruktur des Skeletts aus. Gerade bei Patientinnen mit Metastasen verhindert körperliche Aktivität die Anfälligkeit der noch gesunden Knochen für Brüche. Die Entstehung oder das Fortschreiten einer Osteoporose kann durch Bewegung und Training verhindert bzw. gebremst werden. Wobei sich auch hier die Art und Intensität der Bewegung nach der Ausprägung des Knochenbefalls richten und sehr individuell gestaltet werden müssen.

12 Aktiv gegen Prostatakrebs

Die meisten Studien zu Ernährung und Prostatakrebs beschäftigen sich mit dem Erkrankungsrisiko. Da der Prostatakrebs der häufigste Tumor des älteren Mannes ist und häufig zunächst keine Beschwerden macht, ist es schwer zu entscheiden, ob ein gesunder Lebensstil den Prostatatumor verhindert oder das Wachstum so verlangsamt, dass der Tumor in einem frühen Stadium verharrt und eben keine Symptome zeitigt. Übergewicht und Adipositas (also ein BMI von über 30) sind Risikofaktoren, die uns von vielen anderen Krebserkrankungen bekannt sind, die aber einen besonders aggressiven Prostatakrebs begünstigen.

Kann eine Diät das Risiko einer Erkrankung reduzieren und im Fall der Fälle deren Verlauf positiv beeinflussen?

Es ist seit Langem bekannt, dass eine »westliche« Ernährung mit einem hohen Anteil an Fleischprodukten (rotes Fleisch) und tierischem Fett das Risiko, an einem Prostatatumor zu erkranken, erhöht.[1] Fett ist aber nicht gleich Fett! In einigen Studien zeigte sich, dass sich gesättigte Fettsäuren negativ, ungesättigte (z. B. Omega-3-Fettsäuren) dagegen eher positiv auf die Krankheit auswirken.[2]

Eine einfache Regel ist hier ganz hilfreich: Man sollte den Verzehr von *tierischen* Fetten reduzieren und mehr *pflanzliche* Fette wie Olivenöl oder Rapsöl zu sich nehmen, denn in einer Studie konnte nachgewiesen werden, dass eine fettarme Diät auch zu niedrigeren Entzündungswerten führt. Erhöhte Entzündungswerte gehen aber häufig mit einem Fortschreiten des Tumors einher.[3] Alternativ bietet sich eine Ernährung an, bei der Fisch als Eiweißquelle dient, denn Fisch ist reich an ungesättigten (Omega-3-)Fettsäuren. Die Kombination von Fisch und Tomatensauce reduziert übrigens ein Wiederauftreten des Prostatakrebses.[4] Ganz grundsätzlich können Obst und buntes, carotinreiches Gemüse, insbesondere Tomaten, ein Fortschreiten der Tumorerkrankung verhindern.[5] Da in einigen Untersuchungen aber die Patienten auch ihr Gewicht reduzieren konnten, bleibt unklar, inwieweit der positive Effekt eher der Ernährungsumstellung oder der Gewichtsreduktion geschuldet ist (siehe auch bei Brustkrebs).

Generell zeigt sich, dass eine Ernährungsumstellung mit Reduktion tierischer (gesättigter) Fette auch in Bezug auf Herz-Kreislauf- und Stoffwechselerkrankungen segensreich sein kann. Eine verbesserte Prognose nach Diätumstellung kann also direkt auf den Krankheitsverlauf Einfluss nehmen oder das Risiko, an einer Nebenerkrankung zu versterben, senken. Sie als Patient profitieren gleichsam doppelt: Mit entsprechender Ernährungsumstellung können Sie bei guter Lebensqualität die Primärkrankheit und etwaige Folgeerscheinungen besser überstehen.

Glücklicherweise lassen sich männliche Patienten immer häufiger auf eine Ernährungsumstellung ein, wenngleich sie im Vergleich zu Frauen nach wie vor etwas unwilliger sind. Als hilfreich hat sich erwiesen, Prostatapatienten gezielt und über einen langen Zeitraum mit Diätplänen (per E-Mail) zu unterstützen. Das Programm nennt sich FRESH START (frei übersetzt: »Neustart«) und wurde sowohl bei Brustkrebspatientinnen als auch bei Prostatakrebspatienten erfolgreich angewandt.[6]

Einige Patienten nehmen vermehrt Sojaprodukte zu sich, in dem Glauben, dass die darin enthaltenen pflanzlichen Weiblichkeitshormone das Wachstum des Prostatatumors bremsen würden. Dafür gibt es keine überzeugenden Beweise; gleichwohl legen einige Untersuchungen nahe, dass Sojaprodukte das Erkrankungsrisiko senken können. Gesichert ist aber, dass geschrotete Leinsamen, täglich verzehrt, nachweislich positiv wirken und das unkontrollierte Wachstum des Prostatatumors verhindern.[7] In der entsprechenden Studie erhielten 160 Patienten etwa 30 Tage vor ihrer Prostataoperation täglich 30 g geschrotete Leinsamen; die Wachstumstendenz des Tumors wurde dadurch reduziert.

Vitamine und Spurenelemente

Da das Prostatakarzinom ein hormonabhängiger Tumor ist, wird eine Reihe von Patienten mit einer sogenannten Androgensuppressiontherapie (ADT = androgen depriviation therapy) behandelt. Hier werden die Männlichkeitshormone unterdrückt, was allerdings die Gefahr der Knochenbrüchigkeit *(Osteoporose)* erhöht – ein Effekt, den man auch von Brustkrebspatientinnen kennt. Um dem vorzubeugen, werden viele Betroffene zusätzlich mit Vitamin D- und Calcium-Präparaten versorgt.

Tatsächlich konnte in verschiedenen Studien belegt werden, dass bei Prostatakrebspatienten, die vor ihrer Diagnose besonders niedrige Vitamin-D-Spiegel im Blut hatten, die Prognose äußerst ungünstig war.[8] Bei jenen, deren Vitamin-D-Spiegel im Normalbereich lag, verlief die Krankheit hingegen besser.[9]

Was schließen wir aus diesen Ergebnissen?

Entweder führt ein fortgeschrittener und aggressiver Tumor zu niedrigen Vitamin-D-Spiegeln oder aber eine niedrige Vitamin-D-Konzentration im Blut begünstigt die negative Prognose. Anhand der Studien ist eine eindeutige Aussage nicht zu treffen.

Wie dem auch sei: Angesichts einer Therapie, die dem Körper das Männlichkeitshormon Testosteron entzieht, sodass der Anteil des Weiblichkeitshormons Östrogen überwiegt, ist die Gefahr einer Osteoporose definitiv gegeben. Deshalb sollte man, wie im Kapitel »Ernährung während der Therapie« ausgeführt, etwaige Defizite kontrolliert und in Absprache mit den behandelnden Ärzten ausgleichen. Nur so können Sie eine mögliche Überdosierung vermeiden!

Gleiches gilt für Calcium. An der Harvard-Universität wurden über 16 Jahre etwa 50 000 Männern untersucht und regelmäßig zu ihren Ernährungsgewohnheiten befragt. Die Studienleiter stellten fest, dass jene Männer, die sehr viel Calcium (mehr als 1,5 g pro Tag) zu sich nahmen (entweder durch Milchprodukte oder in Form von Nahrungsergänzungsmitteln), häufiger an einem aggressiveren Prostatatumor erkrankten.[10] Einmal mehr scheint die Dosis hier das Gift zu machen: Neben Vitamin D in seiner aktiven Form ist Calcium als Spurenelement bei der Vorbeugung und Behandlung von Osteoporose sehr wichtig und hilfreich – sofern eine angemessene Dosierung gewählt wird: Pro Tag werden 600 Einheiten Vitamin D und nicht über 1000 mg (z. B. 0,5 bis 0,75 g) Calcium empfohlen, damit man nicht »den Teufel mit dem Beelzebub austreibt«.

Ebenso ist Vorsicht geboten bei Vitamin E und dem Spurenelement Selen. Wie bei Brustkrebspatientinnen ist eine unkontrollierte Einnahme zumindest »zweischneidig«. Eine große Studie (SELECT) zu der Frage, inwieweit die Gabe von Selen und Vitamin E den Verlauf einer Krebserkrankung beeinflusst, musste sogar abgebrochen werden: Bei den gesunden Teilnehmern der Vergleichsgruppe erhöhte Vitamin E das Risiko eines Prostatakrebses, und Selen führte zu einer Zunahme von Blutzuckererkrankungen.[11]

Mein Tipp:

- Reduzieren Sie den Anteil tierischer Fette in Ihrer Ernährung.
- Essen Sie reichlich »buntes« Gemüse und Obst.
- Ersetzen Sie etwaige Defizite an Vitaminen und Spurenelementen, aber vermeiden Sie zu hohe Dosen. Sie sollten die Einnahme mit Ihren behandelnden Ärzten besprechen und die Blutwerte entsprechend kontrollieren lassen.

Gewichtsreduktion und Beckenbodentraining

Neben einer Ernährungsumstellung ist es sehr wichtig, dass Sie Ihr Gewicht auf ein gesundes Niveau bringen – und es auf diesem auch halten. Wie vielfach festgestellt, ist Übergewicht nun einmal ein erheblicher Risikofaktor. Eine Forschergruppe der renommierten amerikanischen Johns Hopkins Universität beobachtete 1300 Männer, denen aufgrund einer Krebserkrankung die Prostata entfernt worden war. Bei Patienten, die im Lauf von sieben Jahren über zwei Kilo an Gewicht zunahmen, verdoppelte sich die Gefahr eines Rezidivs; sie lag bei dramatischen 94 Prozent. Die Gewichtszunahme konnte auch durch vermehrte sportliche Aktivität nicht kompensiert werden.[12] Im Gegensatz dazu verbesserte sich der Krankheitsverlauf, wenn die Patienten während des Beobachtungszeitraums von sieben Jahren ihr Übergewicht reduzieren konnten.

Betroffene, denen das gelingt, profitieren ebenso wie normalgewichtige Patienten von moderatem körperlichem Training. Die Schwelle, von der an ein positiver Effekt festzustellen ist, liegt – wie bei vielen anderen Tumorerkrankungen – bei 9 MET-h pro Woche. Zur Erinnerung: Das entspricht etwa drei Stunden zügigem Gehen pro Woche. Allein durch diese Maßnahme kann die Gefahr eines neuerlichen Auftretens des Tumors um bis zu 50 Prozent reduziert werden.[13]

In der frühen Therapiephase steht nicht die Prognose, sondern die Beschwerden, die zum Teil durch die Behandlung selbst ausgelöst werden, im Vordergrund. In der Praxis zeigt sich allerdings, dass Patienten, die nach Diagnosestellung bereits mit einem strukturierten Ausdauer- und Krafttraining beginnen, auch die nachfolgende Behandlung und deren Nebenwirkungen besser vertragen.

Folgenden spezifischen Problemen kann man mit sportlicher Aktivität gut entgegenwirken:

Inkontinenz: In der frühen Therapiephase und insbesondere nach der Entfernung der Prostata kommt es trotz neuester operativer Techniken zu Blasenentleerungsstörungen und Schwierigkeiten, den Urin zu halten. An die 70 Prozent aller Patienten sind nach einer Operation davon betroffen. Glücklicherweise sind die Beschwerden bei vielen nach einigen Monaten rückläufig. Doch nicht bei allen: Ein Jahr nach der Operation sind noch bis zu 34 Prozent der Patienten inkontinent. Jeder kann sich wohl vorstellen, dass solche Beschwerden die Lebensqualität der Männer stark einschränken.

Erektionsstörungen: Ebenso kann es bei operierten Patienten zu sogenannten Potenzproblemen kommen. Die Erektion funktioniert nicht, das Selbstwertgefühl des Mannes ist angekratzt, Probleme in der Partnerschaft können die Folge sein.[14]

Folgen von ADT: Werden die Männer mit einer androgensuppressiven Therapie behandelt, wirkt sich diese hormonelle Behandlung auf Skelett, Muskeln, Haarwuchs und Fettanteil des Körpers aus. Der männliche Körper wird zusehends weiblicher. Es kommt zu allem Überfluss zu Hitzewallungen, Potenzverlust und Blutarmut. Die veränderte Körperzusammensetzung und der hohe Anteil an Fettgewebe erhöhen zudem das Risiko für Herz-Kreislauf- und Stoffwechselerkrankungen und gefährden die Patienten in erheblichem Maße.

Diese ganzen Beschwerden und Funktionseinschränkungen führen bei über der Hälfte der Patienten zu Schamgefühlen und geringem Selbstvertrauen bis hin zu depressiven Verstimmungen, Antriebsarmut, Fatigue und Angststörungen.[15]

Ziel der körperlichen Aktivität sollte daher sein:

- In der frühen Behandlungsphase durch Beckenbodengymnastik das Problem der Inkontinenz in den Griff zu bekommen und Erektionsschwierigkeiten zu mindern.
- In der späteren Phase, insbesondere bei ADT, die körperliche Fitness, also die muskuläre Kraft und Ausdauer, zu stärken.
- Einer Veränderung des männlichen Körpers mit hohem Fettanteil entgegenzuwirken und somit dem Verlust des Selbstwertgefühls vorzubeugen.
- Die Gefahr von Folgeerkrankungen wie Übergewicht, Blutzucker- und Herz-Kreislauf-Erkrankungen zu reduzieren.
- Die Fatigue-Symptomatik zu lindern.
- Die Lebensqualität und das Körpergefühl zu verbessern und somit auch den häufig zu beobachtenden sozialen Rückzug zu verhindern.

Da Harninkontinenz und Probleme bei der Erektion für die Betroffenen die unangenehmsten Folgeerscheinungen einer Operation sind, ist die Beckenbodengymnastik ein wesentlicher Bestandteil der nachfolgenden körperlichen Aktivität. Dieses spezielle Training sollte durch Physiotherapeuten angeleitet werden, damit der »Normalzustand« relativ frühzeitig wiederhergestellt werden kann.[16] Ein guter Zeitpunkt ist etwa eine Woche nach der Operation bzw. nach Entfernung des Katheters. Beim Training sollten sich Anspannungs- und Entspannungsübungen abwechseln, damit der Patient seine Wahrnehmung in diesem sensiblen Bereich verbessern kann. Zunächst sollten die Übungen im Liegen ausgeführt werden, danach sollte das Training sich zunehmend auf das normale Alltagsleben einstellen; schließlich soll das Halten des Urins auch im Stehen oder unter Stressbedingungen funktionieren.[17]

Kraft- und Ausdauertraining

Besonders im Rahmen einer AD-Therapie (Androgen-Suppressionstherapie) sind die Zunahme von Fettmasse und Gewicht, ein deutlicher Muskelabbau und Veränderungen des Stoffwechsels ganz besonders relevant für den männlichen Körper. Um dieser problematischen Entwicklung entgegenzuwirken, ist körperliche Aktivität und insbesondere das Krafttraining entscheidend. Ziel ist hierbei nicht primär eine Verbesserung der Prognose; vielmehr soll verhindert werden, dass die Patienten zu viel Fettgewebe und Körpergewicht mit sich herumschleppen müssen und sich dadurch zu wenig bewegen. Ein dosiertes Krafttraining dient aber nicht nur dem Muskelaufbau, sondern auch dem Erhalt der Knochenstabilität, denn wie bereits erwähnt, ist die Osteoporose eine Nebenwirkung der AD-Therapie.

Verschiedene Untersuchungen zeigten, dass zwei bis drei Trainingseinheiten pro Woche über einen Zeitraum von fünf Monaten die Muskelkraft von Patienten während der Hormon- und Strahlentherapie entscheidend verbessern konnten und der Anteil des Körperfettgewebes abnahm.[18] Auch ein kurzes Sportprogramm von zwölf Wochen brachte ähnlich gute Ergebnisse. Das Training sollte, wie bei allen hier vorgestellten »Rezepten« zur körperlichen Aktivität, moderat durchgeführt, die Belastung auf 60 bis 85 Prozent der maximalen Belastung begrenzt werden. Es sollten möglichst große Muskelgruppen trainiert werden, um so den größtmöglichen Effekt zu erzielen. Da es nicht ganz einfach ist, die richtigen Übungen mit der entsprechenden Belastungsintensität alleine durchzuführen, empfehle ich, mit diesen Kraftübungen nur unter Anleitung oder zumindest erst nach einer gründlichen Einweisung zu beginnen. Der korrekte Bewegungsablauf muss geschult werden, um Verletzungen und Überbeanspruchung zu vermeiden.

Kombiniert man das Kraft- mit Ausdauertraining, so sind die Ergebnisse auch hinsichtlich des seelischen Befindens besser. Krafttraining lässt sich mit allen Formen des Ausdauertrainings kombinieren. Studien belegen, dass sich schon nach drei bis vier Monaten Muskelkraft, Gleichgewicht und Ausdauer sowie Fatigue-Beschwerden und Lebensqualität deutlich bessern. Nebenbei stellten die Forscher fest, dass sich bei manchen Patienten der Blutdruck normalisierte und erhöhte Entzündungswerte auf ein gesundes Niveau abfielen. Dies ist ein indirekter Hinweis, dass körperliche Aktivität, nicht bis zur Erschöpfung betrieben, auch die Abwehrkräfte und den Immunstatus stärkt.[19]

Entsprechend der MET-Tabelle (siehe Tabelle 1) kann jeder Patient gezielt für sich das geeignete Ausdauertraining zusammenstellen. Alle Studien zeigen, dass während einer Hormon- und/oder Strahlentherapie Bewegung im aeroben Bereich das allgemeine Wohlbefinden und die Seelenlage verbessert.

Da die Patienten in der Mehrzahl über 60 Jahre alt sind, werden Bewegungs- und Sportformen wie »Walking«, lockeres Laufen und Radfahren empfohlen: zwei bis drei Trainingseinheiten von jeweils 15 bis 45 Minuten bei 65 bis 80 Prozent der maximalen Herzfrequenz (wie sich das errechnet, können Sie im Abschnitt »Wo liegt mein individuelles Trainingslevel und wie trainiere ich richtig« nachschlagen).

Kürzlich berichtete eine dänische Forschergruppe über eine Initiative, bei der Prostatakrebspatienten miteinander Fußball spielten.[20] Die Männer waren im Durchschnitt 67 Jahre alt; nach drei Monaten langsamer Trainingssteigerung kickten sie zweimal pro Woche je 45 Minuten. Alle Teilnehmer empfanden das Training als sehr positiv, ihre Fitness und ihre allgemeinen körperlichen Funktionen wurden besser. Was aber noch wichtiger war: Aus einem losen Verbund von Leidensgenossen wurde eine eingeschworene Gemeinschaft, die sich auch nach Ende der Studie trafen. Diese soziale Komponente ist nicht zu unterschätzen! Denn Männer, gerade »ältere Semester«, haben ohnehin die Tendenz, sich zurückzuziehen. Besonders nach Prostataoperationen und wegen der häufig auftretenden Nebenwirkungen wollen sie aus Scham nicht mehr unter Leute gehen – und schon gar nicht wollen sie, dass jemand erfährt, warum sie plötzlich zum Einsiedler werden. Kaum etwas kratzt so sehr am »Bild des Mannes« wie diese Diagnose. Eine Initiative wie die oben genannte ist ein sehr sinnvoller Ansatz, dem entgegenzuwirken. Auf dem Platz kann man sich »als Mann beweisen«, anschließend hat man aber Menschen um sich, die wissen, worum es gerade geht, wenn nichts mehr geht. Ein sinnvoller Ansatz gegen körperliche Inaktivität *und* soziale Isolation.

13 Aktiv gegen Dickdarm- und Enddarmkrebs

Im Gegensatz zu Krebserkrankungen der weiblichen Brust und der Prostata leiden bei Dickdarm- und Enddarmkrebs etwa 60 Prozent der Patienten *vor* der Diagnose an Zeichen von Mangelernährung. Dies kann eine unmittelbare Folge der noch nicht erkannten Krebserkrankung selbst sein oder durch Stuhlunregelmäßigkeiten ausgelöst werden. Durch die tumorbedingte Einengung des Darms wechseln sich manchmal Phasen der Verstopfung mit zum Teil erheblichen Durchfällen ab (sogenannte paradoxe Durchfälle). Letztere führen zu Flüssigkeitsverlusten und nachfolgend zu einer generellen Austrocknung des Körpers. Abhängig von der Lage und Größe des Tumors kann sich auch ein Darmverschluss entwickeln.

Die drei primären Therapiesäulen bei dieser Erkrankung sind Operation, Chemotherapie und, im Enddarmbereich, Bestrahlung. Je nach Tumorlokalisation und -stadium werden sie in unterschiedlicher Reihenfolge eingesetzt. In aller Regel steht am Anfang der Behandlung die Operation mit dem Ziel, den Tumor zu entfernen. In der frühen postoperativen Phase kann, nachdem der Darm wieder zu seiner Funktion zurückgefunden hat, mit einer Schonkost begonnen werden. Während Patienten früher längere Zeit nur mit Infusionen ernährt wurden, wissen wir heute, dass eine frühzeitige normale Ernährung mit gut verdaulicher, ballastarmer Kost (kein blähendes Gemüse, stattdessen gedünstetes Fleisch oder Fisch, Speisen mit leicht aufzuschlüsselnden Kohlehydraten und ungesättigten Fettsäuren) den Darm nicht überlastet und ihn trotzdem in

Schwung bringt.[1] Vertrauen Sie also Ihren Ärzten, wenn diese den Infusionsständer wegräumen und Schonkost anordnen.

Liegt der Tumor im unteren Teil des Enddarms oder musste eine Notoperation durchgeführt werden, wird oft ein *künstlicher Darmausgang* gelegt. In den meisten Fällen kann das sogenannte Stoma nach kurzer Zeit zurückverlegt werden und der Patient wieder auf ganz normalem Wege auf die Toilette gehen.

Wichtig beim Thema Stoma ist die Unterscheidung zwischen einem künstlichen Ausgang im Bereich des Dünndarms und einem im Bereich des Dickdarms. Beide künstliche Darmausgänge werden mit einem Plastikbeutel überklebt, in dem sich der Stuhl sammelt. Da der Plastikbeutel teils mehrmals am Tag gewechselt werden muss, sollte sich der Patient von entsprechend geschulten Stoma-Pflegern einweisen lassen. Bei der Pflege der künstlichen Darmausgänge helfen auch Patientenorganisationen wie z. B. »ILCO«, die manchmal besser informiert sind als manche Ärzte.

Die Ernährung ist relevant bei einem Stoma im Dünndarmbereich, da insbesondere in der frühen Behandlungsphase und während der Chemotherapie erhebliche Flüssigkeitsverluste zu verzeichnen sind, die ausgeglichen werden müssen. Aber nicht nur Flüssigkeit, sondern auch Spurenelemente und Elektrolyte werden auf diesem Wege vermehrt ausgeschieden. Eine zu niedrige Konzentration dieser Elektrolyte im Blut kann den Patienten sehr gefährden (zum Beispiel durch eine Veränderung von Herzrhythmus und -funktion). Hier muss der Arzt die Blutwerte ständig kontrollieren, drohende Mängel ausgleichen und entsprechende Substitute oder Medikamente verordnen.

Pflegerisch und ernährungstechnisch unproblematischer sind künstliche Darmausgänge im Dickdarmbereich. In diesen Fällen wird der dünnflüssige Dünndarmstuhl durch die Dickdarmpassage eingedickt und verlässt ihn in Farbe und Konsistenz, die jedem von uns bekannt sein dürften. Mit verschiedenen Techniken wie einer Darmspülung durch den Dickdarmausgang kann man auch erreichen, dass der Darm etwa morgens so entleert wird, dass ein kleiner Schutzbeutel für den Rest des Tages den nur noch gering anfallenden Stuhl aufnehmen kann (Irrigation).

So weit der sehr kurze Abriss über die Probleme und Möglichkeiten bei der Pflege eines künstlichen Darmausgangs. Sollte Ihnen ein solcher Eingriff bevorstehen, sollten Sie oder Ihre Angehörigen darauf bestehen, dass möglichst *vor* der Operation die Lage des künftigen Ausgangs von einem erfahrenen Arzt »angezeichnet« wird. Scheuen Sie sich nicht, dieses Thema anzusprechen, denn schlecht angelegte Stomata sind für die Patienten eine Qual.

Die zweite Säule der Therapie – sofern der Tumor etwas größer ist und bereits in die nahe liegenden Lymphknoten gestreut hat – ist die Chemotherapie. Der Zeitpunkt ihres Einsatzes ist durchaus variabel. In den meisten Fällen wird die Chemotherapie nach der Operation, bei einigen Patienten jedoch bereits vor der Operation durchgeführt. Generell hat sie, neben den allgemeinen Nebenwirkungen, spezielle Auswirkungen auf die Schleimhaut des Darms. Eine durch die Chemotherapie ausgelöste Entzündung der Darmschleimhaut kann zu schweren Durchfällen mit den entsprechenden Flüssigkeits-, Elektrolyt- und Spurenelementverlusten führen.

Wie bereits beschrieben, gibt es verschiedene natürliche Möglichkeiten, schwere Durchfälle zu stoppen (siehe Abschnitt »Was tun gegen Probleme bei Ernährung und Verdauung?«).

Gelegentlich müssen aber auch Medikamente zum Einsatz kommen, die Ihr behandelnder Arzt verschreiben sollte. Ganz allgemein sollte einer ballaststoffarmen, leicht verdaulichen Kost in dieser schwierigen Phase der Vorzug gegeben werden. Es hilft auch, sich in dieser Phase von einer Diätassistentin unterstützen zu lassen. Eine Studie belegt, dass eine entsprechende Beratung den Ernährungszustand und die Lebensqualität von Darmkrebspatienten während der Therapiephase verbesserte.[2]

Nach der primären Behandlungsphase mit Chemo- und/

oder Strahlentherapie steht die Entwicklung hin zu einem »gesunden Gewicht« im Vordergrund. Wie wichtig das für den weiteren Krankheitsverlauf ist, zeigen verschiedene Untersuchungen. Zunächst wurde in einer Studie beobachtet, dass besonders dicke Patienten mit einem BMI von über 35, aber auch Patienten, die sehr untergewichtig waren (BMI< 18,5 kg/m^2), eine um 20 Prozent schlechtere Prognose hatten als Normalgewichtige.[3] In einer nachfolgenden Untersuchung der Amerikanischen Krebsgesellschaft zeigte sich ebenfalls, dass starkes Übergewicht – wie bei vielen anderen Erkrankungen – die Patienten überaus gefährdet. Die Gefahr, an einer Herz-Kreislauf-Erkrankung zu versterben und nicht an Krebs, war deutlich erhöht. Erstaunlicherweise spielte dabei der Gewichtsverlauf *vor* der Krebsdiagnose eine größere Rolle, als der danach.[4] Es ist das immer gleiche Muster: Hat man vorher relativ gesund gelebt, kommt man mit schweren Erkrankungen besser zurecht.

Während dieses Buch geschrieben wird, rauscht die Nachricht durch den journalistischen Blätterwald, dass ein hoher Konsum von »rotem« Fleisch das Entstehen von Dickdarmkrebs begünstigt. Experten der Amerikanischen Krebsgesellschaft haben zehn Jahre lang die Ernährungsgewohnheiten von 150 000 Amerikanern untersucht. Das Forscherteam um Michael Thun und die Eidgenössische Ernährungskommission stellte fest, dass Menschen, die viel rotes Fleisch zu sich nahmen, ein um 40 Prozent erhöhtes Risiko hatten, an Darmkrebs zu erkranken. Ernährten sich die Teilnehmer gesund und aßen mehr weißes Fleisch (Geflügel und Fisch), sank das Risiko um 20 bis 30 Prozent. Bereits der Verzehr von relativ geringen Mengen an rotem Fleisch (ein täglicher Konsum von 55 bis 85 Gramm, das entspricht einem mittelgroßen Hamburger) reicht aus, um in die Hochrisikogruppe eingeordnet zu werden. Zu rotem Fleisch zählten die Forscher dieser Studie Rindfleisch, Schweinefleisch, Innereien wie Leber sowie verarbeitetes Fleisch wie Schinken, Speck und alle Sorten von Würsten.[5]

Das ist natürlich mal eine heftige Nachricht, die die Zeitungen sogleich aufgriffen. Aber kann man dem glauben? Andere Forscher dagegen aus Colorado erstellten aus 27 Studien eine Meta-Analyse, nach deren Auswertung sich ein Zusammenhang zwischen rotem Fleisch und Dickdarmkrebsrisiko nicht ganz so eindeutig herstellen lässt.[6]

Was soll man denn nun glauben? Auch wenn die Studienlage nicht ganz so klar ist, wie uns die Presse glauben machen will, muss festgestellt werden, dass einmal mehr die Dosis das Gift macht. Ein täglicher Konsum von über 100 Gramm rotem Fleisch ist sicherlich nicht sinnvoll! Es fördert das Entstehen von Darmkrebs und wahrscheinlich auch von anderen Tumorerkrankungen.

So weit die Lage zum Risiko – zur Frage, welche Ernährung nach der Diagnose wünschenswert ist, liegen leider nur wenige Informationen vor. Die größte Untersuchung kam zu dem Ergebnis, dass die uns so lieb gewordene »westliche Diät« (Sie wissen schon: fleisch- und fettreich mit wenig frischem Gemüse und Obst) deutliche Nachteile für die Patienten birgt.[7] Die Krankheitsentwicklung bei Patienten, die sich »mediterran« ernährten, war dagegen deutlich günstiger. Mit anderen Worten: Auch nach der Diagnose sollte viel frisches Gemüse und Obst auf dem Speisezettel stehen.

Vitamine und Spurenelemente

Ähnlich wie bei anderen Tumoren spielt die Vitamin-D-Konzentration im Blut eine Rolle sowohl bei der Entwicklung als auch bei der Prognose von Dickdarmkrebs. Untersuchungen unter anderem in Norwegen lassen vermuten, dass eine niedrige Vitamin-D-Konzentration und zu wenig Sonnenlicht mit einem vermehrten Auftreten von verschiedenen Tumorerkrankungen (Brust-, Eierstock-, Prostata-, Lungen-, Haut- und Bauchspeicheldrüsenkrebs) einhergehen und die Prognose der Erkrankung ungünstig beeinflussen.[8]

Falls Sie sich nun fragen, was das mit dem Sonnenlicht für eine Bewandtnis hat: Damit das über die Nahrung aufgenommene Vitamin D wirken kann, muss es in der Haut durch UV-Strahlen – also durch Sonnenlicht – aktiviert werden. Interessanterweise stellten die norwegischen Forscher fest, dass Patienten, bei denen im Spätsommer ein Darmkrebs diagnostiziert wurde, eine deutlich bessere Prognose hatten als jene, die gegen Ende des Winters davon erfuhren. Die Vitamin-D-Konzentrationen bei den »Spätsommerpatienten« war um etwa 50 Prozent höher als bei den »Winterpatienten«. Sie erklärten dieses Phänomen durch die saisonal unterschiedliche Sonneneinstrahlung.[9] Wer die wahrlich sehr dunklen Wintermonate in Norwegen kennt, kann diese Interpretation sicher gut nachvollziehen. Am Wetter und der Sonneneinstrahlung kann man nichts ändern. Aber Patienten, die aus welchen Gründen auch immer selten in den Genuss von Sonnenlicht kommen, sollten ganz bewusst auf eine ausreichende Vitamin-D-Konzentration im Blut achten. Sollte der Vitaminspiegel zu niedrig sein, ist eine ausreichende Substitution sinnvoll, wobei die Bewegung an der frischen Luft (und hoffentlich Sonne) dennoch nicht zu kurz kommen sollte. Besprechen Sie die Dosierung und Ihr Verhalten mit Ihren behandelnden Ärzten.

In Tierversuchen konnte die Gabe von Vitamin D die Wirkung der bei Dickdarmkrebs häufig angewandten Zytostatika wie 5-FU, Irinotecan und Oxaliplatin verstärken. Inwieweit diese Ergebnisse auch auf Menschen übertragbar sind, ist derzeit nicht bekannt.[10] Dementsprechend ist auch nicht klar, ob eine mögliche Wirkungsverstärkung durch Vitamin D auch die Nebenwirkungen der Chemotherapie verschlimmern könnte.

Darmpolypen sind häufig die Vorstufe eines Dickdarmkrebses. Es gibt sogar genetisch bedingte Erkrankungen, die dazu führen, dass der Dickdarm regelrecht mit Polypen übersät ist. Bei dieser Risikogruppe sollten große Teile bzw. der gesamte Dickdarm entfernt werden, damit sich kein Tumor in diesem Bereich entwickelt.

Bei Patienten mit Darmpolypen finden sich oft niedrige Vitamin-D-Konzentrationen im Blut; verschiedene Untersuchungen belegen, dass das Anheben des Spiegels auf ein normales Niveau das Wiederauftreten von Darmpolypen mindert. In einer weiteren Studie zeigte sich, dass auch Laktulose als Probiotikum das Wiederauftreten der gefährlichen Darmpolypen verhinderte. Ähnliche Ergebnisse zeitigte die zusätzliche tägliche Gabe von Calcium: tägliche 1,2 bis 2 g Calcium reduzierten das erneute Auftreten der Darmpolypen um 20 Prozent.[11] Vorsicht aber mit der Calciumdosierung. Wie wir aus der Havard-Studie (siehe Abschnitt »Vitamine und Spurenelemente«) gelernt haben, kann ein zu viel an Calcium die Entwicklung eines aggressiven Prostatakrebses begünstigen. Letztlich muss der behandelnde Arzt entscheiden, welche Krebserkrankung (Prostata- oder Dickdarmkrebs) es vordringlich zu verhindern gilt. Andere Vitamine und Nahrungsergänzungsmittel hatten auf das Auftreten und die Entwicklung der Darmpolypen keinen Einfluss.

Trotz dieser Ergebnisse ist mein guter Rat, sich bei einer Neigung zu Polypen regelmäßig einer Darmspiegelung zu unterziehen. Sich nur auf Vitamin D, Lactulose und Calcium zu verlassen halte ich für zu gewagt und gefährlich.

Übergewicht verursacht in der Schleimhaut des Darms eine chronische Entzündung, die ein Krebswachstum auslösen kann. Es ist bekannt, dass entzündungshemmende Medikamente wie Aspirin[12] und gelbe Pflanzenfarbstoffe *(Flavone)*[13], wie sie zum Beispiel in Grünkohl, Brokkoli, Äpfeln und Sellerie vorkommen, das Auftreten eines Dickdarmkrebses bzw. der Darmpolypen reduzieren können. Unklar ist, ob Medikamente wie Aspirin nach der Diagnose vor einem neuerlichen Auftreten des Tumors schützen können.

In einer Studie wurden nahezu 2000 Patienten mit Dickdarmpolypen über einen Zeitraum von vier Jahren untersucht. Die Hälfte der Teilnehmer wurde dazu angehalten, wenig Fett, viel Obst und Gemüse sowie ballaststoffreiche Kost zu sich zu nehmen. Am Ende des Beobachtungszeitraums hatte die Gruppe, die sich nach den Vorgaben ernährt hatte, 35 Prozent weniger Polypen. Ein Hinweis darauf, dass durch diese Ernährungsweise diese Vorstufe des Krebses eingedämmt werden kann.[14]

Es bleibt also im Wesentlichen bei meiner üblichen Empfehlung, Übergewicht zu reduzieren (oder es gar nicht erst aufzubauen) und sich gesund mit viel Obst, Gemüse und Ballastoffen zu ernähren.

Körperliche Aktivität

Neben der Ernährung und einem gesunden Gewicht spielt körperliche Aktivität eine sehr wichtige Rolle bei Dickdarmkrebs – sowohl präventiv als auch nach der Diagnose. Moderates Training ist ein wichtiger Schutzfaktor gegen die Entstehung von Dickdarmkrebs und hilft im Fall einer Erkrankung, die Heilungschancen deutlich zu verbessern und das Risiko für ein Rezidiv zu senken.

Ziele des Trainings bei Patienten mit Dickdarmkrebs sind wie bei allen Krebspatienten:

- Verbesserung der körperlichen Funktionen und der Ausdauer
- Verbesserung der Lebensqualität
- Verhinderung bzw. Besserung der Fatigue-Beschwerden
- Stärkung des Selbstwertgefühls und der Körperwahrnehmung

Speziell bei Patienten, die eine große und belastende Operation hinter sich haben, ist es wichtig, durch körperliche Aktivität die Bauch-, Rumpf- und Rückenmuskulatur wieder zu kräftigen und die Beweglichkeit insbesondere im Rumpfbereich zu verbessern. Hier sind gymnastische Übungen sehr sinnvoll. Dabei ist es wichtig, die Beweglichkeit, Stabilität und Koordination zu erhöhen, ohne dabei durch starkes Pressen und Anspannung der Bauchwand die Wundheilung und die notwendige Vernarbung zu gefährden. Die Übungen sollten zusammen mit entsprechend ausgebildeten Physiotherapeuten besprochen und unter deren Anleitung durchgeführt werden.

Auch bei den Dickdarmpatienten steht zunächst das aerobe Ausdauertraining im Vordergrund. Wie bereits ausführlich dargelegt, sollten Patienten bereits während der möglicherweise notwendigen Chemotherapie damit beginnen. Optimal und erstrebenswert wäre ein Training, das 18 MET-h pro Woche entspricht; das lässt sich zum Beispiel mit vier Stunden zügigem Gehen erreichen. Aber dieses »optimal« ist auf Anhieb vielleicht nicht zu erreichen. Macht nichts, entscheidend ist, dass Sie sich aufraffen, anfangen und sich keine unrealistischen Ziele setzen.

Gelegentlich muss bei Patienten mit Dickdarm- und Enddarmkrebs ein temporärer oder dauerhafter künstlicher Darmausgang gelegt werden. Hier gibt es natürlich Einschränkungen: Werden Übungen und Bewegungsabläufe gewählt, die auf die Operationsnarben und den Darmausgang zu viel Zug und Druck ausüben, kann es zu Narbenbrüchen *(Narbenhernien)* und zu Brüchen im Bereich des Darmausgangs *(parastomale Hernie)* kommen. Deshalb empfehle ich zumindest für die ersten drei Monate, Folgendes zu meiden:

- Bewegungen, bei denen die Bauchwand gedehnt wird und/oder starke Drehbewegungen im Rumpfbereich nötig sind, wie z. B. beim Tennis, Volleyball, Handball und Basketball.
- Kraftübungen, die die Bauchmuskulatur stark belasten.
- Kampfsportarten, die ruckartige und reißende Bewegungen beinhalten und bei denen die Bauchwand durch Schläge übermäßig belastet wird.

Grundsätzlich können aber auch Mannschafts- und Kontaktsportarten wie Fußball sehr wohl empfohlen werden (Stichwort soziale Komponente). Es gibt auch besondere Krebssportgruppen, die den jeweiligen – meist geringen Einschränkungen – der Teilnehmer Rechnung tragen.

Schwimmen gehört sicherlich zu den günstigsten Sportarten, da es den ganzen Körper trainiert und, sofern keine Herz-Kreislauf-Erkrankungen vorliegen, praktisch ohne Verletzungsgefahr durchgeführt werden kann. Um die angestrebten 18 MET-h pro Woche zu erreichen, müssten Sie zweimal die Woche eine Stunde schwimmen gehen. Was gibt es Schöneres, als an einem warmen Sommermorgen in einem See alleine oder mit einem Partner eine längere Strecke zu schwimmen? Aber bitte »schwimmen«, nicht »baden«. Teilen Sie sich die Strecke ein, überfordern Sie sich nicht, schwimmen Sie mit ruhigen, langsamen Zügen.

Auch mit einem künstlichen Darmausgang ist Schwimmen übrigens grundsätzlich möglich. Ist der Darmausgang klug angelegt worden, haften die Stoma-Beutel auch im Wasser zuverlässig. Es gibt auch spezielle Gürtel, Badeanzüge und -hosen, die den Stoma-Beutel verbergen. Mein Tipp: Lassen Sie sich von den behandelnden Ärzten, von Selbsthilfeorganisationen wie z. B. »ILCO« oder auch in einem Sanitätshaus beraten.

14 Aktiv gegen Lungenkrebs

Die Hauptursache des Lungenkrebses ist das Rauchen – bei Männern ist es in etwa 90 Prozent, bei Frauen in etwa 80 Prozent der Fälle für die Entwicklung eines Lungentumors verantwortlich. Es erscheint daher müßig, sich über eine »optimale Krebstherapie« auszulassen, wenn der Patient nicht in der Lage oder willens ist, mit dem Rauchen aufzuhören …

Zweifelsohne ist die Prognose der Erkrankung im fortgeschrittenen Stadium nicht besonders hoffnungsvoll. Wenn der Tumor jedoch frühzeitig entdeckt wird, kann bei etwa der Hälfte der Patienten ein Heilungserfolg erreicht werden. Doch Lungenkrebs ist nicht gleich Lungenkrebs: Drei Viertel aller Tumore in diesem Bereich sind sogenannte nichtkleinzellige Lungenkrebserkrankungen. Bei einem Viertel liegt ein kleinzelliger Krebs vor. Diese Unterscheidung ist deshalb von Belang, weil sich nahezu alle Studien auf nichtkleinzellige Lungentumore beziehen. Sollten Sie an Lungenkrebs erkrankt sein, fragen Sie Ihren behandelnden Arzt, an welchem Tumor-Typ Sie leiden.

Die leitliniengerechte Therapie der Lungenkrebserkrankung fußt auf drei Elementen: Auf eine Operation folgt in der Regel eine Strahlen- und gelegentlich auch eine Chemotherapie.

Ernährung

In einer großen europäischen Studie (EPIC) mit über 500 000 Teilnehmern wurde auch der Zusammenhang zwischen Ernährungsgewohnheiten und dem Auftreten von Lungenkrebs untersucht. Die Forscher stellten erstaunlicherweise fest, dass Gemüse das Risiko für einen Lungentumor nicht wirklich verminderte; lediglich frisches Obst konnte bei Rauchern das Risiko, an diesem gefährlichen Tumor zu erkranken, senken.[1]

Wie kann man dieses erstaunliche Ergebnis erklären?

Vielleicht sind solche erstaunlichen Beobachtungen nur dem Zufall geschuldet, möglicherweise aber werden die durch das Rauchen entstehenden sehr aktiven Sauerstoffradikale durch die entgiftende Wirkung von Früchten in ihrer Wirkung neutralisiert.[2] Das deckt sich mit früheren Untersuchungen, bei denen die Wirkung von bestimmten Pflanzenstoffen im Gemüse auf das Lungenkrebsrisiko untersucht wurde. Diese *Flavonoide* kommen insbesondere in Äpfeln, Zitrusfrüchten, Beeren, Sellerie, Zwiebeln und Soja vor. Der Einfluss dieser sonst hochwirksamen sekundären Pflanzenstoffe auf das Risiko, an einem Lungentumor *zu erkranken*, war allerdings nicht eindeutig.

Mein Tipp lautet daher: Verzichten Sie ganz auf das Rauchen, nehmen Sie reichlich Obst zu sich und, wenn es Ihnen schmeckt, erweitern Sie Ihren Speiseplan um regelmäßige Gemüseportionen.

Ich habe als Chirurg in Heidelberg fast zwei Jahre in einer Lungenklinik gearbeitet und weiß, dass es selbst vielen Erkrankten schwerfällt, die Finger von den Glimmstängeln zu lassen. Ich war selbst starker Raucher, das Aufhören war mühselig, aber ich kann Ihnen aus eigener Erfahrung sagen: Wenn man es geschafft hat, fehlt einem wirklich gar nichts. Versuchen Sie es, es lohnt sich!

Wie aber ist die Ernährungssituation *nach* der Diagnose?

Die meisten Patienten haben ein vermindertes Körpergewicht, bis zu 69 Prozent sind mangelernährt. Übergewicht oder Fettleibigkeit spielt bei dieser Tumorart also keine große Rolle, im Gegenteil. Sollte bereits eine Mangelernährung vorliegen, sollte dieser mithilfe von Ernährungsmedizinern oder Diätassistenten aktiv entgegengewirkt werden. Geschieht dies nicht, erhöht sich für die Patienten die Gefahr, eine bevorstehende Therapie – sei es Operation und/oder Strahlen- bzw.

Chemotherapie – schlechter zu vertragen; eine nicht ausreichende Wirksamkeit der Therapie erhöht auch das Risiko, an der Erkrankung zu versterben.[3] Im Umkehrschluss verbessert eine erfolgreiche Gewichtszunahme oder zumindest eine Stabilisierung des Gewichts die Wirksamkeit der Therapie (vor allem der mit Zytostatika) und damit die Prognose der Erkrankung.[4]

Holländische Forscher konnten zeigen, dass eine intensiv eiweiß- und kalorienreiche Ernährung während der Chemo- und Strahlentherapie das Gewicht der Patienten in der Regel stabilisierte. Verabreicht wurde sie in flüssiger Form (480 ml pro Tag).[5] In einer kanadischen Studie konnte allein die Gabe von täglich 2,2 g Fischöl das Gewicht der Patienten stabilisieren und das Verhältnis von Muskel- zu Fettgewebe verbessern. Erhöhte man die Dosis auf 2,5 g Fischöl, verstärkte dies zudem den Effekt der Chemotherapie. Die Prognose der Erkrankung konnte so tendenziell verbessert werden.[6] Die Anzahl der Patienten, die in diese Studie einbezogen wurden, war aber relativ klein, weshalb die Ergebnisse vorsichtig interpretiert werden sollten. Dennoch: Angesichts der Situation, in der sich viele mangelernährte Patienten befinden, ist es gerechtfertigt, ihnen kalorien- und eiweißreiche Trinknahrung, angereichert mit Fischöl, zu empfehlen. Damit sie ihr Gewicht halten oder einem Gewichtsverlust vorbeugen und die anstrengende (Chemo-)Therapie besser vertragen können.

Meine Empfehlung:

Mit dem Rauchen aufhören, es ist selten zu spät.

Lassen Sie sich von Fachleuten behandeln, wenn Ihr Ernährungszustand sich verschlechtert hat. Achten Sie auf gute Ernährung und ein nahrhaftes, also energiereiches Essen. Fettreichen Fisch zu essen kann von Vorteil sein. Fischöl ist eine gute Ergänzung, wenn es für Sie geschmacklich erträglich ist.

Versuchen Sie, auch während der Therapie Ihr Gewicht zu halten.

Lassen Sie einen Bluttest machen, um die Konzentration verschiedener Vitamine und Spurenelemente (insbesondere Vitamin D3 und Selen) zu bestimmen; etwaige Defizite sollten Sie unter ärztlicher Aufsicht ausgleichen.

Lassen Sie bei Nahrungsergänzungsmitteln (insbesondere bei Vitamin A und Beta-Carotin) Vorsicht walten, denn wie bereits ausgeführt, können diese das Tumorwachstum unter Umständen fördern.

Es gibt wenig Daten, die einer bestimmten Ernährung bei dieser Erkrankung den Vorzug geben. Da aber insbesondere Obst das Erkrankungsrisiko mindert, scheint es nur logisch, dass Sie nach der Diagnose ebenfalls Obst (und auch Gemüse) auf Ihren Speiseplan setzen sollten.

Aber, und das ist vielleicht der beste Rat in diesem Zusammenhang: Wählen Sie das Essen aus, das Ihnen schmeckt, und quälen Sie sich nicht. Nur so ist vermutlich sichergestellt, dass Sie auch ausreichend Nahrung zu sich nehmen …

Körperliche Aktivität

Es gibt sehr viele Studien, die sich damit beschäftigen, wie man mit körperlicher Aktivität Lungenkrebs *vermeiden* kann. Aber nur sehr wenige Studien beschäftigen sich mit der Bedeutung von Bewegung *nach* der Diagnose. Bei anderen Tumorerkrankungen sind es oftmals die im Rahmen der Chemotherapie eingesetzten Medikamente, die eine sportliche Betätigung einschränken, da sie auf die Leistungsfähigkeit des Herzens und der Lunge wirken. Hier sind es die Operation und der damit verbundene Verlust von Lungengewebe, die die Trainingsmöglichkeiten begrenzen. Auch das Herz ist nach dem Eingriff bei jedem dritten Patienten zumindest anfänglich »aus dem Tritt«. Der Puls ist erhöht und/oder unregelmäßig.

Der folgenden Tabelle können Sie entnehmen, dass die Lungenfunktion und die Möglichkeit, das Blut ausreichend mit Sauerstoff zu sättigen, abhängig sind vom Ausmaß der Operation: Je mehr Lungengewebe dabei entfernt wurde, umso ausgeprägter können die Einschränkungen bei Lungen- und Herzfunktion sein. Sie sollten also wissen, was genau bei Ihnen gemacht wurde und sich mit Ihren behandelnden Ärzten abstimmen, was Sie sich an Belastung zumuten können.

Messgröße	**Teilentfernung Lungenflügels**	**Entfernung eines Lungenflügels**
Abnahme des Gesamtatemvolumens in Prozent	10–20	30–40
Abnahme der maximalen Sauerstoffaufnahme in Prozent	20–30	20–40

Tab. 11: Atemphysiologische Veränderungen nach Lungen-OP.
Quelle: Baumann, Jäger, Bloch: Sport und körperliche Aktivität in der Onkologie. Berlin/Heidelberg 2012.

Nach der Operation wird körperliche Aktivität demnach zunächst ganz im Zeichen einer Verbesserung der Lungen- und Herzfunktion stehen. Sehr wichtig ist dabei eine ärztlich kontrollierte Atemtherapie. Sie hat zum Ziel, die Atmung zu ökonomisieren, also effektiver zu gestalten und das Herz zu entlasten, um so seine Funktion zu verbessern. Mit dieser Atemtherapie sollte bereits kurz nach der Operation begonnen und in der Rehabilitationsphase weitergeführt werden. Dabei müssen auch die Vorschäden der Restlunge (chronische Bronchitis) und des Herzens (langjähriges Rauchen beeinträchtigt auch das Herz) beachtet werden.

In einer Meta-Analyse konnten Wissenschaftler aus Barcelona zeigen, dass die Atemtherapie sich nicht nur positiv auf die Lungenfunktion auswirkte, sondern auch zu einem gewissen Grad auf die seelische Verfassung der Patienten.[7] Auf der Grundlage dieser Ergebnisse wurde in Bielefeld ein Übungsprogramm entwickelt, das an einer Reha-Klinik in Bad Lippspringe weitergeführt wird.[8] Bei diesem Programm bestimmt die individuelle Belastbarkeit des einzelnen Patienten (d. h. unter Berücksichtigung des Alters, der Vorerkrankungen und medikamentösen Behandlung des Patienten) das Maß der körperlichen Aktivität (und so sollte es auch sein).

Im Unterschied zur Berechnung einer optimalen Herzfrequenz nach der Karvonen-Formel (Ausgangspunkt: Maximalpuls 220 – Lebensalter) reduzierten sie den maximalen Trainingspuls etwas: 180 minus Lebensalter. Nahm der Patient Beta-Blocker, lag der maximale Trainingspuls bei 170 minus Lebensalter. Die Therapie begann bereits zwei Wochen nach Operation oder Chemo- und Strahlentherapie. An sechs Tagen die Woche radelten die Patienten für 30 Minuten auf einem Standrad. Bereits nach vier Wochen dieses intensiven, aber nicht erschöpfenden Trainings hatten die Patienten eine deutlich bessere Funktion des Herzens und der Lunge. Die Lebensqualität konnte deutlich gesteigert werden, wozu sicherlich auch Entspannungsübungen und autogenes Training beigetragen haben dürften.[9]

Solche Trainingsprogramme sind meines Erachtens nur unter Rehabilitationsbedingungen durchzuführen, doch in der Regel endet eine Reha nach vier Wochen – was dann? Professor Lübbe ist der Auffassung, dass Lungenkrebspatienten ihr Leben auch nach der Reha aktiv gestalten sollten, wobei zumindest 90 Minuten Training in der Woche am besten in kleinere »Portionen« aufgeteilt werden sollten, damit sich die Patienten nicht überfordern. Alternativ könnten sie versuchen, mithilfe der MET-Tabelle auf etwa 18 bis 20 MET-h pro Woche zu kommen. Wie realistisch aber ist eine solche Empfehlung in der Praxis?

Wie Sie aus den bereits erwähnten Untersuchungen wissen, beendet bloß etwa die Hälfte der Patienten ein Trainingsprogramm, oft halten nur die Hochmotivierten und Sportlichen durch.[10] Entscheidend für die hohe Abbruchrate war aber nicht etwa das anstrengende Bewegungsprogramm; die vorgebrachten Gründe reichten von Zeitmangel bis hin zu fehlendem Interesse.[11]

Somit können wir zwar keine Aussagen zur Auswirkung von Sport und Bewegung auf die *Prognose* bei Lungenkrebserkrankung machen. Gleichwohl war das Training bei denen, die durchgehalten haben, recht erfolgreich: Die Herz-Lungen-Funktion verbesserte sich, Depressionen, Angstzustände und Fatigue-Symptome ließen sich verringern. Und das alles mit ganz einfachen Mitteln. Schließlich ist zügiges Gehen geradezu ideal und gut durchführbar für *alle* Patienten. Doch wer weiß, vielleicht »frißt« das Aufgeben des Rauchens und die Beherrschung der Sucht bereits so viel Energie, dass nicht mehr genug Kraft bleibt, um sich »aufzuraffen« und sich zu bewegen.

Mein Tipp:

Versuchen Sie, in der Reha bereits körperlich aktiv zu sein, und lernen Sie von den Sie betreuenden Physiotherapeuten, wie Sie das Training (inklusive Muskelaufbau und Krankengymnastik) auch nach Ihrem Reha-Aufenthalt gestalten sollten.

Besprechen Sie die weitere Bewegungstherapie auch im Hinblick auf Ihr Herz und Ihre noch verbliebene Lungenkapazität mit Ihren behandelnden Ärzten, damit Sie vom Training profitieren und es »derschnaufen«!

Beginnen Sie langsam, überfordern Sie sich nicht, denn nach Lungenoperationen und bei bestehenden anderen Lungenerkrankungen (chronische Bronchitis) dauert es einfach länger, um spürbare Erfolge zu haben. Lassen Sie sich nicht entmutigen!

15 Aktiv gegen Gebärmutterschleimhaut- und Eierstockkrebs

Gynäkologische Tumore sind solche, die sich im Becken-Bauch-Bereich entwickeln. In diesem Sinne ist Brustkrebs also kein gynäkologischer Tumor, obwohl er von Gynäkologen behandelt wird. Anders der Gebärmutterschleimhautkrebs. Er ist der häufigste gynäkologische Tumor und der vierthäufigste bösartige Tumor bei Frauen überhaupt. Eierstocktumore sind glücklicherweise seltener, aber leider weitaus gefährlicher.

Während der Eierstock- oder Ovarkrebs durch unspezifische Symptome gekennzeichnet ist und häufig leider erst spät entdeckt wird, macht sich Gebärmutterschleimhautkrebs schon früh durch Blutungen bemerkbar. Eine Blutung nach den Wechseljahren (Menopause), aber auch irreguläre Blutungen innerhalb des Zyklus und fleischwasserfarbener Ausfluss sind immer Verdachtsmomente für einen Tumor in diesem Bereich. 75 Prozent aller Gebärmutterschleimhautkarzinome werden im ersten (frühesten) Stadium festgestellt, weshalb wahrscheinlich die Fünf-Jahres-Überlebensrate bei 90 Prozent liegt.

Wie bei so vielen und häufigen Krebsarten ist auch hier Übergewicht ein erheblicher Risikofaktor; nahezu alle Patientinnen (70 bis 90 Prozent) sind schlicht zu dick.[1] Übergewicht, das bereits *vor* der Diagnose des Tumors besteht, beeinträchtigt die Prognose erheblich. Denn die Patientinnen sterben häufig nicht an der Tumorerkrankung, sondern an Herz-Kreislauf- oder Blutzuckererkrankungen, die durch das Übergewicht ausgelöst oder begünstigt werden.[2] Tatsächlich stellten Forscher der berühmten Cleveland Clinic in Ohio/USA in einer Studie fest, dass viele Patientinnen bereits an Bluthochdruck (43 Prozent), Gelenkproblemen (33 Prozent) und einem erhöhten Blutzucker (20 Prozent) litten. Nur 12 Prozent der Frauen waren vor der Krebsdiagnose ausreichend körperlich aktiv, und nur 15 Prozent aßen die empfohlene Menge an Obst und Gemüse. Nur 1 Prozent (!) aller Patientinnen folgte allen drei Empfehlungen der verschiedenen Krebsgesellschaften zu Bewegung, Ernährung und Gewichtsreduktion; 22 Prozent hielten sich an keinen der bekannten Ratschläge. Sehr zu ihrem Nachteil, denn die Lebensqualität dieser Patientinnen war deutlich schlechter, was vor allem am sehr beeinträchtigenden Fatigue-Syndrom lag.[3]

Dabei kann frau etwas tun! In zwei kürzlich erschienenen Studien zeigte sich, dass selbst ein zu Hause durchgeführtes Bewegungstraining zu einem Mehr an Lebensfreude führte und sich auch Herz-Kreislauf-Probleme besserten.[4]

2015 wurde eine »App« für moderne Kommunikationsmittel entwickelt, die Frauen erfolgreich dabei unterstützte, relativ rasch abzunehmen und so die durch Übergewicht ausgelösten Krankheiten zu verhindern.[5] Eine interessante Entwicklung, die vermutlich besonders jüngere Patientinnen motivieren kann, ein gesundes Gewicht anzustreben.[6]

Was meine Empfehlungen bei Gebärmutterschleimhautkrebs angeht, bleibt es bei jenen, die für so viele (Tumor-)Erkrankungen gelten:

- Streben Sie ein gesundes Gewicht an.
- Essen Sie mehr Obst und Gemüse, weniger (rotes) Fleisch.
- Versuchen Sie, regelmäßig moderate körperliche Aktivität in Ihren Tagesplan zu integrieren.

Im Gegensatz zu Gebärmutterschleimhautkrebs ist der *Eierstockkrebs* – wie bereits erwähnt – zwar nicht so häufig, jedoch gefährlicher, da das Beschwerdebild eher untypisch ist. Inwieweit die Ernährung bei der *Entwicklung* dieses Krebses eine Rolle spielt, bleibt unklar. Aus den Daten der großen Untersuchungen in Europa (EPIC-Studie), in den USA und Kanada sowie in einzelnen Ländern wie Schweden, den Niederlanden und sogar China ergibt sich ein uneinheitliches Bild. In allen Studien erhöht tierisches Fett – auch in Molkereiprodukten –, das Risiko für einen Eierstocktumor. In einer Studie reduzierte eine Ernährung mit viel Gemüse das Risiko, Obst schien es hingegen zu erhöhen. Die Datenlage ist so unsicher, dass es einem schwerfällt, eine Empfehlung abzugeben. Da Gemüse und auch Obst das Erkrankungsrisiko bei anderen Tumorarten überzeugend senken kann, überwiegen aus meiner Sicht jedoch auch hier vermutlich die positiven Auswirkungen.

Gesichert hingegen ist: Rauchen erhöht die Wahrscheinlichkeit eines Eierstockkrebses. In der bereits mehrfach erwähnten EPIC-Studie (**E**uropean **P**rospective **I**nvestigation into **C**ancer and Nutrition) zeigte sich ein deutlicher Zusammenhang: Wer über viele Jahre raucht (15 Zigaretten pro Tag), verdoppelt das Erkrankungsrisiko.[7]

Erst kürzlich erschien die meines Erachtens umfassendste Untersuchung zum Einfluss des allgemeinen Lifestyles auf die *Prognose* der Erkrankung. Mehr als 160 000 Frauen nach den Wechseljahren wurden von 1995 bis 2012 beobachtet, ihre Ess- und Lebensgewohnheiten sowie einfach zu bestimmende Körpermaße wurden zu dem Krankheitsverlauf in Bezug gesetzt. Von den 160 000 Frauen erkrankten während des Beobachtungszeitraums über 600 an einem Eierstockkrebs. Es zeigte sich, dass jene Erkrankten, die immer schon viel Gemüse aßen (und das auch weiter taten), keinen erhöhten Blutzucker aufwiesen und einen Taillenumfang von weniger als 88 cm hatten, eine um 27 Prozent bessere Prognose hatten als die übrigen Patientinnen. Dieses Ergebnis ist umso bemerkenswerter, als zwei Drittel der Patientinnen an einem fortgeschrittenen Tumor erkrankt waren.[8]

Diese Beobachtungen bestätigten frühere Untersuchungen aus Australien, wo der Krankheitsverlauf von über 800 Patientinnen über sieben Jahre nach Diagnosestellung verfolgt worden war. Auch hier waren Frauen, die viel Gemüse, insbesondere sogenannte Kreuzblütler (z.B. Weiß-, Rot-, Blumen-,

Rosenkohl und Broccoli) zu sich nahmen, im Vorteil: Ihre Prognose besserte sich um 13 Prozent.[9] Besonders dicke Patientinnen (mit einem BMI von über 30) hatten dagegen eine deutlich schlechtere Prognose.[10]

In den eben zitierten Studien war der Effekt von körperlicher Aktivität nicht sehr ausgeprägt. Eine weitere Studie legt indes nahe, dass Frauen, die bereits vor der Diagnose häufig und mit Ehrgeiz trainierten (von 9 bis 15 MET-h pro Woche), einen positiven Effekt auch auf ihre Erkrankung erzielen konnten.[11]

Wie gesagt: All diese Ergebnisse beziehen sich auf den Lebensstil der Frauen *vor* der Krebserkrankung; der Effekt auf die Prognose wurde erst im Nachhinein festgestellt. Daten zu einer Lebensstiländerung *nach* der Erkrankung und ihrem Einfluss auf den Krankheitsverlauf gibt es (noch) nicht.

Sind die oben erwähnten Ergebnisse für diagnostizierte Patientinnen also nicht verwertbar? Wahrscheinlich doch! Obwohl nur unvollständig dokumentiert, ist es realistisch anzunehmen, dass sich der gesunde Lebensstil der Frauen auch nach der Diagnose nicht verändert hat. Man kann daher annehmen, dass sich diese Lebensführung mit gemüsereicher Diät, körperlicher Aktivität und einem gesunden Gewicht auf den Verlauf der Erkrankung und die Lebensqualität ebenfalls positiv auswirkt. Mit anderen Worten: Es ist sicherlich sinnvoll, sich »mediterran« zu ernähren und sportlich aktiv zu sein. Das ist gleichzeitig eine gute Methode, Übergewicht vorzubeugen oder vorhandenes zu bekämpfen.

Da – wie bereits erwähnt – der Tumor häufig sehr spät entdeckt wird, muss frau sich darüber im Klaren sein, dass nicht nur die Eierstöcke, sondern auch andere Strukturen befallen sein können. So kann es sein, dass auch der Tumor selbst etwa in Darm und Harnleiter einwächst. In solchen fortgeschrittenen Fällen ist eine normale Ernährung nur bedingt möglich. Diese Patientinnen haben aber für die Chemotherapie einen sogenannten Port, einen permanenten Zugang zum venösen

System, und können so auch über Infusionen ernährt werden. Diese »Zugabe« kann die Lebensqualität und die Prognose der weit fortgeschrittenen Krankheit deutlich verbessern. Es versteht sich von selbst, dass diese Art der Ernährung in Zusammenarbeit mit den Ärzten durchgeführt werden muss. Ziel einer solchen Maßnahme sollte es sein, die Patientinnen so weit zu stabilisieren, dass sie sich zu Hause wieder selbst versorgen und ihre Autonomie weitgehend wahren können.[12]

16 Aktiv gegen Erkrankungen des Bluts, des Knochenmarks und des lymphatischen Gewebes

Unter dem Begriff Blutkrebserkrankungen (Leukämien und Lymphome) wird eine Reihe von bösartigen Erkrankungen im Blut, Knochenmark oder im lymphatischen Gewebe zusammengefasst. Je nach Diagnose erkranken 2000 bis 13 000 Menschen jährlich in Deutschland an einer Form dieser Blutkrebserkrankungen. Glücklicherweise hat sich, natürlich immer abhängig von der genauen Diagnose und dem Tumorstadium, in den letzten Jahrzehnten die Überlebensrate der Patienten stark verbessert.

Die Behandlung von Blutkrebserkrankungen beruht auf Chemo-, Strahlen- und Immuntherapie sowie auf Stammzellentransplantation. Diese Therapieformen sind für die Patienten nebenwirkungsreich, und bei einer Stammzellentransplantation ist ein längerer Krankenhausaufenthalt auf einer Isolationsstation erforderlich. Man kann sich leicht vorstellen, dass diese Begleitumstände der Therapie erhebliche seelische und soziale Auswirkungen haben, die auch Jahre später die Lebensqualität noch beeinträchtigen können. Besonders häufig leiden die Patienten am Fatigue-Syndrom. Deshalb sollten sie nach Möglichkeit eine psychoonkologische Beratung und Behandlung annehmen.

Ernährung

Vor der Diagnose liegt bei dieser Erkrankungsgruppe selten eine Mangelernährung vor. Obwohl es nur wenige Studien zu diesem Thema gibt, ist, wie bei all den speziell besprochenen Tumorleiden, ein gesundes Gewicht anzustreben, zumal sich bei der sehr belastenden Stammzellentransplantation Übergewicht als ungünstig für die Prognose erwiesen hat.[1] Wird bei der Therapie Cortison (Nebennierenrindenhormon) eingesetzt, kommt es häufig zum Verlust von Muskelmasse bei gleichzeitiger Zunahme von Fettgewebe; auch Osteoporose (Verlust der Knochensubstanz) zählt zu den Folgen. Hier hat sich eine eiweißreiche Kost in Kombination mit Calcium bewährt.

Wie bei verschiedenen anderen Krebserkrankungen auch hat der Vitamin-D-Spiegel eine prognostische Bedeutung. Eine Forschergruppe der berühmten Mayo-Klinik in Illinois/USA fand heraus, dass Patienten, die an einer Leukämie oder an einem Lymphom erkrankt waren, bei Vitamin-D-Mangel eine wesentlich schlechtere Prognose hatten.[2] Ob eine Substitution von Vitamin D die Prognose verbessert, ist derzeit allerdings unklar. Meines Erachtens lohnt es sich aber bei jedem Patienten, die Konzentration von Vitamin D im Blut zu bestimmen und sie im Fall eines Defizits nach Rücksprache mit den behandelnden Ärzten zumindest auf ein normales Niveau anzuheben.

Die intensive Behandlung, insbesondere die Kombination einer Ganzkörperbestrahlung mit einer Hochdosis-Chemotherapie, führt zu erheblichen Nebenwirkungen. Die Patienten leiden häufig an Übelkeit, Erbrechen und Durchfall sowie an Schleimhautschäden im Bereich des Munds, der Speiseröhre und des Darms, wodurch die Nahrungsaufnahme und -verwertung deutlich eingeschränkt ist. Durch den Abfall der weißen Blutkörperchen wird zudem die Immunabwehr sehr beeinträchtigt, die Abwehrkräfte gegen Infektionen sind geschwächt.

Früher wurden viele Patienten aufgrund der schwierigen Ernährungssituation über Infusionen oder über eine Sonde, die in den Magen oder Zwölffingerdarm führte, ernährt. In den letzten Jahren hat allerdings ein Umdenken eingesetzt.[3] Zwar sollte wegen der geschwächten Immunabwehr auf eine keimarme Ernährung geachtet werden, doch muss man deswegen nicht auf frisches Obst und Gemüse verzichten, sofern die Patienten es gut vertragen und die Schleimhäute im Mund keine zusätzlichen Beschwerden verursachen. Wichtig ist jedoch, dass auf ausreichende Hygiene geachtet wird: Wenn Obst und Gemüse vor dem Verzehr gründlich gewaschen werden, kommt es in der Regel nicht zu vermehrten Entzündungen.[4]

Grundsätzlich scheint also nichts dagegen zu sprechen, auch bei schlechter Abwehrlage eine gesunde, »mediterrane« Diät zu sich zunehmen. Eine gute Nachricht für alle, die gern Wein trinken, denn der gehört zweifelsohne im mediterranen Kulturkreis zu einem guten Essen dazu. Eine Forschungsgruppe stellte hierzu fest, dass Patienten, die vor der Diagnose Wein oder Bier in Maßen tranken, die Krankheit besser überstanden.[5] Aber Achtung: Das gilt nur für Wein und Bier, nicht für höherprozentige alkoholische Getränke wie Schnaps etc.

Wie bereits dargestellt, sollten Sie bei eingeschränkten Abwehrkräften gut vorbereitete und gekochte Speisen oder Nahrungsmittel, die, sofern sie aufgehoben wurden, möglichst direkt aus der Tiefkühltruhe kommen, essen. Vermeiden Sie aufgewärmte oder warm gehaltene Speisen und Getränke sowie rohe und halb gare Lebensmittel sowie Rohmilch und Rohmilchprodukte (z. B. kein Schimmelkäse). Nach der Zubereitung sollten die Speisen hygenisch abgedeckt werden.

Eine sehr gute Aufstellung von Vorschlägen finden Sie im blauen Ratgeber der Deutschen Krebshilfe zum Thema: »Ernährung bei Krebs«. Sie ist bei der Deutschen Krebshilfe erhältlich und kann kostenlos unter www.krebshilfe.de heruntergeladen werden.

Sie sehen, in dieser Phase ist die Hilfe durch Diätassistentinnen und Ernährungsspezialisten sehr sinnvoll, und Sie sollten sich von ihnen nicht nur beraten, sondern auch begleiten lassen.

Körperliche Aktivität

Im Gegensatz zu den wenigen aussagekräftigen Studien über Auswirkungen der Ernährung vor und nach Diagnose auf den Krankheitsverlauf einer Leukämie- oder Lymphom-Erkrankung gibt es eine Reihe sehr guter Untersuchungen zu körperlicher Aktivität und ihren Einfluss auf Lebensqualität und Prognose.

Das Hauptziel des Trainings ist zunächst, während der Therapie die körperliche Funktionsfähigkeit zu stabilisieren und in der Reha-Phase die Fitness zu verbessern. Besonders wichtig ist Bewegung für die erfolgreiche Behandlung des Fatigue-Syndroms, unter dem nahezu alle Patienten mit diesem Krankheitsbild leiden. Bei vielen kommen darüber hinaus Angstzustände und Depressionen hinzu. Außerdem können als Spätfolge der Therapie Osteoporose, Übergewicht und Muskelschwund auftreten.

Eine Reihe von Studien befasst sich mit der Bedeutung von körperlichem Training während und nach der Stammzellentransplantation, einer sehr aufwendigen und nebenwirkungsreichen Behandlungsform. Fast alle Untersuchungen ergaben, dass bereits während der Therapie ein kombiniertes Ausdauer- und Krafttraining das allgemeine Befinden der Patienten besserte. Während und nach einer (Hochdosis-)Chemotherapie war gezieltes Training ebenfalls sehr effektiv. In der Regel blieb auch während der Behandlung die körperliche Leistungsfähigkeit der Patienten erhalten oder verbesserte sich. In den meisten Studien zeigte sich zudem ein positiver Trend bei der Lebensqualität und beim seelischen Wohlbefinden. Insbesondere das Fatigue-Syndrom war dank körperlicher Aktivität weniger ausgeprägt, insbesondere, wenn die Patienten bereits während der Therapie mit dem Training begannen. Interessanterweise hat ein früher Beginn der körperlichen Aktivität auch positive Auswirkungen auf die Werte der weißen Blutkörperchen *(Leukozyten)*, der Blutplättchen *(Thrombozyten)* und des roten Blutfarbstoffs *(Hämoglobin)*.[6]

Ebenfalls erfreulich ist, dass laut mehreren Studien die überwiegende Mehrzahl der Patienten (82 bis 88 Prozent) trotz einer aktuell schwierigen Lebensphase das Trainingsprogramm erfolgreich beendete.[7] Selbst nach dem Aufenthalt in einer Rehaklinik wurde das Ausdauer- und Krafttraining meist eigenverantwortlich im häuslichen Umfeld weitergeführt.[8] Inwieweit Sport die *Prognose* der Erkrankung positiv beeinflusst, wurde lange Zeit von keiner Studie untersucht. Doch kürzlich stellten Wiskemann und Mitarbeiter fest, dass sich neben den positiven psychologischen Effekten der körperlichen Aktivität nach einer Stammzellentransplantation auch die Prognose tendenziell verbesserte.[9] Da das Training die Lebensqualität zudem deutlich verbessert, brechen ebenfalls weniger Patienten die sehr anstrengende Chemotherapie ab, sodass die leitliniengerechte Therapie sich voll entfalten kann. Allein daraus lässt sich zumindest vermuten, dass auch bei dieser Krankheitsgruppe körperliche Aktivität die Prognose verbessert.

Beim Training selbst gilt das bekannte Prinzip: »Start low – go slow.« Als ideal nach der stationären Behandlung gelten Nordic Walking, aber auch Schwimmen oder leichtes Wandern, kombiniert mit einem Muskeltraining von 3 × 20 Minuten pro Woche (z. B. Sit-ups oder Übungen mit dem Thera-Band).

Sofern bestimmte Vorsichtsmaßnahmen eingehalten werden, gefährdet körperliches Training die Patienten nicht und ist sicher durchführbar.[10] Zu diesen Vorsichtsmaßnahmen zählt eine regelmäßige Blutkontrolle – rote und weiße Blutkörperchen sollten sich annähernd im Normalbereich bewegen. Auf körperliche Aktivität sollte verzichtet werden, wenn:

- die Blutplättchen auf einen Wert von unter 10 000/µl fallen,
- der rote Blutfarbstoff Hämoglobin unter 8 g/dl liegt,
- der Patient Fieber und/oder einen akuten Infekt hat,
- der Patient an starkem Erbrechen und Übelkeit leidet,
- der Patient Schmerzen hat, insbesondere, wenn sie sich beim Training verschlimmern,
- der Patient über anhaltenden Schwindel klagt.

Bei einem Wert der Blutplättchen von über 20 000/µl ist Ausdauer- wie auch moderates Krafttraining sicher durchführbar. Vorsicht allerdings bei Kampfsport- und Mannschaftssportarten, bei denen es etwas ruppiger zugehen kann (z. B. Handball, Fußball, Rugby). Ab einer Blutplättchenkonzentration von über 50 000/µl kann auch ein intensives Krafttraining durchgeführt werden.

Bei Patienten, die eine Stammzellentransplantation und/oder Hochdosis-Chemotherapie hinter sich gebracht haben, ist die Abwehr zunächst noch deutlich geschwächt, weshalb einige Wissenschaftler empfehlen, während der ersten 100 Tage nach einer solchen Therapie generell auf Mannschaftssportarten zu verzichten, da man hier eher mit Keimen und Krankheitserregern in Kontakt kommen kann.

Bei *Ausdauertraining* gilt zu beachten:

1. Blutwerte beachten, d. h. bei Blutplättchen unter 10 000/µl und/oder einem roten Blutfarbstoff von unter 8 g/dl vorher die Ärzte zurate ziehen, bzw. Training unter ärztlicher Aufsicht durchführen.
2. Start low-go slow, d. h. vorsichtig mit kurzer Trainingsdauer beginnen und erst langsam Leistung um 5 Prozent pro Woche steigern.
3. Während des stationären Aufenthalts unter ärztlicher Aufsicht kann täglich trainiert werden. Nach dem stationären Aufenthalt zwei- bis dreimal die Woche.
4. Trainingsintensität nicht zu hoch ansetzen. Der Trainingspuls sollte nach der Karvonen-Formel 60 bis 70 Prozent des maximalen Pulses nicht übersteigen (siehe Kapitel »Wo liegt mein individuelles Trainingslevel und wie trainiere ich richtig?«) oder die subjektive Belastung nach der Borg-Skala (siehe Tabelle 8) nicht über »etwas anstrengend« (13 auf der Skala) empfunden werden.

Beim *Krafttraining* gilt zu beachten:

- Die Blutplättchenkonzentration sollte über 20 000/µl liegen.
- Nach dem stationären Aufenthalt empfiehlt es sich, zweimal pro Woche möglichst viele Muskelgruppen zu trainieren: etwa 30 Minuten lang und mit bis zu 60 Prozent der Maximalleistung (entsprechend der Borg-Skala von 13 bis 15, also »etwas anstrengend«).
- Lassen Sie sich von einem Physiotherapeuten beraten und gegebenenfalls in die Übungsgeräte einweisen, damit das Training korrekt, sinnvoll und verletzungsfrei durchgeführt werden kann.

Therapie und Nebenwirkungen haben bei Leukämie- und Lymphom-Patienten erhebliche Auswirkungen auf die Psyche und auf das Sozialleben. Zur Verbesserung der Lebensqualität, zur Linderung von Fatigue-Symptomen, Depressionen und Angststörungen scheint körperliche Aktivität eine größere Rolle zu spielen als die Ernährung. Alle Trainingsprogramme und Umstellungen des Lebensstils sollten zunächst mit den behandelnden Ärzten nicht nur während des stationären Aufenthalts, sondern auch in der frühen und späten Erholungsphase genau besprochen werden und den individuellen Möglichkeiten und Bedürfnissen angepasst sein.

Ein Nachwort, das Sie unbedingt auch noch lesen sollten …

Woran erkennt man die erste Woche im neuen Jahr? An den übergewichtigen älteren Herren (seltener Damen), die mit hochrotem Kopf durch den Park rennen …

Sie kennen das. Die guten Vorsätze, die man an Silvester fasst, halten selten länger als ein paar Wochen. Wenn überhaupt. Wie oft haben Sie sich geschworen, nicht mehr zu rauchen, weniger Alkohol zu trinken, abzunehmen, sich gesünder zu ernähren und mehr Sport zu treiben? Jahrein, jahraus werden diese Schwüre schnell wieder gebrochen.

Warum? Weil man/frau schon nach kurzer Zeit damit beginnt, Ausreden zu suchen, warum sich das Versprechen gerade jetzt nicht einhalten lässt. Zu viel Stress, Ärger im Beruf, ungewöhnliche Belastungen etc. sind wohlfeile Gründe, Silvestervorsätze zu brechen. Oder man hat sich die »Latte zu hoch gelegt« und merkt, dass man nicht die Kraft oder Motivation aufbringt, sie zu überspringen.

Nach der Schockdiagnose Krebs aber geht es ums Überleben, und das sollte Motivation genug sein (sollte man meinen!). Die Tatsache, dass Sie dieses Buch gekauft und gelesen haben, zeigt, dass Sie durchaus bereit sind, selbst etwas zu Ihrer Gesundung beizutragen. Fragen Sie sich, ob und wie Sie weiterleben wollen. Wenn Sie bereit sind, alle Möglichkeiten auszuschöpfen und sich nicht in das vermeintliche Schicksal zu fügen, dann legen Sie los!

- Hören Sie auf zu rauchen.
- Trinken Sie nur geringe Mengen Alkohol, wobei Sie Wein

und Bier bevorzugen und Hochprozentiges meiden sollten.

- Versuchen Sie, sich moderat, aber regelmäßig zu bewegen. Legen Sie sich »die Latte« nicht zu hoch. Nutzen Sie die vielen Möglichkeiten der körperlichen Bewegung anhand der MET-Tabelle.
- Essen Sie viel Obst und Gemüse, weniger rotes Fleisch und Fett. *Gesteuerte Wunschkost* ist das Motto. Hin und wieder dürfen Sie sich natürlich eine fette Currywurst mit Pommes Schranke (vulgo für Mayonnaise und Ketchup) gönnen, wenn das Ihr Lieblingsessen ist. Generell sollten Sie aber versuchen, sich vernünftig – eben »gesteuert« – zu ernähren und das richtige Maß zu finden. Gestalten Sie das Kochen zu einem Event, wenn Sie Zeit haben, mit Freunden, guter Musik, einem Glas Wein und schönen Gesprächen. Auch das trägt zur Lebensfreude bei!
- Versuchen Sie, ein stabiles und gesundes Gewicht zu erreichen und zu halten.
- Lassen Sie sich helfen, wenn die Seele »geknickt« ist.
- Gehen Sie mit Ihrem Körper und Ihrer Seele freundlich, freundschaftlich um.
- Denken Sie an sich, formulieren Sie Ihre Wünsche und Bedürfnisse klar und deutlich. Das hat nichts mit Egoismus zu tun, sondern mit dem schönen Wort »Selbstfürsorge«. Sie sollten sich jetzt die wichtigste Person sein und dürfen das auch.
- Beziehen Sie Ihren Partner/Ihre Partnerin mit ein, denn »geteiltes Leid ist halbes Leid«. Ebenso ist »geteilte Freude doppelte Freude«. Vielleicht können Sie Ihre (engsten) Mitmenschen von einer vernünftigen Lebensstiländerung überzeugen, indem Sie z. B. gemeinsam mit dem Rauchen aufhören, sich gemeinsam bewegen etc.
- Zur Lebensstiländerung gehört es auch, Sorgen, Ängste, Gefühle der Hilflosigkeit oder Überforderung mitzuteilen. Sprechen Sie über Ihre Nöte, *Sie müssen nicht stark sein!* Die Haltung »ein Indianer kennt keinen Schmerz« ist falsch und

gefährlich. Körperlicher und seelischer Schmerz sind wichtige Signale und sollten nicht einfach ignoriert werden.

Kurz: Quälen Sie sich nicht, seien Sie gut und liebevoll zu sich und versuchen Sie, sich (wieder) zu mögen.

Das ist Ihnen zu »hedonistisch«, passt nicht zu Ihrem Weltbild, zu Ihrer ethischen Richtschnur? Sei's drum. Das ist *Ihr* Leben, Sie haben nur eins. Füllen Sie Ihre Zeit mit Dingen, die Ihnen Freude machen und in denen Sie Erfüllung finden. Seien Sie aktiv mit Leib und Seele – auch gegen den Krebs.

Danksagung

Ich bedanke mich sehr herzlich bei meiner Frau Maria und meiner Familie, die mich in all den fast 40 Jahren als aktiv tätiger Chirurg so wundervoll unterstützten und mir halfen, das Leben als Arzt, Chirurg in leitender Funktion und Ärztlicher Direktor so gut wie möglich zu meistern.

Ich bedanke mich bei meinem Freund und Sportkameraden Martin Halle, Ordinarius und leitender Ärztlicher Direktor des Zentrums für Prävention und Sportmedizin der TU München. Er hat mich bei unseren wöchentlichen Lauftreffen am Nymphenburger Schloss auf diese damals neuen wissenschaftlichen Ergebnisse aufmerksam gemacht, und seit nunmehr zwölf Jahren beschäftigen wir uns gemeinsam mit diesen Themen.

Ich bedanke mich bei Nicole Erickson und Franziska Neufeld, die mir geduldig die für einen Chirurgen etwas fremden Felder der Ernährungstherapie in der Onkologie und der Psychoonkologie nähergebracht haben. Ein gutes Beispiel dafür, wie wichtig die interdisziplinäre Zusammenarbeit besonders bei Krebspatienten ist.

Last but not least möchte ich mich bei allen Kollegen, onkologischen Pflegekräften und auch bei unseren PJ-Studenten im Rotkreuzklinikum München bedanken. Die kollegialen Diskussionen, aber auch die kritischen Fragen wie Anmerkungen zum Nutzen der jeweiligen Therapie für den Patienten, waren immer konstruktiv und ein wichtiger Ansporn, die Krebstherapie zu optimieren.

Anhang

Quellennachweise

Kapitel 1

1. Siegel R. L., Fedewa S. A., Miller K. D., Goding-Sauer A., Pinheiro P. S., Martinez-Tyson D. et al. Cancer statistics for Hispanics/Latinos, 2015. CA Cancer J Clin. 2015; 65(6): 457–80.
2. Robert Koch-Institut, Zentrum für Krebsregisterdaten, abgerufen am 6. April 2015.
3. Erster Krebsbericht Bayern, 2013.
4. de Moor J. S., Mariotto A. B., Parry C., Alfano C. M., Padgett L., Kent E. E. et al. Cancer survivors in the United States: prevalence across the survivorship trajectory and implications for care. Cancer Epidemiol Biomarkers Prev. 2013; 22(4): 561–70.
5. Penson R. T., Wenzel L. B., Vergote I., Cella D. Quality of Life considerations in gynecologic cancer. FIGO 26th Annual Report on the Results of Treatment in Gynecological Cancer. Int J Gynaecol Obstet. 2006; 95 Suppl 1: 247–57.
6. Burgess C., Cornelius V., Love S., Graham J., Richards M., Ramirez A. Depression and anxiety in women with early breast cancer: five year observational cohort study. BMJ. 2005; 330 (7493): 702.
7. O'Rourke M. E.. Choose wisely: therapeutic decisions and quality of life in patients with prostate cancer. Clin J Oncol Nurs. 2007; 11(3): 401–8.
8. Cella D. F., Bonomi AE. Measuring quality of life: 1995 update. Oncology (Williston Park). 1995; 9(11 Suppl): 47–60.
9. Wang X. S., Woodruff J. F.. Cancer-related and treatment-related fatigue. Gynecol Oncol. 2015; 136(3): 446–52.
10. Higginson I. J., Costantini M.. Dying with cancer, living well with advanced cancer. Eur J Cancer. 2008; 44(10): 1414–24.
11. Koornstra R. H., Peters M., Donofrio S., van den Borne B., de Jong F. A. Management of fatigue in patients with cancer – a practical overview. Cancer Treat Rev. 2014; 40(6): 791–9.
12. Bower J. E., Bak K., Berger A., Breitbart W., Escalante C. P., Ganz P. A., et al. Screening, assessment, and management of fatigue in adult survivors of cancer: an American Society of Clinical oncology clinical practice guideline adaptation. J Clin Oncol. 2014; 32(17): 1840–50.
13. Wang X. S., Woodruff J. F.. Cancer-related and treatment-related fatigue. Gynecol Oncol. 2015; 136(3): 446–52.
14. Mendoza T. R., Wang X. S., Cleeland C. S. et al. The rapid assessment of fatigue seve-

rity in cancer patients: use of the Brief Fatigue Inventory. Cancer 1999; 85: 1186–1196.
15. Krebsinformationsdienst DKFZ, 2011; Pelser C., Arem H., Pfeiffer R.M., Elena J.W., Alfano C.M., Hollenbeck A.R. et al. Prediagnostic lifestyle factors and survival after colon and rectal cancer diagnosis in the National Institutes of Health (NIH)-AARP Diet and Health Study. Cancer. 2014; 120(10): 1540–7.

Kapitel 2

1. Blanchard C.M., Courneya K.S., Stein K., American Cancer Society's SCS, II. Cancer survivors' adherence to lifestyle behavior recommendations and associations with health-related quality of life: results from the American Cancer Society's SCS-II. J Clin Oncol. 2008; 26(13): 2198–204.
2. Jones L.W., Courneya K.S., Fairey A.S., Mackey J.R.. Effects of an oncologist's recommendation to exercise on self-reported exercise behavior in newly diagnosed breast cancer survivors: a single-blind, randomized controlled trial. Ann Behav Med. 2004; 28(2): 105–13.
3. Wen C.P., Wai J.P.M., Tsai M.K., Yang Y.C., Cheng T.Y.D., Lee M.-C. et al. Minimum amount of physical activity for reduced mortality and extended life expectancy: a prospective cohort study. The Lancet. 2011; 378(9798): 1244–53.
4. Physical Activity Guidelines Advisory Committee Report, www.health.gov/paguidelines/ March 9, 2011.
5. Ainsworth B.E., Haskell W.L, Whitt M.C., Irwin M.L., Swartz A.M., Strath S.J., et al. Compendium of physical activities: an update of activity codes and MET intensities. Med Sci Sports Exerc. 2000 32(9 Suppl): S498–504; Ainsworth B.E., Haskell W.L., Herrmann S.D., Meckes N., Bassett D.R., Jr., Tudor-Locke C. et al. Compendium of Physical Activities: a second update of codes and MET values. Med Sci Sports Exerc. 2011; 43(8): 1575–81.

Kapitel 3

1. Wen et al., 2011.
2. Friedenreich C.M., Cust A.E.. Physical activity and breast cancer risk: impact of timing, type and dose of activity and population subgroup effects. Br J Sports Med. 2008; 42(8): 636–47.
3. Wu Y., Zhang D., Kang S.. Physical activity and risk of breast cancer: a meta-analysis of prospective studies. Breast Cancer Res Treat. 2013; 137(3): 869–82.
4. Moore S.C., Gierach G.L., Schatzkin A., Matthews C.E.. Physical activity, sedentary behaviours, and the prevention of endometrial cancer. Br J Cancer. 2010; 103(7): 933–8; Cust A.E.. Physical activity and gynecologic cancer prevention. Recent Results Cancer Res. 2011; 186:159–85.
5. Biesma R.G., Schouten L.J., Dirx M.J., Goldbohm R.A., van den Brandt PA. Physical activity and risk of ovarian cancer: results from the Netherlands Cohort Study (The Netherlands). Cancer Causes Control. 2006; 17(1): 109–15; Cannioto R.A., Moysich K.B.. Epithelial ovarian cancer and recreational physical activity: A review

of the epidemiological literature and implications for exercise prescription. Gynecol Oncol. 2015; 137(3): 559–73.

6. Biesma R. G., Schouten L. J., Dirx M. J., Goldbohm R. A., van den Brandt PA. Physical activity and risk of ovarian cancer: results from the Netherlands Cohort Study (The Netherlands). Cancer Causes Control. 2006; 17(1): 109–15.
7. Ebd.
8. Yang L., Klint A., Lambe M., Bellocco R., Riman T., Bergfeldt K. et al. Predictors of ovarian cancer survival: a population-based prospective study in Sweden. Int J Cancer. 2008; 123(3): 672–9; Moorman P. G., Jones L. W., Akushevich L., Schildkraut J. M.. Recreational physical activity and ovarian cancer risk and survival. Ann Epidemiol. 2011. 21(3): 178–87.
9. Emaus A., Thune I.. Physical activity and lung cancer prevention. Recent Results Cancer Res. 2011;186: 101–33.
10. Tardon A., Lee W. J., Delgado-Rodriguez M., Dosemeci M., Albanes D., Hoover R. et al. Leisure-time physical activity and lung cancer: a meta-analysis. Cancer Causes Control. 2005; 16(4): 389–97.
11. Martinez M. E., Giovannucci E., Spiegelman D., Hunter D. J., Willett W. C., Colditz G. A.. Leisure-time physical activity, body size, and colon cancer in women. Nurses' Health Study Research Group. J Natl Cancer Inst. 1997; 89(13): 948–55; Mai P. L., Sullivan-Halley J., Ursin G., Stram D. O., Deapen D., Villaluna D., et al. Physical activity and colon cancer risk among women in the California Teachers Study. Cancer Epidemiol Biomarkers Prev. 2007; 16(3): 517–25; Inoue M., Yamamoto S., Kurahashi N., Iwasaki M., Sasazuki S., Tsugane S. et al. Daily total physical activity level and total cancer risk in men and women: results from a large-scale population-based cohort study in Japan. Am J Epidemiol. 2008; 168(4): 391–403.
12. Wolin K. Y., Yan Y., Colditz G. A., Lee I. M.. Physical activity and colon cancer prevention: a meta-analysis. Br J Cancer. 2009; 100(4): 611–6.
13. Harriss D. J., Atkinson G., Batterham A., George K., Cable N. T., Reilly T. et al. Lifestyle factors and colorectal cancer risk (2): a systematic review and meta-analysis of associations with leisure-time physical activity. Colorectal Dis. 2009; 11(7): 689–701.
14. Chao A., Connell C. J., Jacobs E. J., McCullough M. L., Patel A. V., Calle E. E. et al. Amount, type, and timing of recreational physical activity in relation to colon and rectal cancer in older adults: the Cancer Prevention Study II Nutrition Cohort. Cancer Epidemiol Biomarkers Prev. 2004; 13(12): 2187–95.
15. Winzer B. M., Whiteman D. C., Reeves M. M., Paratz J. D.. Physical activity and cancer prevention: a systematic review of clinical trials. Cancer Causes Control. 2011;22(6): 811–26.
16. Colbert L. H., Lanza E., Ballard-Barbash R., Slattery M. L., Tangrea J. A., Caan B. et al. Adenomatous polyp recurrence and physical activity in the Polyp Prevention Trial (United States). Cancer Causes Control. 2002; 13(5): 445–53.
17. Wolin K. Y., Yan Y., Colditz G. A.. Physical activity and risk of colon adenoma: a meta-analysis. Br J Cancer. 2011; 104(5): 882–5.

18. Coups E. J., Hay J., Ford J. S.. Awareness of the role of physical activity in colon cancer prevention. Patient Educ Couns. 2008; 72(2): 246–51.
19. Slattery M. L., Edwards S., Curtin K., Ma K., Edwards R., Holubkov R. et al. Physical activity and colorectal cancer. Am J Epidemiol. 2003; 158(3): 214–24.
20. Chao A., Connell C. J., Jacobs E. J., McCullough M. L., Patel A. V., Calle E. E. et al. Amount, type, and timing of recreational physical activity in relation to colon and rectal cancer in older adults: the Cancer Prevention Study II Nutrition Cohort. Cancer Epidemiol Biomarkers Prev. 2004; 13(12): 2187–95.
21. Colbert L. H., Hartman T. J., Malila N., Limburg P. J., Pietinen P., Virtamo J. et al. Physical activity in relation to cancer of the colon and rectum in a cohort of male smokers. Cancer Epidemiol Biomarkers Prev. 2001; 10(3): 265–8; Steindorf K., Jedrychowski W., Schmidt M., Popiela T., Penar A., Galas A. et al. Case-control study of lifetime occupational and recreational physical activity and risks of colon and rectal cancer. Eur J Cancer Prev. 2005; 14(4): 363–71.
22. Behrens G., Jochem C., Keimling M., Ricci C., Schmid D., Leitzmann M. F.. The association between physical activity and gastroesophageal cancer: systematic review and meta-analysis. Eur J Epidemiol. 2014; 29(3): 151–70.
23. O'Rorke M. A., Cantwell M. M., Cardwell C. R., Mulholland H. G., Murray L. J.. Can physical activity modulate pancreatic cancer risk? A systematic review and meta-analysis. Int J Cancer. 2010; 126 (12): 2957–68.
24. Behrens G., Jochem C., Schmid D., Keimling M., Ricci C., Leitzmann M. F.. Physical activity and risk of pancreatic cancer: a systematic review and meta-analysis. Eur J Epidemiol. 2015; 30(4): 279–98.
25. Liu Y., Hu F., Li D., Wang F., Zhu L., Chen W. et al. Does physical activity reduce the risk of prostate cancer? A systematic review and meta-analysis. Eur Urol. 2011; 60(5): 1029–44.
26. Friedenreich C. M., Neilson H. K., Lynch B. M.. State of the epidemiological evidence on physical activity and cancer prevention. Eur J Cancer. 2010; 46(14): 2593–604; Barnes B. B., Steindorf K., Hein R., Flesch-Janys D., Chang-Claude J.. Population attributable risk of invasive postmenopausal breast cancer and breast cancer subtypes for modifiable and non-modifiable risk factors. Cancer Epidemiol. 2011; 35(4): 345–52; Hagströmer M., Kwak L., Oja P., Sjostrom M.. A 6 year longitudinal study of accelerometer-measured physical activity and sedentary time in Swedish adults. J Sci Med Sport. 2015; 18(5): 553–7.
27. Moore S. C., Lee I. M., Weiderpass E., Campbell P. T. et al.. Association of Leisure-Time Physical Activity With Risk of 26 Types of Cancer in 1.44 Million Adults. JAMA Intern Med. 2016 May 16.
28. Kaaks R.. Nutrition, insulin, IGF-1 metabolism and cancer risk: a summary of epidemiological evidence. Novartis Found Symp. 2004; 262: 247–60; discussion 60–68; Gunter M. J., Hoover D. R., Yu H., Wassertheil-Smoller S., Manson J. E., Li J. et al. A prospective evaluation of insulin and insulin-like growth factor-I as risk factors for endometrial cancer. Cancer Epidemiol Biomarkers Prev. 2008; 17(4): 921–9.

29. Renehan A.G., Zwahlen M., Minder C., O'Dwyer S.T., Shalet S.M., Egger M. Insulin-like growth factor (IGF)-I, IGF binding protein-3, and cancer risk: systematic review and meta-regression analysis. Lancet. 2004; 363(9418): 1346–53; Rowlands M.A., Holly J.M., Gunnell D., Donovan J., Lane J.A., Hamdy F. et al. Circulating insulin-like growth factors and IGF-binding proteins in PSA-detected prostate cancer: the large case-control study ProtecT. Cancer Res. 2012; 72(2): 503–15.
30. Slattery M.L.. Physical activity and colorectal cancer. Sports Med. 2004; 34(4): 239–52.
31. McTiernan A.. Mechanisms linking physical activity with cancer. Nat Rev Cancer. 2008; 8(3): 205–11.
32. Wetmore, C. M., Ulrich, C. M. in: Cancer Prevention and Management through Exercise and Weight Control (Hrsg. McTiernan, A.), 157–175 (CRC Taylor Francis, Boca Raton, 2006).
33. Wood L.J., Nail L.M., Winters K.A.. Does muscle-derived interleukin-6 mediate some of the beneficial effects of exercise on cancer treatment-related fatigue? Oncol Nurs Forum. 2009; 36(5): 519–24.
34. Yamauchi M., Lochhead P., Imamura Y., Kuchiba A., Liao X., Qian Z.R. et al. Physical activity, tumor PTGS2 expression, and survival in patients with colorectal cancer. Cancer Epidemiol Biomarkers Prev. 2013; 22(6): 1142–52.
35. Kaaks R., Lukanova A., Kurzer M.S.. Obesity, endogenous hormones, and endometrial cancer risk: a synthetic review. Cancer Epidemiol Biomarkers Prev. 2002; 11(12): 1531–43.
36. McTiernan A., Wu L., Chen C., Chlebowski R., Mossavar-Rahmani Y., Modugno F. et al. Relation of BMI and physical activity to sex hormones in postmenopausal women. Obesity (Silver Spring). 2006; 14(9): 1662–77; Chan M.F., Dowsett M., Folkerd E., Bingham S., Wareham N., Luben R. et al. Usual physical activity and endogenous sex hormones in postmenopausal women: the European prospective investigation into cancer-norfolk population study. Cancer Epidemiol Biomarkers Prev. 2007; 16(5): 900–5.
37. Bernstein L.. Exercise and breast cancer prevention. Curr Oncol Rep. 2009; 11(6): 490–6.
38. Dai Q., Gao Y.T., Shu X.O., Yang G., Milne G., Cai Q. et al. Oxidative stress, obesity, and breast cancer risk: results from the Shanghai Women's Health Study. J Clin Oncol. 2009; 27(15): 2482–8; Barocas D.A., Motley S., Cookson M.S., Chang S.S., Penson D.F., Dai Q. et al. Oxidative stress measured by urine F2-isoprostane level is associated with prostate cancer. J Urol. 2011; 185(6): 2102–7.
39. Furukawa S., Fujita T., Shimabukuro M., Iwaki M., Yamada Y., Nakajima Y. et al. Increased oxidative stress in obesity and its impact on metabolic syndrome. J Clin Invest. 2004; 114(12): 1752–61.
40. Allgayer H., Owen R.W., Nair J. Spiegelhalder B., Streit J., Reichel C. et al. Short-term moderate exercise programs reduce oxidative DNA damage as determined by high-performance liquid chromatography-electrospray ionization-mass spectrometry in patients with colorectal carcinoma following primary treatment. Scand J Gastro-

enterol. 2008; 43(8): 971–8; Schmitz K.H., Warren M., Rundle A.G., Williams N.I., Gross M.D., Kurzer M.S.. Exercise effect on oxidative stress is independent of change in estrogen metabolism. Cancer Epidemiol Biomarkers Prev. 2008; 17(1): 220–3; Campbell P.T., Gross M.D., Potter J.D., Schmitz K.H., Duggan C., McTiernan A. et al. Effect of exercise on oxidative stress: a 12-month randomized, controlled trial. Med Sci Sports Exerc. 2010 (8): 1448–53.
41. Yin L., Grandi N., Raum E., Haug U., Arndt V., Brenner H.. Meta-analysis: longitudinal studies of serum vitamin D and colorectal cancer risk. Aliment Pharmacol Ther. 2009; 30(2): 113–25; Dies.. Meta-analysis: serum vitamin D and breast cancer risk. Eur J Cancer. 2010;46(12): 2196–205; Dies.. Meta-analysis: Circulating vitamin D and ovarian cancer risk. Gynecol Oncol. 2011;121(2): 369–75.
42. Kluczynski M.A., Lamonte M.J., Mares J.A., Wactawski-Wende J., Smith A.W., Engelman C.D. et al. Duration of physical activity and serum 25-hydroxyvitamin D status of postmenopausal women. Ann Epidemiol. 2011; 21(6): 440–9.
43. Zeng H., Irwin M.L., Lu L., Risch H., Mayne S., Mu L. et al. Physical activity and breast cancer survival: an epigenetic link through reduced methylation of a tumor suppressor gene L3MBTL1. Breast Cancer Res Treat. 2012; 133(1): 127–35.
44. Nakajima K., Takeoka M., Mori M., Hashimoto S., Sakurai A., Nose H. et al. Exercise effects on methylation of ASC gene. Int J Sports Med. 2010; 31(9): 671–5.
45. Voisin S., Eynon N., Yan X., Bishop D.J.. Exercise training and DNA methylation in humans. Acta Physiol (Oxf). 2015; 213(1): 39–59.

Kapitel 4

1. Bayerische Krebsgesellschaft e.V.: Krebs und Sport: http://www.krebsgesellschaft.de/download/bkg_broschuere_krebs-und-sport_2013.pdf, Davies NJ, Batehup L, Thomas R. The role of diet and physical activity in breast, colorectal, and prostate cancer survivorship: a review of the literature. British Journal of Cancer (2011) 105, 52–73; Deutsche Krebshilfe: Bewegung und Sport bei Krebs (Reihe Blaue Ratgeber): http://www.krebshilfe.de/fileadmin/Inhalte/Downloads/PDFs/Blaue_Ratgeber/048_0104.pdf.
2. Haydon A.M., Macinnis R.J., English D.R., Giles G.G.. Effect of physical activity and body size on survival after diagnosis with colorectal cancer. Gut. 2006; 55(1): 62–7.
3. Meyerhardt J.A., Heseltine D., Niedzwiecki D., Hollis D., Saltz L.B., Mayer R.J. et al. Impact of physical activity on cancer recurrence and survival in patients with stage III colon cancer: findings from CALGB 89803. J Clin Oncol. 2006; 24(22): 3535–41.
4. Meyerhardt J.A., Giovannucci E.L., Holmes M.D., Chan A.T., Chan J.A., Colditz G.A. et al. Physical activity and survival after colorectal cancer diagnosis. J Clin Oncol. 2006; 24(22): 3527–34.
5. Meyerhardt J.A., Giovannucci E.L., Ogino S., Kirkner G.J,. Chan A.T., Willett W. et al. Physical activity and male colorectal cancer survival. Arch Intern Med. 2009; 169(22): 2102–8.

6. Baade P.D., Meng X., Youl P.H., Aitken J.F., Dunn J., Chambers S.K.. The impact of body mass index and physical activity on mortality among patients with colorectal cancer in Queensland, Australia. Cancer Epidemiol Biomarkers Prev. 2011; 20(7): 1410–20.
7. Kuiper J.G., Phipps A.I., Neuhouser M.L., Chlebowski R.T., Thomson C.A., Irwin M.L. et al. Recreational physical activity, body mass index, and survival in women with colorectal cancer. Cancer Causes Control. 2012; 23(12): 1939–48.
8. Campbell P.T., Patel A.V., Newton C.C., Jacobs E.J., Gapstur S.M.. Associations of recreational physical activity and leisure time spent sitting with colorectal cancer survival. J Clin Oncol. 2013; 31(7): 876–85.
9. Schmid D., Leitzmann M.F.. Association between physical activity and mortality among breast cancer and colorectal cancer survivors: a systematic review and meta-analysis. Ann Oncol. 2014; 25(7): 1293–311.
10. Meyerhardt J.A., Niedzwiecki D., Hollis D., Saltz L.B., Mayer R.J., Nelson H. et al. Impact of body mass index and weight change after treatment on cancer recurrence and survival in patients with stage III colon cancer: findings from Cancer and Leukemia Group B 89803. J Clin Oncol. 2008; 26(25): 4109–15.
11. Robert Koch Institut, Zentrum für Krebsregisterdaten, abgerufen am 6. April 2015.
12. Holmes M.D., Chen W.Y., Feskanich D., Kroenke C.H., Colditz G.A.. Physical activity and survival after breast cancer diagnosis. JAMA. 2005; 293(20): 2479–86.
13. Holmes M.D., Chen W.Y., Feskanich D., Kroenke C.H., Colditz G.A.. Physical activity and survival after breast cancer diagnosis. JAMA. 2005; 293(20): 2479–86; Holick C.N., Newcomb P.A., Trentham-Dietz A., Titus-Ernstoff L., Bersch A.J., Stampfer M.J. et al. Physical activity and survival after diagnosis of invasive breast cancer. Cancer Epidemiol Biomarkers Prev. 2008; 17(2): 379–86; Irwin M.L., Smith A.W., McTiernan A., Ballard-Barbash R., Cronin K., Gilliland F.D. et al. Influence of pre- and postdiagnosis physical activity on mortality in breast cancer survivors: the health, eating, activity, and lifestyle study. J Clin Oncol. 2008; 26(24): 3958–64; Irwin M.L., McTiernan A., Manson J.E., Thomson C.A., Sternfeld B., Stefanick M.L. et al. Physical activity and survival in postmenopausal women with breast cancer: results from the women's health initiative. Cancer Prev Res (Phila). 2011; 4(4): 522–9; Beasley J.M., Kwan M.L., Chen W.Y., Weltzien E.K., Kroenke C.H., Lu W. et al. Meeting the physical activity guidelines and survival after breast cancer: findings from the after breast cancer pooling project. Breast Cancer Res Treat. 2012; 131(2): 637–43.
14. Lahart I.M., Metsios G.S., Nevill A.M., Carmichael A.R.. Physical activity, risk of death and recurrence in breast cancer survivors: A systematic review and meta-analysis of epidemiological studies. Acta Oncol. 2015; 54(5): 635–54.
15. Ibrahim E.M., Al-Homaidh A. Physical activity and survival after breast cancer diagnosis: meta-analysis of published studies. Med Oncol. 2011; 28(3): 753–65.
16. Kenfield S.A., Stampfer M.J., Giovannucci E., Chan J.M.. Physical activity and survival after prostate cancer diagnosis in the health professionals follow-up study. J Clin Oncol. 2011; 29(6): 726–32.

17. Richman E. L., Kenfield S. A., Stampfer M. J., Paciorek A., Carroll P. R., Chan J. M.. Physical activity after diagnosis and risk of prostate cancer progression: data from the cancer of the prostate strategic urologic research endeavor. Cancer Res. 2011; 71(11): 3889–95.
18. Galvao D. A., Taaffe D. R., Spry N., Joseph D., Newton R. U.. Combined resistance and aerobic exercise program reverses muscle loss in men undergoing androgen suppression therapy for prostate cancer without bone metastases: a randomized controlled trial. J Clin Oncol. 2010; 28(2): 340–7.
19. Alberga A. S., Segal R. J., Reid R. D., Scott C. G., Sigal R. J., Khandwala F. et al. Age and androgen-deprivation therapy on exercise outcomes in men with prostate cancer. Support Care Cancer. 2012; 20(5): 971–81.
20. Geraerts I., Van Poppel H., Devoogdt N., Laenen A., De Groef A., Van Kampen M.. Progression and predictors of physical activity levels after radical prostatectomy. BJU Int. 2014; 114(2): 185–92.
21. Yeo T. P., Burrell S. A., Sauter P. K., Kennedy E. P., Lavu H., Leiby B. E. et al. A progressive postresection walking program significantly improves fatigue and health-related quality of life in pancreas and periampullary cancer patients. J Am Coll Surg. 2012; 214(4): 463–75; discussion 75–7.
22. Müller T. C., Burmeister M. A., Bachmann J., Martignoni M. E.. Cachexia and pancreatic cancer: are there treatment options? World J Gastroenterol. 2014; 20(28): 9361–73.
23. Fearon K., Arends J., Baracos V.. Understanding the mechanisms and treatment options in cancer cachexia. Nat Rev Clin Oncol. 2013; 10(2): 90–9; Argilés J. M., Lopez-Soriano F. J., Busquets S.. Mechanisms and treatment of cancer cachexia. Nutr Metab Cardiovasc Dis. 2013; 23 Suppl 1: S19–24.
24. Bremnes R. M., Busund L. T., Kilvaer T. L., Andersen S., Richardsen E., Paulsen E. E. et al. The role of tumor infiltrating lymphocytes in development, progression and prognosis of non-small cell lung cancer. J Thorac Oncol. 2016.
25. Goeckenjan G für die Deutsche Gesellschaft für Pneumologie: Prävention, Diagnostik, Therapie und Nachsorge des Lungenkarzinoms. Interdisziplinäre S3-Leitlinie der Deutschen Gesellschaft für Pneumologie und Beatmungsmedizin und der Deutschen Krebsgesellschaft. Pneumologie 2010, 64 (Suppl 2): e1–e164.
26. Temel J. S., Greer J. A., Goldberg S., Vogel P. D., Sullivan M., Pirl W. F. et al. A structured exercise program for patients with advanced non-small cell lung cancer. J Thorac Oncol. 2009; 4(5): 595–601.
27. Chen H. M., Tsai C. M., Wu Y. C., Lin K. C., Lin C. C.. Randomised controlled trial on the effectiveness of home-based walking exercise on anxiety, depression and cancer-related symptoms in patients with lung cancer. Br J Cancer. 2015; 112(3): 438–45.
28. Lin Y. Y., Rau K. M., Lin C. C.. Longitudinal study on the impact of physical activity on the symptoms of lung cancer survivors. Support Care Cancer. 2015; 23(12): 3545–53.
29. Ansell S. M.. Non-Hodgkin Lymphoma: Diagnosis and Treatment. Mayo Clin Proc. 2015; 90(8): 1152–63; Gobbi P. G., Ferreri A. J., Ponzoni M., Levis A.. Hodgkin lymphoma. Crit Rev Oncol Hematol. 2013; 85(2): 216–37.

30. Siefert M. L.. Fatigue, pain, and functional status during outpatient chemotherapy. Oncol Nurs Forum. 2010; 37(2): E114–23.
31. Vermaete N., Wolter P., Verhoef G., Gosselink R.. Physical activity, physical fitness and the effect of exercise training interventions in lymphoma patients: a systematic review. Ann Hematol. 2013; 92(8): 1007–21.
32. Dimeo F. C., Stieglitz R. D., Novelli-Fischer U., Fetscher S., Keul J.. Effects of physical activity on the fatigue and psychologic status of cancer patients during chemotherapy. Cancer. 1999; 85(10): 2273–7.
33. Courneya K. S., Sellar C. M., Stevinson C., McNeely M. L., Peddle C. J., Friedenreich C. M. et al. Randomized controlled trial of the effects of aerobic exercise on physical functioning and quality of life in lymphoma patients. J Clin Oncol. 2009; 27(27): 4605–12.
34. Bergenthal N., Will A., Streckmann F., Wolkewitz K. D., Monsef I., Engert A. et al. Aerobic physical exercise for adult patients with haematological malignancies. Cochrane Database Syst Rev. 2014; 11: CD009075.
35. Courneya K. S., Sellar C. M., Stevinson C., McNeely M. L., Peddle C. J., Friedenreich C. M. et al. Randomized controlled trial of the effects of aerobic exercise on physical functioning and quality of life in lymphoma patients. J Clin Oncol. 2009; 27(27): 4605–12; Jarden M., Moller T., Kjeldsen L., Birgens H., Christensen J. F., Bang Christensen K., et al. Patient Activation through Counseling and Exercise – Acute Leukemia (PACE-AL) – a randomized controlled trial. BMC Cancer. 2013; 13: 446; Wiskemann J., Kuehl R., Dreger P., Schwerdtfeger R., Huber G., Ulrich CM. et al. Efficacy of exercise training in SCT patients – who benefits most? Bone Marrow Transplant. 2014; 49(3): 443–8.
36. Ferrer R. A., Huedo-Medina T. B., Johnson B. T., Ryan S., Pescatello LS. Exercise interventions for cancer survivors: a meta-analysis of quality of life outcomes. Ann Behav Med. 2011; 41(1): 32–47.
37. Duijts S. F., Faber M. M., Oldenburg H. S., van Beurden M., Aaronson N. K.. Effectiveness of behavioral techniques and physical exercise on psychosocial functioning and health-related quality of life in breast cancer patients and survivors – a meta-analysis. Psychooncology. 2011; 20(2): 115–26.
38. Cho O. H., Yoo Y. S., Kim N. C.. Efficacy of comprehensive group rehabilitation for women with early breast cancer in South Korea. Nurs Health Sci. 2006; 8(3): 140–6; Fillion L., Gagnon P., Leblond F., Gelinas C., Savard J., Dupuis R. et al. A brief intervention for fatigue management in breast cancer survivors. Cancer Nurs. 2008; 31(2): 145–59.
39. Speck R. M., Gross C. R., Hormes J. M., Ahmed R. L., Lytle L. A., Hwang W. T. et al. Changes in the Body Image and Relationship Scale following a one-year strength training trial for breast cancer survivors with or at risk for lymphedema. Breast Cancer Res Treat. 2010; 121(2): 421–30.
40. Adamsen L., Quist M., Andersen C., Moller T., Herrstedt J., Kronborg D. et al. Effect of a multimodal high intensity exercise intervention in cancer patients undergoing chemotherapy: randomised controlled trial. BMJ. 2009; 339: b3410.

41. Schmitz K. H., Ahmed R. L., Troxel A., Cheville A., Smith R., Lewis-Grant L. et al. Weight lifting in women with breast-cancer-related lymphedema. N Engl J Med. 2009; 361(7): 664–73.
42. Courneya K. S., Segal R. J., Mackey J. R., Gelmon K., Reid R. D., Friedenreich C. M. et al. Effects of aerobic and resistance exercise in breast cancer patients receiving adjuvant chemotherapy: a multicenter randomized controlled trial. J Clin Oncol. 2007; 25(28): 4396–404; Courneya K. S., McKenzie D. C., Mackey J. R., Gelmon K., Reid R. D., Friedenreich C. M. et al. Moderators of the effects of exercise training in breast cancer patients receiving chemotherapy: a randomized controlled trial. Cancer. 2008; 112(8): 1845–53.
43. Courneya K. S., Segal R. J., Mackey J. R., Gelmon K., Reid R. D., Friedenreich C. M. et al. Effects of aerobic and resistance exercise in breast cancer patients receiving adjuvant chemotherapy: a multicenter randomized controlled trial. J Clin Oncol. 2007; 25(28): 4396–404.
44. Segal R. J., Reid R. D., Courneya K. S., Sigal R. J., Kenny G. P., Prud'Homme D. G. et al. Randomized controlled trial of resistance or aerobic exercise in men receiving radiation therapy for prostate cancer. J Clin Oncol. 2009; 27(3): 344–51.
45. Blanchard C. M., Courneya K. S., Stein K., American Cancer Society's SCS, II. Cancer survivors' adherence to lifestyle behavior recommendations and associations with health-related quality of life: results from the American Cancer Society's SCS-II. J Clin Oncol. 2008; 26(13): 2198–204; Courneya K. S., McKenzie D. C., Mackey J. R., Gelmon K., Reid R. D., Friedenreich C. M. et al. Moderators of the effects of exercise training in breast cancer patients receiving chemotherapy: a randomized controlled trial. Cancer. 2008; 112(8): 1845–53; Irwin M. L., Smith A. W., McTiernan A., Ballard-Barbash R., Cronin K., Gilliland F. D. et al. Influence of pre- and postdiagnosis physical activity on mortality in breast cancer survivors: the health, eating, activity, and lifestyle study. J Clin Oncol. 2008; 26(24): 3958–64.
46. Huy C., Schmidt M. E., Vrieling A., Chang-Claude J., Steindorf K.. Physical activity in a German breast cancer patient cohort: one-year trends and characteristics associated with change in activity level. Eur J Cancer. 2012; 48(3): 297–304.
47. Yeh E. T., Bickford C. L.. Cardiovascular complications of cancer therapy: incidence, pathogenesis, diagnosis, and management. J Am Coll Cardiol. 2009 16; 53(24): 2231–47.
48. Carver JR, Shapiro CL, Ng A, Jacobs L, Schwartz C, Virgo KS, Hagerty KL, Somerfield MR, Vaughn DJ; ASCO Cancer Survivorship Expert Panel. American Society of Clinical Oncology clinical evidence review on the ongoing care of adult cancer survivors: cardiac and pulmonary late effects. J Clin Oncol. 2007; 25(25): 3991–4008.
49. Karvonen M. J., Kentala E., Mustala O.. The effects of training on heart rate; a longitudinal study. Ann Med Exp Biol Fenn. 1957; 35(3): 307–15.
50. Borg G.. Perceived exertion as an indicator of somatic stress. Scand J Rehabil Med. 1970; 2(2): 92–8.
51. Blanchard C. M., Courneya K. S., Stein K., American Cancer Society's SCS, II. Cancer survivors' adherence to lifestyle behavior recommendations and associations with

health-related quality of life: results from the American Cancer Society's SCS-II. J Clin Oncol. 2008; 26(13): 2198–204.

Kapitel 5

1. Pirlich M., Schutz T., Norman K., Gastell S., Lubke H.J., Bischoff S.C. et al. The German hospital malnutrition study. Clin Nutr. 2006; 25(4): 563–72.
2. Mariani L., Lo Vullo S., Bozzetti F., Group S.W.. Weight loss in cancer patients: a plea for a better awareness of the issue. Support Care Cancer. 2012; 20(2): 301–9.
3. Fearon K., Strasser F., Anker S.D., Bosaeus I., Bruera E., Fainsinger R.L. et al. Definition and classification of cancer cachexia: an international consensus. Lancet Oncol. 2011; 12(5): 489–95; Bozzetti F.. Nutritional support of the oncology patient. Crit Rev Oncol Hematol. 2013; 87(2): 172–200.
4. Wirth A.. Adipositas Ätiologie, Folgekrankheiten, Diagnose, Therapie. 3. Aufl. Berlin/Heidelberg 2008.
5. Detsky A.S., Baker J.P., O'Rourke K., Johnston N., Whitwell J., Mendelson R.A. et al. Predicting nutrition-associated complications for patients undergoing gastrointestinal surgery. JPEN J Parenter Enteral Nutr. 1987; 11(5): 440–6.

Kapitel 6

1. Vagenas D., DiSipio T., Battistutta D., Demark-Wahnefried W., Rye S., Bashford J. et al. Weight and weight change following breast cancer: evidence from a prospective, population-based, breast cancer cohort study. BMC Cancer. 2015; 15: 28.
2. Klement R.J., Kammerer U.. Is there a role for carbohydrate restriction in the treatment and prevention of cancer? Nutr Metab (Lond). 2011; 8: 75.
3. Die Stellungnahme der Deutschen Krebsgesellschaft finden Sie unter dem folgenden Link: https://www.krebsgesellschaft.de/deutsche-krebsgesellschaft/klinische-expertise/wissenschaftliche-stellungnahmen.html.
4. Arends J., Bertz H., Bischoff S.C., Fietkau R., Herrmann H.J., Holm E., Horneber M., Hütterer E., Körber J., Schmid I. und das DGEM Steering Committee. Ernährung in der Onkologie S3-Guideline of the German Society for Nutritional Medicine (DGEM) in Cooperation with the DGHO, the ASORS and the AKE Aktuel Ernahrungsmed 2015; 40: e1–e74.
5. Lee C., Raffaghello L., Longo V.D.. Starvation, detoxification, and multidrug resistance in cancer therapy. Drug Resist Updat. 2012; 15(1–2): 114–22.
6. Safdie F.M., Dorff T., Quinn D., Fontana L., Wei M., Lee C. et al. Fasting and cancer treatment in humans: A case series report. Aging (Albany NY). 2009; 1(12): 988–1007.
7. Velicer C.M., Ulrich C.M.. Vitamin and mineral supplement use among US adults after cancer diagnosis: a systematic review. J Clin Oncol. 2008; 26(4): 665–73.
8. Lawson K.A., Wright M.E., Subar A., Mouw T., Hollenbeck A., Schatzkin A. et al. Multivitamin use and risk of prostate cancer in the National Institutes of Health-AARP Diet and Health Study. J Natl Cancer Inst. 2007; 99(10): 754–64.
9. Bjelakovic G., Gluud C.. Surviving antioxidant supplements. J Natl Cancer Inst. 2007; 99(10): 742–3.

10. Nakayama A., Alladin K. P., Igbokwe O., White J. D.. Systematic review: generating evidence-based guidelines on the concurrent use of dietary antioxidants and chemotherapy or radiotherapy. Cancer Invest. 2011; 29(10): 655–67.
11. Piskounova E., Agathocleous M., Murphy M. M., Hu Z., Huddlestun S. E., Zhao Z. et al. Oxidative stress inhibits distant metastasis by human melanoma cells. Nature. 2015; 527(7577): 186–91.

Kapitel 7

1. Chlebowski R. T., Blackburn G. L., Thomson C. A., Nixon D. W., Shapiro A., Hoy M. K. et al. Dietary fat reduction and breast cancer outcome: interim efficacy results from the Women's Intervention Nutrition Study. J Natl Cancer Inst. 2006; 98(24): 1767–76; Hoy M. K., Winters B. L., Chlebowski R. T., Papoutsakis C., Shapiro A., Lubin M. P. et al. Implementing a low-fat eating plan in the Women's Intervention Nutrition Study. J Am Diet Assoc. 2009; 109(4): 688–96.
2. Miller M. E., Kral J. G.. Surgery for obesity in older women. Menopause Int. 2008; 14(4): 155–62.
3. Morey M. C., Snyder D. C., Sloane R., Cohen H. J., Peterson B., Hartman T. J. et al. Effects of home-based diet and exercise on functional outcomes among older, overweight long-term cancer survivors: RENEW: a randomized controlled trial. JAMA. 2009; 301(18): 1883–91.; Ligibel J. A., Campbell N., Partridge A., Chen W. Y., Salinardi T., Chen H. et al. Impact of a mixed strength and endurance exercise intervention on insulin levels in breast cancer survivors. J Clin Oncol. 2008; 26(6): 907–12.
4. Chlebowski R. T., Blackburn G. L., Thomson C. A., Nixon D. W., Shapiro A., Hoy M. K. et al. Dietary fat reduction and breast cancer outcome: interim efficacy results from the Women's Intervention Nutrition Study. J Natl Cancer Inst. 2006; 98(24): 1767–76.
5. Pierce J. P., Natarajan L., Caan B. J., Parker B. A., Greenberg E. R., Flatt S. W. et al. Influence of a diet very high in vegetables, fruit, and fiber and low in fat on prognosis following treatment for breast cancer: the Women's Healthy Eating and Living (WHEL) randomized trial. JAMA. 2007; 298(3): 289–98.
6. Gold E. B., Pierce J. P., Natarajan L., Stefanick M. L., Laughlin G. A., Caan B. J. et al. Dietary pattern influences breast cancer prognosis in women without hot flashes: the women's healthy eating and living trial. J Clin Oncol. 2009; 27(3): 352–9.
7. Fradet Y., Meyer F., Bairati I., Shadmani R., Moore L.. Dietary fat and prostate cancer progression and survival. Eur Urol. 1999; 35(5–6): 388–91; Kim D. J., Gallagher R. P., Hislop T. G., Holowaty E. J., Howe G. R., Jain M. et al. Premorbid diet in relation to survival from prostate cancer (Canada). Cancer Causes Control. 2000; 1(1): 65–77.
8. WHO Report, Series 916, 2003.
9. Huang T., Yang B., Zheng J., Li G., Wahlqvist M. L., Li D.. Cardiovascular disease mortality and cancer incidence in vegetarians: a meta-analysis and systematic review. Ann Nutr Metab. 2012; 60(4): 233–40.

10. Key T. J., Appleby P. N., Spencer E. A., Travis R. C., Allen N. E., Thorogood M. et al. Cancer incidence in British vegetarians. Br J Cancer. 2009; 101(1): 192–7.
11. Meyerhardt J. A., Sato K., Niedzwiecki D., Ye C., Saltz L. B., Mayer R. J. et al. Dietary glycemic load and cancer recurrence and survival in patients with stage III colon cancer: findings from CALGB 89803. J Natl Cancer Inst. 2012; 104(22): 1702–11.
12. Fuchs M. A., Sato K., Niedzwiecki D., Ye X., Saltz L. B., Mayer R. J. et al. Sugar-sweetened beverage intake and cancer recurrence and survival in CALGB 89803 (Alliance). PLoS One. 2014; 9(6): e99816.
13. Meyerhardt J. A., Niedzwiecki D., Hollis D., Saltz L. B., Hu F. B., Mayer R. J. et al. Association of dietary patterns with cancer recurrence and survival in patients with stage III colon cancer. JAMA. 2007; 298(7): 754–64.
14. Rock C. L., Natarajan L., Pu M., Thomson C. A., Flatt S. W., Caan B. J. et al. Longitudinal biological exposure to carotenoids is associated with breast cancer-free survival in the Women's Healthy Eating and Living Study. Cancer Epidemiol Biomarkers Prev. 2009; 18(2): 486–94; Dolecek T. A., McCarthy B. J., Joslin C. E., Peterson C. E., Kim S., Freels S. A. et al. Prediagnosis food patterns are associated with length of survival from epithelial ovarian cancer. J Am Diet Assoc. 2010; 110(3): 369–82.
15. Oyebode O., Gordon-Dseagu V., Walker A., Mindell J. S.. Fruit and vegetable consumption and all-cause, cancer and CVD mortality: analysis of Health Survey for England data. J Epidemiol Community Health. 2014; 68(9): 856–62.
16. Davies A. A., Davey Smith G., Harbord R., Bekkering G. E., Sterne J. A., Beynon R. et al. Nutritional interventions and outcome in patients with cancer or preinvasive lesions: systematic review. J Natl Cancer Inst. 2006; 98(14): 961–73.
17. Wang L., Sesso H. D., Glynn R. J., Christen W. G., Bubes V., Manson J. E. et al. Vitamin E and C supplementation and risk of cancer in men: posttrial follow-up in the Physicians' Health Study II randomized trial. Am J Clin Nutr. 2014; 100(3): 915–23.
18. Saquib J., Rock C. L., Natarajan L., Saquib N., Newman V. A., Patterson R. E. et al. Dietary intake, supplement use, and survival among women diagnosed with early-stage breast cancer. Nutr Cancer. 2011; 63(3): 327–33; Kwan M. L., Greenlee H., Lee V. S., Castillo A., Gunderson .EP., Habel L. A. et al. Multivitamin use and breast cancer outcomes in women with early-stage breast cancer: the Life After Cancer Epidemiology study. Breast Cancer Res Treat. 2011; 130(1): 195–205.
19. Ng K., Meyerhardt J. A., Chan J. A., Niedzwiecki D., Hollis D. R., Saltz L. B. et al. Multivitamin use is not associated with cancer recurrence or survival in patients with stage III colon cancer: findings from CALGB 89803. J Clin Oncol. 2010; 28(28): 4354–63.
20. Baron J. A., Cole B. F., Mott L., Haile R., Grau M., Church T. R. et al. Neoplastic and antineoplastic effects of beta-carotene on colorectal adenoma recurrence: results of a randomized trial. J Natl Cancer Inst. 2003; 95(10): 717–22.
21. Bairati I., Meyer F., Jobin E., Gelinas M., Fortin A., Nabid A. et al. Antioxidant vitamins supplementation and mortality: a randomized trial in head and neck cancer patients. Int J Cancer. 2006; 119(9): 2221–4.
22. Klein E. A., Thompson I. M., Jr., Tangen C. M., Crowley J. J., Lucia M. S., Goodman

P. J. et al. Vitamin E and the risk of prostate cancer: the Selenium and Vitamin E Cancer Prevention Trial (SELECT). JAMA. 2011; 306(14): 1549–56.

23. Ng K., Meyerhardt J. A., Wu K., Feskanich D., Hollis B. W., Giovannucci E. L. et al. Circulating 25-hydroxyvitamin d levels and survival in patients with colorectal cancer. J Clin Oncol. 2008; 26(18): 2984–91; Ng K., Wolpin B. M., Meyerhardt J. A., Wu K., Chan A. T., Hollis B. W. et al. Prospective study of predictors of vitamin D status and survival in patients with colorectal cancer. Br J Cancer. 2009; 101(6): 916–23.
24. Buttigliero C., Monagheddu C., Petroni P., Saini A., Dogliotti L., Ciccone G., et al. Prognostic role of vitamin d status and efficacy of vitamin D supplementation in cancer patients: a systematic review. Oncologist. 2011; 16(9): 1215–27; Feldman D., Krishnan A. V., Swami S., Giovannucci E., Feldman B. J.. The role of vitamin D in reducing cancer risk and progression. Nat Rev Cancer. 2014; 14(5): 342–57.
25. Buttigliero C., Monagheddu C., Petroni P., Saini A., Dogliotti L., Ciccone G., et al. Prognostic role of vitamin d status and efficacy of vitamin D supplementation in cancer patients: a systematic review. Oncologist. 2011; 16(9): 1215–27.
26. Bellizzi K. M., Rowland J. H., Jeffery D. D., McNeel T.. Health behaviors of cancer survivors: examining opportunities for cancer control intervention. J Clin Oncol. 2005; 23(34): 8884–93.
27. Dorgan J. F., Baer D. J., Albert P. S., Judd J. T., Brown E. D., Corle D. K. et al. Serum hormones and the alcohol-breast cancer association in postmenopausal women. J Natl Cancer Inst. 2001; 93(9): 710–5.
28. Flatt S. W., Thomson C. A., Gold E. B., Natarajan L., Rock C. L., Al-Delaimy W. K. et al. Low to moderate alcohol intake is not associated with increased mortality after breast cancer. Cancer Epidemiol Biomarkers Prev. 2010; 19(3): 681–8.
29. Kwan M. L., Kushi L. H., Weltzien E., Tam E. K., Castillo A., Sweeney C. et al. Alcohol consumption and breast cancer recurrence and survival among women with early-stage breast cancer: the life after cancer epidemiology study. J Clin Oncol. 2010; 28(29): 4410–6.
30. Bertz H., Zürcher G.. Ernährung in der Onkologie. Stuttgart 2014.
31. Van den Brandt PA, Dagnelie PC, von Meyenfeldt MF. Nutrition and cancer: causative, protective and therapeutic aspects. Ned Tijdschr Geneeskd. 1999; 143(27): 1414–20.
32. Weber W., Bromig G.. Clinical experiences with the Leupold method of tumor treatment. Munch Med Wochenschr. 1962; 104: 743–6.
33. Bozzetti F., Mariani L., Lo Vullo S., Group S. W., Amerio M. L., Biffi R. et al. The nutritional risk in oncology: a study of 1,453 cancer outpatients. Support Care Cancer. 2012; 20(8): 1919–28.

Kapitel 8

1. Meyerhardt J. A., Ma J., Courneya K.S.. Energetics in colorectal and prostate cancer. J Clin Oncol. 2010; 28(26): 4066–73.
2. Nielsen S..F, Nordestgaard B. G., Bojesen S. E.. Associations between first and second primary cancers: a population-based study. CMAJ. 2012; 184(1): E57–69.

3. Kwan M. L., Kushi L. H., Weltzien E., Tam E. K., Castillo A., Sweeney C. et al. Alcohol consumption and breast cancer recurrence and survival among women with early-stage breast cancer: the life after cancer epidemiology study. J Clin Oncol. 2010; 28(29): 4410–6.
4. Fuchs M. A., Sato K., Niedzwiecki D., Ye X., Saltz L. B., Mayer R. J. et al. Sugar-sweetened beverage intake and cancer recurrence and survival in CALGB 89803 (Alliance). PLoS One. 2014; 9(6): e99816.
5. World Cancer Research Fund 2007.
6. Nagle C. M., Purdie D. M., Webb P. M., Green A., Harvey P. W., Bain C. J.. Dietary influences on survival after ovarian cancer. Int J Cancer. 2003; 106(2): 264–9; Giacosa A., Barale R., Bavaresco L., Gatenby P., Gerbi V., Janssens J. et al. Cancer prevention in Europe: the Mediterranean diet as a protective choice. Eur J Cancer Prev. 2013; 22(1): 90–5.
7. Liu R. H.. Health-promoting components of fruits and vegetables in the diet. Adv Nutr. 2013; 4(3): 384S.–92S.; Kozlowska A., Szostak-Wegierek D.. Flavonoids – food sources and health benefits. Rocz Panstw Zakl Hig. 2014; 65(2): 79–85.
8. Orlich M. J., Singh P. N., Sabate J., Fan J., Sveen .L, Bennett H. et al. Vegetarian dietary patterns and the risk of colorectal cancers. JAMA Intern Med. 2015; 175(5): 767–76.
9. Chan J. M., Holick C.N., Leitzmann M. F., Rimm E. B., Willett W. C., Stampfer M. J. et al. Diet after diagnosis and the risk of prostate cancer progression, recurrence, and death (United States). Cancer Causes Control. 2006; 17(2): 199–208.
10. Demark-Wahnefried W., Polascik T. J., George S. L., Switzer B. R., Madden J. F., Ruffin MTt et al. Flaxseed supplementation (not dietary fat restriction) reduces prostate cancer proliferation rates in men presurgery. Cancer Epidemiol Biomarkers Prev. 2008; 17(12): 3577–87.
11. Thompson L. U., Chen J. M., Li T., Strasser-Weippl K., Goss P. E.. Dietary flaxseed alters tumor biological markers in postmenopausal breast cancer. Clin Cancer Res. 2005; 11(10): 3828–35.
12. Buck K., Vrieling A., Zaineddin A. K., Becker S., Husing A., Kaaks R. et al. Serum enterolactone and prognosis of postmenopausal breast cancer. J Clin Oncol. 2011; 29(28): 3730–8.

Kapitel 9

1. Im Internet abrufbar unter http://leitlinienprogramm-onkologie.de/Psychoonkologie.59.0.html.
2. Faller H. et al. Effects of Psycho-Oncologic Interventions on Emotional Distress and Quality of Life in Adult Patients with Cancer: Systematic Review an Meta-Analysis. Journal of Clinical Oncology, Vol. 31, No. 8, February 20, 2013.
3. Spiegel D., Bloom J. R., Kraemer H. C. et al. Effects of psychosocial treatment on survival of patients with metastatic breast cancer. Lancet 1989 2: 888–891.

Kapitel 10

1. Morrow G. R. Hickok J. T., Roscoe J. A., Raubertas R. F., Andrews P. L., Flynn P. J. et al. Differential effects of paroxetine on fatigue and depression: a randomized, double-blind trial from the University of Rochester Cancer Center Community Clinical Oncology Program. J Clin Oncol. 2003; 21(24): 4635–41; Roscoe J. A., Morrow G. R., Hickok J. T., Mustian K. M., Griggs J. J., Matteson S. E. et al. Effect of paroxetine hydrochloride (Paxil) on fatigue and depression in breast cancer patients receiving chemotherapy. Breast Cancer Res Treat. 2005; 89(3): 243–9.
2. Kangas M., Bovbjerg D. H., Montgomery G. H.. Cancer-related fatigue: a systematic and meta-analytic review of non-pharmacological therapies for cancer patients. Psychol Bull. 2008; 134(5): 700–41; Duijts S. F., Faber M. M., Oldenburg H. S., van Beurden M., Aaronson N. K.. Effectiveness of behavioral techniques and physical exercise on psychosocial functioning and health-related quality of life in breast cancer patients and survivors – a meta-analysis. Psychooncology. 2011; 20(2): 115–26.
3. Yun Y. H., Lee K. S., Kim Y. W., Park S. Y., Lee E. S., Noh D. Y. et al. Web-based tailored education program for disease-free cancer survivors with cancer-related fatigue: a randomized controlled trial. J Clin Oncol. 2012; 30(12): 1296–303.
4. Puetz T. W., Herring M. P.. Differential effects of exercise on cancer-related fatigue during and following treatment: a meta-analysis. Am J Prev Med. 2012; 43(2): e1–24.
5. Speck R. M., Courneya K. S., Masse L. C., Duval S., Schmitz K. H.. An update of controlled physical activity trials in cancer survivors: a systematic review and meta-analysis. J Cancer Surviv. 2010; 4(2): 87–100.
6. Lotfi-Jam K., Carey M., Jefford M., Schofield P., Charleson C., Aranda S.. Nonpharmacologic strategies for managing common chemotherapy adverse effects: a systematic review. J Clin Oncol. 2008; 26(34): 5618–29.
7. Luebbert K., Dahme B., Hasenbring M.. The effectiveness of relaxation training in reducing treatment-related symptoms and improving emotional adjustment in acute non-surgical cancer treatment: a meta-analytical review. Psychooncology. 2001; 10(6): 490–502; Lotfi-Jam K., Carey M., Jefford M., Schofield P., Charleson C., Aranda S.. Nonpharmacologic strategies for managing common chemotherapy adverse effects: a systematic review. J Clin Oncol. 2008; 26(34): 5618–29.
8. Kim S. D., Kim H. S.. Effects of a relaxation breathing exercise on fatigue in haemopoietic stem cell transplantation patients. J Clin Nurs. 2005; 14(1): 51–5.
9. Lotfi-Jam K., Carey M., Jefford M., Schofield P., Charleson C., Aranda S.. Nonpharmacologic strategies for managing common chemotherapy adverse effects: a systematic review. J Clin Oncol. 2008; 26(34): 5618–29.
10. Puetz T. W., Morley C. A., Herring M. P.. Effects of creative arts therapies on psychological symptoms and quality of life in patients with cancer. JAMA Intern Med. 2013; 173(11): 960–9.
11. Molassiotis A., Helin A. M., Dabbour R., Hummerston S.. The effects of P6 acupressure in the prophylaxis of chemotherapy-related nausea and vomiting in breast can-

cer patients. Complement Ther Med. 2007; 15(1): 3–12; Garcia M. K., McQuade J., Haddad R., Patel S., Lee R., Yang P. et al. Systematic review of acupuncture in cancer care: a synthesis of the evidence. J Clin Oncol. 2013; 31(7): 952–60; Wang G., Litscher G.. Acupuncture for Neoplasms: An Update from the PubMed Database. Med Acupunct. 2015; 27(3): 151–7.
12. Su C. X., Wang L. Q., Grant S. J., Liu J. P.. Chinese herbal medicine for cancer-related fatigue: a systematic review of randomized clinical trials. Complement Ther Med. 2014; 22(3): 567–79.

Kapitel 11

1. Kroenke C. H., Fung T. T., Hu F. B., Holmes M. D.. Dietary patterns and survival after breast cancer diagnosis. J Clin Oncol. 2005; 23(36): 9295–303.
2. Harvie M. N., Campbell I. T., Baildam A., Howell A.. Energy balance in early breast cancer patients receiving adjuvant chemotherapy. Breast Cancer Res Treat. 2004; 83(3): 201–10; Vance V., Mourtzakis M., McCargar L., Hanning R.. Weight gain in breast cancer survivors: prevalence, pattern and health consequences. Obes Rev. 2011; 12(4): 282–94.
3. Herman D. R., Ganz P. A., Petersen L., Greendale G. A.. Obesity and cardiovascular risk factors in younger breast cancer survivors: The Cancer and Menopause Study (CAMS). Breast Cancer Res Treat. 2005; 93(1): 13–23.
4. Look Ahead Research Group Wing RR 2010; Byers T., Sedjo R. L.. Does intentional weight loss reduce cancer risk? Diabetes Obes Metab. 2011; 13(12): 1063–72.
5. Shaw C., Mortimer P., Judd P. A.. A randomized controlled trial of weight reduction as a treatment for breast cancer-related lymphedema. Cancer. 2007; 110(8): 1868–74; Befort C. A., Klemp J. R., Austin H. L., Perri M. G., Schmitz K. H., Sullivan D. K. et al. Outcomes of a weight loss intervention among rural breast cancer survivors. Breast Cancer Res Treat. 2012; 132(2): 631–9; Campbell K. L., Foster-Schubert K. E., Alfano C. M., Wang C. C., Wang C. Y., Duggan C. R. et al. Reduced-calorie dietary weight loss, exercise, and sex hormones in postmenopausal women: randomized controlled trial. J Clin Oncol. 2012; 30(19): 2314–26.
6. Boffetta P., Couto E., Wichmann J., Ferrari P., Trichopoulos D., Bueno-de-Mesquita H. B. et al. Fruit and vegetable intake and overall cancer risk in the European Prospective Investigation into Cancer and Nutrition (EPIC). J Natl Cancer Inst. 2010; 102(8): 529–37.
7. Kroenke C. H., Fung T. T., Hu F. B., Holmes M. D.. Dietary patterns and survival after breast cancer diagnosis. J Clin Oncol. 2005; 23(36): 9295–303.
8. Chlebowski R. T., Blackburn G. L., Thomson C. A., Nixon D. W., Shapiro A., Hoy M. K. et al. Dietary fat reduction and breast cancer outcome: interim efficacy results from the Women's Intervention Nutrition Study. J Natl Cancer Inst. 2006; 98(24): 1767–76.
9. Pierce J. P., Stefanick M. L., Flatt S. W., Natarajan L., Sternfeld B., Madlensky L. et al. Greater survival after breast cancer in physically active women with high vegetable-fruit intake regardless of obesity. J Clin Oncol. 2007; 25(17): 2345–51.; Rock

C. L., Natarajan L., Pu M., Thomson C. A., Flatt S. W., Caan B. J. et al. Longitudinal biological exposure to carotenoids is associated with breast cancer-free survival in the Women's Healthy Eating and Living Study. Cancer Epidemiol Biomarkers Prev. 2009; 18(2): 486–94.
10. Gold E. B., Pierce J. P., Natarajan L., Stefanick M. L., Laughlin G. A., Caan B. J. et al. Dietary pattern influences breast cancer prognosis in women without hot flashes: the women's healthy eating and living trial. J Clin Oncol. 2009; 27(3): 352–9.
11. Rock C. L., Natarajan L., Pu M., Thomson C. A., Flatt S. W., Caan B. J. et al. Longitudinal biological exposure to carotenoids is associated with breast cancer-free survival in the Women's Healthy Eating and Living Study. Cancer Epidemiol Biomarkers Prev. 2009; 18(2): 486–94.
12. Chlebowski R. T. Nutrition and physical activity influence on breast cancer incidence and outcome. Breast. 2013; 22 Suppl 2: S30–7.
13. Kroenke C. H., Fung T. T., Hu F. B., Holmes M. D.. Dietary patterns and survival after breast cancer diagnosis. J Clin Oncol. 2005; 23(36): 9295–303.
14. Neuhouser M. L., Sorensen B., Hollis B. W., Ambs A., Ulrich C. M., McTiernan A. et al. Vitamin D insufficiency in a multiethnic cohort of breast cancer survivors. Am J Clin Nutr. 2008; 88(1): 133–9.
15. Plant A. S., Tisman G.. Frequency of combined deficiencies of vitamin D and holotranscobalamin in cancer patients. Nutr Cancer. 2006; 56(2): 143–8.
16. Martin-Herranz A., Salinas-Hernandez P.. Vitamin D supplementation review and recommendations for women diagnosed with breast or ovary cancer in the context of bone health and cancer prognosis/risk. Crit Rev Oncol Hematol. 2015; 96(1): 91–9.
17. Goodwin P. J., Ennis M., Pritchard K. I., Koo J., Hood N.. Prognostic effects of 25-hydroxyvitamin D levels in early breast cancer. J Clin Oncol. 2009; 27(23): 3757–63.
18. Mohr S. B., Gorham E. D., Kim J., Hofflich H., Garland C. F.. Meta-analysis of vitamin D sufficiency for improving survival of patients with breast cancer. Anticancer Res. 2014; 34(3): 1163–6.
19. Gröber U., Mucke R., Holzhauer P., Kisters K.. Micronutrients in oncology. Current data about vitamin D, selenium, L-carnitine and vitamin C. Med Monatsschr Pharm. 2013; 36(4): 133–43; quiz 45–6.
20. Fink M. Vitamin D deficiency is a cofactor of chemotherapy-induced mucocutaneous toxicity and dysgeusia. J Clin Oncol. 2011; 29(4): e81–2.
21. Babaknejad N., Sayehmiri F., Sayehmiri K., Rahimifar P., Bahrami S., Delpesheh A. et al. The relationship between selenium levels and breast cancer: a systematic review and meta-analysis. Biol Trace Elem Res. 2014; 159(1–3): 1–7.
22. Gröber U., Mucke R., Holzhauer P., Kisters K.. Micronutrients in oncology. Current data about vitamin D, selenium, L-carnitine and vitamin C. Med Monatsschr Pharm. 2013; 36(4): 133–43; quiz 45–6.
23. Hübner J., Hanf V.. Commonly used methods of complementary medicine in the treatment of breast cancer. Breast Care (Basel). 2013; 8(5): 341–7.

24. Cheema B., Gaul C.A., Lane K., Fiatarone Singh M.A.. Progressive resistance training in breast cancer: a systematic review of clinical trials. Breast Cancer Res Treat. 2008; 109(1): 9–26.
25. Cramp F., Byron-Daniel J.. Exercise for the management of cancer-related fatigue in adults. Cochrane Database Syst Rev. 2012; 11: CD006145.
26. Markes M., Brockow T., Resch K.L.. Exercise for women receiving adjuvant therapy for breast cancer. Cochrane Database Syst Rev. 2006(4): CD005001.
27. Courneya K.S., Segal R.J., Mackey J.R., Gelmon K., Reid R.D., Friedenreich C.M. et al. Effects of aerobic and resistance exercise in breast cancer patients receiving adjuvant chemotherapy: a multicenter randomized controlled trial. J Clin Oncol. 2007; 25(28): 4396–404.
28. Courneya Tamburrini AL, Woolcott CG, McNeely ML, Karvinen KH, Campbell KL, McTiernan A, Friedenreich CM. The Alberta Physical Activity and Breast Cancer Prevention Trial: quality of life outcomes. Prev Med. 2011; 52(1): 26–32.
29. Schmitz K.H., Ahmed R.L., Troxel A., Cheville A., Smith R., Lewis-Grant L. et al. Weight lifting in women with breast-cancer-related lymphedema. N Engl J Med. 2009; 361(7): 664–73.
30. Headley J.A., Ownby K.K., John L.D.. The effect of seated exercise on fatigue and quality of life in women with advanced breast cancer. Oncol Nurs Forum. 2004; 31(5): 977–83.
31. Crevenna R., Schmidinger M., Keilani M., Nuhr M., Fialka-Moser V., Zettinig G. et al. Aerobic exercise for a patient suffering from metastatic bone disease. Support Care Cancer. 2003; 11(2): 120–2.

Kapitel 12

1. Kolonel L.N., Nomura A.M., Cooney R.V.. Dietary fat and prostate cancer: current status. J Natl Cancer Inst. 1999; 91(5): 414–28.
2. Fradet Y., Meyer F., Bairati I., Shadmani R., Moore L.. Dietary fat and prostate cancer progression and survival. Eur Urol. 1999; 35(5–6): 388–91; Kim D.J., Gallagher R.P., Hislop T.G., Holowaty E.J., Howe G.R., Jain M. et al. Premorbid diet in relation to survival from prostate cancer (Canada). Cancer Causes Control. 2000; 1(1): 65–77; Fu Y.Q., Zheng J.S. Yang B., Li D.. Effect of individual omega-3 fatty acids on the risk of prostate cancer: a systematic review and dose-response meta-analysis of prospective cohort studies. J Epidemiol. 2015; 25(4): 261–74.
3. Heymach J.V., Shackleford T.J., Tran H.T., Yoo S.Y., Do K.A., Wergin M. et al. Effect of low-fat diets on plasma levels of NF-kappaB-regulated inflammatory cytokines and angiogenic factors in men with prostate cancer. Cancer Prev Res (Phila). 2011; 4(10): 1590–8.
4. Chan et al., 2005.
5. Salem S., Salahi M., Mohseni M., Ahmadi H., Mehrsai A., Jahani Y. et al. Major dietary factors and prostate cancer risk: a prospective multicenter case-control study. Nutr Cancer. 2011; 63(1): 21–7.
6. Christy S.M., Mosher C.E., Sloane R., Snyder D.C., Lobach D.F., Demark-Wahne-

fried W.. Long-term dietary outcomes of the FRESH START intervention for breast and prostate cancer survivors. J Am Diet Assoc. 2011; 111(12): 1844–51.
7. Demark-Wahnefried W., Polascik T. J., George S. L., Switzer B. R., Madden J. F., Ruffin MTt et al. Flaxseed supplementation (not dietary fat restriction) reduces prostate cancer proliferation rates in men presurgery. Cancer Epidemiol Biomarkers Prev. 2008; 17(12): 3577–87.
8. Fang F., Kasperzyk J. L., Shui I., Hendrickson W., Hollis B. W., Fall K. et al. Prediagnostic plasma vitamin D metabolites and mortality among patients with prostate cancer. PLoS One. 2011; 6(4): e18625.
9. Tretli S., Hernes E., Berg J. P., Hestvik U. E., Robsahm T. E.. Association between serum 25(OH)D and death from prostate cancer. Br J Cancer. 2009; 100(3): 450–4.
10. Giovannucci E., Liu Y., Stampfer M. J., Willett W. C.. A prospective study of calcium intake and incident and fatal prostate cancer. Cancer Epidemiol Biomarkers Prev. 2006; 15(2): 203–10.
11. Lippman S. M., Klein E. A., Goodman P. J., Lucia M. S., Thompson I. M., Ford L. G. et al. Effect of selenium and vitamin E on risk of prostate cancer and other cancers: the Selenium and Vitamin E Cancer Prevention Trial (SELECT). JAMA. 2009; 301(1): 39–51; Klein et al., 2011.
12. Joshu C. E., Mondul A. M., Menke A., Meinhold C., Han M., Humphreys E. B. et al. Weight gain is associated with an increased risk of prostate cancer recurrence after prostatectomy in the PSA era. Cancer Prev Res (Phila). 2011; 4(4): 544–51.
13. Kenfield S. A., Stampfer M. J., Giovannucci E., Chan J. M.. Physical activity and survival after prostate cancer diagnosis in the health professionals follow-up study. J Clin Oncol. 2011; 29(6): 726–32; Richman E. L., Kenfield S. A., Stampfer M. J., Paciorek A., Carroll P. R., Chan J. M.. Physical activity after diagnosis and risk of prostate cancer progression: data from the cancer of the prostate strategic urologic research endeavor. Cancer Res. 2011; 71(11): 3889–95.
14. Ficarra V., Novara G., Ahlering T. E., Costello A., Eastham J. A., Graefen M. et al. Systematic review and meta-analysis of studies reporting potency rates after robot-assisted radical prostatectomy. Eur Urol. 2012; 62(3): 418–30.
15. Mehnert et al., 2007.
16. Marchiori D., Bertaccini A., Manferrari F., Ferri C., Martorana G.. Pelvic floor rehabilitation for continence recovery after radical prostatectomy: role of a personal training re-educational program. Anticancer Res. 2010; 30(2): 553–6.
17. Zopf E. M., Bloch W., Machtens S., Zumbe J., Rubben H., Marschner S. et al. Effects of a 15-Month Supervised Exercise Program on Physical and Psychological Outcomes in Prostate Cancer Patients Following Prostatectomy: The ProRehab Study. Integr Cancer Ther. 2015; 14(5): 409–18.
18. Galvao et al., 2006; Segal R. J., Reid R. D., Courneya K. S., Malone S. C., Parliament M. B., Scott C. G. et al. Resistance exercise in men receiving androgen deprivation therapy for prostate cancer. J Clin Oncol. 2003; 21(9): 1653–9; Segal et al., 2009.
19. Culos-Reed S. N., Robinson J. W., Lau H., Stephenson L., Keats M., Norris S. et al.

Physical activity for men receiving androgen deprivation therapy for prostate cancer: benefits from a 16-week intervention. Support Care Cancer. 2010; 18(5): 591–9; Galvao et al., 2010.

20. Bruun D. M., Krustrup P., Hornstrup T., Uth J., Brasso K., Rorth M. et al. »All boys and men can play football«: a qualitative investigation of recreational football in prostate cancer patients. Scand J Med Sci Sports. 2014; 24 Suppl 1: 113–21.

Kapitel 13

1. Basse L., Thorbol J. E., Lossl K., Kehlet H.. Colonic surgery with accelerated rehabilitation or conventional care. Dis Colon Rectum. 2004; 47(3): 271–7.
2. Ravasco P., Monteiro-Grillo I., Vidal P. M., Camilo M. E.. Dietary counseling improves patient outcomes: a prospective, randomized, controlled trial in colorectal cancer patients undergoing radiotherapy. J Clin Oncol. 2005;23(7): 1431–8.
3. Dignam J. J., Polite B. N., Yothers G., Raich P., Colangelo L., O'Connell M. J. et al. Body mass index and outcomes in patients who receive adjuvant chemotherapy for colon cancer. J Natl Cancer Inst. 2006; 98(22): 1647–54.
4. Campbell P. T., Newton C. C., Dehal A. N., Jacobs E.J,. Patel A. V., Gapstur S. M.. Impact of body mass index on survival after colorectal cancer diagnosis: the Cancer Prevention Study-II Nutrition Cohort. J Clin Oncol. 2012; 30(1): 42–52.
5. Chao A., Thun M. J., Connell C. J., McCullough M. L., Jacobs E. J., Flanders W. D. et al. Meat consumption and risk of colorectal cancer. JAMA. 2005; 293(2): 172–82; Battaglia Richi E., Baumer B., Conrad B., Darioli R., Schmid A., Keller U.. Health Risks Associated with Meat Consumption: A Review of Epidemiological Studies. Int J Vitam Nutr Res. 2015; 85(1–2): 70–8.
6. Alexander D. D., Weed D. L., Miller P. E., Mohamed M. A.. Red Meat and Colorectal Cancer: A Quantitative Update on the State of the Epidemiologic Science. J Am Coll Nutr. 2015; 34(6): 521–43.
7. Meyerhardt J. A., Niedzwiecki D., Hollis D., Saltz L. B., Hu F. B., Mayer R. J. et al. Association of dietary patterns with cancer recurrence and survival in patients with stage III colon cancer. JAMA. 2007; 298(7): 754–64.
8. Feldmann et al., 2014; Robsahm T. E., Tretli S., Dahlback A., Moan J.. Vitamin D3 from sunlight may improve the prognosis of breast-, colon- and prostate cancer (Norway). Cancer Causes Control. 2004; 15(2): 149–58; Giovannucci E.. Epidemiological Evidence for Vitamin D and Colorectal Cancer. Journal of Bone and Mineral Research. 2007; 22(S2): V81-V5; Ng K., Meyerhardt J. A., Wu K., Feskanich D., Hollis B. W., Giovannucci E. L. et al. Circulating 25-hydroxyvitamin d levels and survival in patients with colorectal cancer. J Clin Oncol. 2008; 26(18): 2984–91; Klampfer L.. Vitamin D and colon cancer. World J Gastrointest Oncol. 2014; 6(11): 430–7.
9. Robsahm T. E., Tretli S., Dahlback A., Moan J.. Vitamin D3 from sunlight may improve the prognosis of breast-, colon- and prostate cancer (Norway). Cancer Causes Control. 2004; 15(2): 149–58.
10. Milczarek M., Filip-Psurska B., Swietnicki W., Kutner A., Wietrzyk J.. Vitamin D

analogs combined with 5-fluorouracil in human HT-29 colon cancer treatment. Oncol Rep. 2014; 32(2): 491–504.

11. Carroll C., Cooper K., Papaioannou D., Hind D., Pilgrim H., Tappenden P.. Supplemental calcium in the chemoprevention of colorectal cancer: a systematic review and meta-analysis. Clin Ther. 2010; 32(5): 789–803.
12. Din F. V., Theodoratou E., Farrington S. M., Tenesa A., Barnetson R. A., Cetnarskyj R. et al. Effect of aspirin and NSAIDs on risk and survival from colorectal cancer. Gut. 2010; 59(12): 1670–9.
13. Bobe G., Murphy G., Albert P. S., Sansbury L. B., Lanza E, Schatzkin A. et al. Serum cytokine concentrations, flavonol intake and colorectal adenoma recurrence in the Polyp Prevention Trial. Br J Cancer. 2010; 103(9): 1453–61.
14. Sansbury L. B., Wanke K., Albert P. S., Kahle L., Schatzkin A., Lanza E. et al. The effect of strict adherence to a high-fiber, high-fruit and -vegetable, and low-fat eating pattern on adenoma recurrence. Am J Epidemiol. 2009; 170(5): 576–84.

Kapitel 14

1. González C. A.. The European Prospective Investigation into Cancer and Nutrition (EPIC) Public Health Nutrition: 2006; 9(1A), 124–126.
2. Baldwin C., Spiro A., McGough C., Norman A. R., Gillbanks A., Thomas K. et al. Simple nutritional intervention in patients with advanced cancers of the gastrointestinal tract, non-small cell lung cancers or mesothelioma and weight loss receiving chemotherapy: a randomised controlled trial. J Hum Nutr Diet. 2011; 24(5): 431–40.
3. Moreland S. S.. Nutrition screening and counseling in adults with lung cancer: a systematic review of the evidence. Clin J Oncol Nurs. 2010; 14(5): 609–14.
4. Baldwin C., Spiro A., McGough C., Norman A. R., Gillbanks A., Thomas K. et al. Simple nutritional intervention in patients with advanced cancers of the gastrointestinal tract, non-small cell lung cancers or mesothelioma and weight loss receiving chemotherapy: a randomised controlled trial. J Hum Nutr Diet. 2011; 24(5): 431–40.
5. van der Meij B. S., Langius J. A., Smit E. F., Spreeuwenberg M. D., von Blomberg B. M., Heijboer A. C. et al. Oral nutritional supplements containing (n-3) polyunsaturated fatty acids affect the nutritional status of patients with stage III non-small cell lung cancer during multimodality treatment. J Nutr. 2010; 140(10): 1774–80.
6. Murphy R. A., Mourtzakis M., Chu Q. S., Baracos V. E., Reiman T., Mazurak V. C.. Supplementation with fish oil increases first-line chemotherapy efficacy in patients with advanced nonsmall cell lung cancer. Cancer. 2011; 117(16): 3774–80; dies. Nutritional intervention with fish oil provides a benefit over standard of care for weight and skeletal muscle mass in patients with nonsmall cell lung cancer receiving chemotherapy. Cancer. 2011; 117(8): 1775–82.
7. Rueda J. R., Sola I., Pascual A., Subirana Casacuberta M.. Non-invasive interventions for improving well-being and quality of life in patients with lung cancer. Cochrane Database Syst Rev. 2011(9): CD004282.

8. Lübbe A. S., Riesenberg H., Baysal B., Deppermann K., Lang S. M.. Rehabilitation von Lungenkrebspatienten. Pneumologie. 2008; 62(8): 502–6.
9. Riesenberg H., Lübbe A. S.. In-patient rehabilitation of lung cancer patients – a prospective study. Support Care Cancer. 2010; 18(7): 877–82.
10. Temel J. S., Greer J. A., Goldberg S., Vogel P. D., Sullivan M., Pirl W. F. et al. A structured exercise program for patients with advanced non-small cell lung cancer. J Thorac Oncol. 2009; 4(5): 595–601.
11. Chen H. M., Tsai C. M., Wu Y. C., Lin K. C., Lin C. C.. Randomised controlled trial on the effectiveness of home-based walking exercise on anxiety, depression and cancer-related symptoms in patients with lung cancer. Br J Cancer. 2015; 112(3): 438–45.

Kapitel 15

1. Fader et al., 2009.
2. Calle E. E., Rodriguez C., Walker-Thurmond K., Thun M. J.. Overweight, obesity, and mortality from cancer in a prospectively studied cohort of U. S. adults. N Engl J Med. 2003; 348(17): 1625–38.
3. von Gruenigen V. E., Waggoner S. E., Frasure H. E., Kavanagh M. B., Janata J. W., Rose P. G. et al. Lifestyle challenges in endometrial cancer survivorship. Obstet Gynecol. 2011; 117(1): 93–100.
4. Basen-Engquist K., Carmack C., Brown J., Jhingran A., Baum G., Song J. et al. Response to an exercise intervention after endometrial cancer: differences between obese and non-obese survivors. Gynecol Oncol. 2014; 133(1): 48–55.
5. McCarroll M. L., Armbruster S., Pohle-Krauza R. J., Lyzen A. M., Min S., Nash D. W. et al. Feasibility of a lifestyle intervention for overweight/obese endometrial and breast cancer survivors using an interactive mobile application. Gynecol Oncol. 2015; 137(3): 508–15.
6. Laskey R. A., McCarroll M. L., von Gruenigen V. E.. Obesity-related endometrial cancer: an update on survivorship approaches to reducing cardiovascular death. BJOG. 2016; 123(2): 293–8.
7. Gram I. T., Lukanova A., Brill I., Braaten T., Lund E., Lundin E. et al. Cigarette smoking and risk of histological subtypes of epithelial ovarian cancer in the EPIC cohort study. Int J Cancer. 2012; 130(9): 2204–10.
8. Thomson C. A., T E. C., Wertheim B. C., Neuhouser M. L., Li W., Snetselaar L. G. et al. Diet quality and survival after ovarian cancer: results from the Women's Health Initiative. J Natl Cancer Inst. 2014;1 06(11).
9. Nagle C. M., Purdie D. M., Webb P. M., Green A., Harvey P. W., Bain C. J.. Dietary influences on survival after ovarian cancer. Int J Cancer. 2003; 106(2): 264–9.
10. Pavelka J. C., Brown R. S., Karlan B. Y., Cass I., Leuchter R. S., Lagasse L. D. et al. Effect of obesity on survival in epithelial ovarian cancer. Cancer. 2006; 107(7): 1520–4.
11. Zhou Y., Chlebowski R., LaMonte M. J., Bea J. W., Qi L., Wallace R. et al. Body mass index, physical activity, and mortality in women diagnosed with ovarian cancer: results from the Women's Health Initiative. Gynecol Oncol. 2014; 133(1): 4–10.

12. Madhok B. M., Yeluri S., Haigh K., Burton A., Broadhead T., Jayne D. G.. Parenteral nutrition for patients with advanced ovarian malignancy. J Hum Nutr Diet. 2011; 24(2): 187–91.

Kapitel 16

1. Meloni G., Proia A., Capria S., Romano A., Trape G., Trisolini S. M. et al. Obesity and autologous stem cell transplantation in acute myeloid leukemia. Bone Marrow Transplant. 2001; 28(4): 365–7.
2. Shanafelt T. D., Drake M. T., Maurer M. J., Allmer C., Rabe K. G., Slager S. L. et al. Vitamin D insufficiency and prognosis in chronic lymphocytic leukemia. Blood. 2011; 117(5): 1492–8; Drake M. T., Maurer M. J., Link B. K., Habermann T. M., Ansell S. M., Micallef I. N. et al. Vitamin D insufficiency and prognosis in non-Hodgkin's lymphoma. J Clin Oncol. 2010; 28(27): 4191–8.
3. Lipkin A. C., Lenssen P., Dickson B. J.. Nutrition issues in hematopoietic stem cell transplantation: state of the art. Nutr Clin Pract. 2005; 20(4): 423–39.
4. Gardner A., Mattiuzzi G., Faderl S., Borthakur G., Garcia-Manero G., Pierce S. et al. Randomized comparison of cooked and noncooked diets in patients undergoing remission induction therapy for acute myeloid leukemia. J Clin Oncol. 2008; 26(35): 5684–8.
5. Han X., Zheng T., Foss F. M., Ma S., Holford T. R., Boyle P. et al. Alcohol consumption and non-Hodgkin lymphoma survival. J Cancer Surviv. 2010; 4(2): 101–9.
6. Dimeo F. C., Tilmann M. H., Bertz H., Kanz L., Mertelsmann R., Keul J.. Aerobic exercise in the rehabilitation of cancer patients after high dose chemotherapy and autologous peripheral stem cell transplantation. Cancer. 1997; 79(9): 1717–22; Coleman et al., 2008.
7. Dimeo et al., 1999; Carlson L. E., Smith D., Russell J., Fibich C., Whittaker T.. Individualized exercise program for the treatment of severe fatigue in patients after allogeneic hematopoietic stem-cell transplant: a pilot study. Bone Marrow Transplant. 2006; 37(10): 945–54; Jarden M., Nelausen K., Hovgaard D., Boesen E., Adamsen L.. The effect of a multimodal intervention on treatment-related symptoms in patients undergoing hematopoietic stem cell transplantation: a randomized controlled trial. J Pain Symptom Manage. 2009; 38(2): 174–90; Knols R. H., de Bruin E. D., Uebelhart D., Aufdemkampe G., Schanz U., Stenner-Liewen F. et al. Effects of an outpatient physical exercise program on hematopoietic stem-cell transplantation recipients: a randomized clinical trial. Bone Marrow Transplant. 2011; 46(9): 1245–55; Wiskemann J., Dreger P., Schwerdtfeger R., Bondong A., Huber G., Kleindienst N. et al. Effects of a partly self-administered exercise program before, during, and after allogeneic stem cell transplantation. Blood. 2011; 117(9): 2604–13.
8. Shelton M. L., Lee J. Q., Morris G. S., Massey P. R., Kendall D.G, Munsell M. F. et al. A randomized control trial of a supervised versus a self-directed exercise program for allogeneic stem cell transplant patients. Psychooncology. 2009; 18(4): 353–9.
9. Wiskemann J., Kleindienst N., Kuehl R., Dreger P., Schwerdtfeger R., Bohus M..

Effects of physical exercise on survival after allogeneic stem cell transplantation. Int J Cancer. 2015; 137(11): 2749–56.

10. Courneya K.S., Sellar C.M., Stevinson C., McNeely M.L., Peddle C.J., Friedenreich C.M. et al. Randomized controlled trial of the effects of aerobic exercise on physical functioning and quality of life in lymphoma patients. J Clin Oncol. 2009; 27(27): 4605–12; Jarden M., Moller T., Kjeldsen L., Birgens H., Christensen J.F., Bang Christensen K., et al. Patient Activation through Counseling and Exercise – Acute Leukemia (PACE-AL) – a randomized controlled trial. BMC Cancer. 2013; 13: 446; Wiskemann J., Kuehl R., Dreger P., Schwerdtfeger R., Huber G., Ulrich CM. et al. Efficacy of exercise training in SCT patients – who benefits most? Bone Marrow Transplant. 2014; 49(3): 443–8; Oechsle K., Aslan Z., Suesse Y., Jensen W., Bokemeyer C., de Wit M.. Multimodal exercise training during myeloablative chemotherapy: a prospective randomized pilot trial. Support Care Cancer. 2014; 22(1): 63–9.

Literatur und weiterführende Informationen

Freerk Baumann/Elke Jäger/Wilhelm Bloch: *Sport und körperliche Aktivität in der Onkologie.* Berlin, Heidelberg 2012.

Hartmut Bertz/Gudrun Zürcher: *Ernährung in der Onkologie. Grundlagen und klinische Praxis.* Stuttgart 2014.

Thomas Hartl: *Lebe! Diagnose Krebs als Chance zur Veränderung.* Wien 2015.

Doris Iding: *Der kleine Achtsamkeitscoach. Wie Sie im Jetzt ankommen und zu wahrer Gelassenheit finden.* München 2012.

Melanie Rank/Verena Freiberger/Martin Halle: *Sporttherapie bei Krebserkrankungen. Grundlagen, Diagnostik, Praxis.* Stuttgart 2012.

Luise Reddemann: *Eine Reise von 10 000 Meilen beginnt mit dem ersten Schritt.* Freiburg 2007.

Information und Beratung erhalten Sie bei den Krebsverbänden der verschiedenen Bundesländer:

Krebsverband Baden-Württemberg e.V.
Adalbert-Stifter-Straße 105 • 70437 Stuttgart
Tel. 0711 848/10770 • Fax 0711 848/10779
E-Mail: info@krebsverband-bw.de

Bayerische Krebsgesellschaft e.V.
Nymphenburger Straße 21a • 80335 München
Tel. 089/548840-0 • Fax 089/548840-40
E-Mail: info@bayerische-krebsgesellschaft.de

Berliner Krebsgesellschaft e.V.
Kaiserin-Friedrich-Haus
Robert-Koch-Platz 7 • 10115 Berlin
Tel. 030/2832400 • Fax 030/2824136

Brandenburgische Krebsgesellschaft e.V.
Charlottenstraße 57 • 14467 Potsdam
Tel. 0331/864806 • Fax 0331/8170601
E-Mail: mail@krebsgesellschaft-brandenburg.de

Bremer Krebsgesellschaft e.V.
Landesverband der Deutschen Krebsgesellschaft
Am Schwarzen Meer 101–105 • 28205 Bremen
Tel. 0421/4919222 • Fax 0421/4919242

Hamburger Krebsgesellschaft e.V.
Geschäftsstelle und Krebsberatungsdienst
Butenfeld 18 • 22529 Hamburg
Tel. 040/4604222 • Fax 040/4604232
E-Mail: info@krebshamburg.de

Hessische Krebsgesellschaft e.V.
Töngesgasse 39 • 60311 Frankfurt am Main
Tel. 069/21990887 • Fax 069/21996633
E-Mail: kontakt@hessische-krebsgesellschaft.de

Sekretariat der Krebsgesellschaft Mecklenburg-Vorpommern e.V.
c/o Abteilung für Allgemeine Chirurgie, Thorax-, Gefäß- und Transplantationschirurgie
Chirurgische Klinik und Poliklinik
Universitätsmedizin Rostock
Schillingallee 35 • 18057 Rostock
E-Mail: sekretariat@krebsgesellschaft-mv.de

Niedersächsische Krebsgesellschaft e.V.
Königstraße 27 • 30175 Hannover
Tel. 05 11/3 88 52 62 • Fax 05 11/3 88 53 43
E-Mail: service@nds-krebsgesellschaft.de
www.nds-krebsgesellschaft.de

Krebsgesellschaft NRW
Volmerswerther Straße 20 • 40221 Düsseldorf
Tel. 02 11/15 76 09-90 • Fax 02 11/15 76 09-99
E-Mail: info@krebsgesellschaft-nrw.de

Krebsgesellschaft Rheinland-Pfalz e.V.
Löhrstraße 119 • 56068 Koblenz
Tel. 02 61/9 88 65-0
E-Mail: kontakt@krebsgesellschaft-rlp.de

Saarländische Krebsgesellschaft e.V.
Sulzbachstr. 37 • 66111 Saarbrücken
Tel. 06 81/95 90 66 73 • Fax 06 81/95 90 66 74
E-Mail: info@saarlaendische-krebsgesellschaft.de

Schleswig-Holsteinische Krebsgesellschaft e.V.
Alter Markt 1–2 • 24103 Kiel
Tel. 04 31/8 00 10 80 • Fax 04 31/8 00 10 89
E-Mail: info@krebsgesellschaft-sh.de

Thüringische Krebsgesellschaft e.V.
Paul-Schneider-Str. 4 • 07747 Jena
Tel. 0 36 41/33 69 86 • Fax 0 36 41/33 69 87

Ansprechpartner für Krebssportgruppen sind in den verschiedenen Regionen:

Baden-Württemberg

Badischer Behinderten- und Rehabilitations-sportverband e.V.
Mühlstr. 68 • 76532 Baden-Baden
Tel. 07221/39618-0
E-Mail: michael.eisele@bbsbaden.de • www.bbsbaden.de

Badischer Sportbund Freiburg e.V.
Wirthstr. 7 • 79110 Freiburg
Tel. 0761/15246-17
E-Mail: s.meier@bsb-freiburg.de • www.bsb-freiburg.de

Badischer Sportbund Nord e.V.
Am Fächerbad 5 • 76131 Karlsruhe
Tel. 0721/1808-15
E-Mail: b.hirsch@badischer-sportbund.de
www.badischer-sportbund.de

Württembergischer Landessportbund e.V.
Goethestr. 11 • 70174 Stuttgart
Tel. 0711/28077-177
E-Mail: pamela.graf@wlsb.de • www.wlsb.de

Bayern

Behinderten- und Rehabilitations-Sportverband Bayern e.V.
Georg-Brauchle-Ring 93 • 80992 München
Tel. 089/544189-0
www.bvs-bayern.com

Berlin

Behinderten-Sportverband Berlin e.V.
Hanns-Braun-Str./Kurfürstenflügel
14053 Berlin-Charlottenburg
Tel. 030/83387-0
E-Mail: info@bsberlin.de • www.bsberlin.de

Landessportbund Berlin e.V.
Jesse-Owens-Allee 2 • 14053 Berlin-Charlottenburg
Tel. 030/30002164
E-Mail: info@lsb-berlin.de • www.lsb-berlin.net

Bremen

Landessportbund Bremen e.V.
Auf der Muggenburg 30 • 28217 Bremen
Tel. 0421/79287-0
E-Mail: info@lsb-bremen.de • www.lsb-bremen.de

Hamburg

Behinderten- und Rehabilitations-Sportverband Hamburg e.V.
Heidenkampsweg 58 • 20099 Hamburg
Tel. 040/41908-155
E-Mail: mail@brs-hamburg.de • www.brs-hamburg.de

Hamburger Sportbund e.V.
Haus des Sports
Schäferkampsallee 1 • 20357 Hamburg
Tel. 040/41908-225
E-Mail: hsb@hamburger-sportbund.de
www.hamburger-sportbund.de

Hessen

Landessportbund Hessen e.V.
Otto-Fleck-Schneise 4 • 60528 Frankfurt/Main
Tel. 0 69/67 89-0
E-Mail: info@lsbh.de • www.landessportbund-hessen.de

Niedersachsen

Behinderten-Sportverband Niedersachsen e.V.
Ferdinand-Wilhelm-Fricke-Weg 10 • 30169 Hannover
Tel. 05 11/12 68 51 03
E-Mail: schroeder@bsn-ev.de • www.bsn-ev.de

Nordrhein-Westfalen

Landessportbund Nordrhein-Westfalen e.V.
Friedrich-Alfred-Str. 25 • 47055 Duisburg
Tel. 02 03/7 38 10
E-Mail: martina.tiedmann@lsb-nrw.de
www.wir-im-sport.de

Rheinland-Pfalz

Landessportbund Rheinland-Pfalz
Rheinallee 1 • 55116 Mainz
Tel. 0 61 31/28 14-117
E-Mail: h.gunnemann@lsb-rlp.de • www.lsb-rlp.de

Saarland

Landessportverband für das Saarland
Hermann-Neuberger-Sportschule 1 • 66123 Saarbrücken
Tel. 06 81/38 79-137
E-Mail: info@lsvs.de • www.lsvs.de

Sachsen

Sächsischer Behinderten- und Rehabilitationssportverband e.V.
Am Sportforum 10 • 04105 Leipzig
Tel. 0341/23106612
E-Mail: stefanie.eurich@behindertensport-sachsen.de
www.behindertensport-sachsen.de

Sachsen-Anhalt

Behinderten- und Rehabilitations-Sportverband Sachsen-Anhalt e.V.
Am Steintor 14 • 06108 Halle
Tel. 0345/5170824
E-Mail: info@bssa.de • www.bssa.de

Schleswig-Holstein

Rehabilitations- und Behinderten-Sportverband Schleswig-Holstein e.V.
Schubystr. 89c • 24837 Schleswig
Tel. 04621/27689
E-Mail: rbsv-sh@foni.net • www.rbsv-sh.de

Thüringen

Landessportbund Thüringen e.V.
Haus des Thüringer Sports
Werner-Seelenbinder-Str. 1 • 99096 Erfurt
Tel. 0361/3405453
E-Mail: info@lsb-thueringen.de • www.thueringen-sport.de

Thüringer Behinderten- und Rehabilitations-sportverband e.V.
August-Röbling-Str. 11 • 99091 Erfurt
Tel. 03 61/5 38 00
E-Mail: tbrsv@t-online.de • www.tbrsv.de

Umfassende und aktuelle Informationen zum Thema Krebs und Psychoonkologie finden Sie im Internet unter:
www.krebsinformationsdienst.de
www.krebshilfe.de/wir-helfen.html
www.krebsgesellschaft.de

Rat und Information zum Thema Ernährung finden Sie bei den folgenden Ernährungsverbänden:

- Bundesverband deutscher Ernährungsmediziner e.V. (BDEM)
  Tel. 02 01/79 98 93 11 • www.bdem.de
- Deutsche Gesellschaft für Ernährung e.V. (DGE)
  Tel. 02 28/3 77 66 00 • www.dge.de
- Deutsche Gesellschaft für Ernährungsmedizin e.V. (DGEM)
  Tel. 0 30/31 98 31 50 07 • www.dgem.de
- Verband der Diätassistenten – Deutscher Bundesverband e.V. (VDD)
  Tel. 02 01/94 68 53 70 • www.vdd.de
- Verband der Oecotrophologen e.V. (VDOE)
  Tel. 02 28/28 92 20 • www.vdoe.de
- Verband für Ernährung und Diätetik e.V. (VFED)
  Tel. 02 41/50 73 00 • www.vfed.de